Glenn Laverack (Hrsg.)

Gesundheitsförderung & Empowerment

Grundlagen und Methoden mit vielen Beispielen aus der praktischen Arbeit

Verlag für Gesundheitsförderung • Gamburg

Dieses Buch wurde mit Unterstützung durch das Deutsche Netz Gesundheitsfördernder Krankenhäuser e.V. (DNGfK) hergestellt, Saarbrücker Str. 20/21, 10405 Berlin (www.dngfk.de).

Anschrift des Herausgebers:

Dr. Glenn Laverack
Coordinator (Empowerment)
Special Programm for Research & Training in Tropical Diseases (TDR)
World Health Organization
Avenue Appia 20
1211 Geneva 27
Switzerland

Herstellung und Vertrieb

Verlag für Gesundheitsförderung
Uissigheimerstraße 10
97956 Werbach-Gamburg
Bundesrepublik Deutschland
2010

ISBN 978-3-929798-43-2

Vorwort

Seit 1996 unterstützt das Deutsche Netz Gesundheitsfördernder Krankenhäuser e.V. (DNGfK) als Initiative der Weltgesundheitsorganisation (WHO) Gesundheitseinrichtungen bei der Umsetzung von Projekten der Gesundheitsförderung und Prävention für Patienten, Mitarbeiter und die Region. In diesen Jahren sind in vielen Einrichtungen gute Beispiele für eine gelungene integrierte Gesundheitsförderung entstanden. Doch die Erfahrungen zeigen auch, dass es ein langer Weg zu einer nachhaltigen Umsetzung ist.

Eine der größten Herausforderungen für die Verbreitung des WHO-Konzeptes, das auf den Werten der Ottawa-Charta von 1986 basiert, ist eine nach wie vor große Verwirrung um Begrifflichkeiten. Was ist eigentlich Gesundheitsförderung? Welche Maßnahmen zählen zur Prävention? Wie übersetzt man „Empowerment“ und was kann man eigentlich tun, um dieses zu stärken?

Das DNGfK hat sich bewusst für die Unterstützung der Übersetzung dieses Buches entschieden. Es greift die wichtigsten Grundlagen unserer Arbeit auf und erklärt auf praktische Weise, wie Gesundheitsförderung und „Empowerment“ zu verstehen sind. Der Blick über den Tellerrand von Krankenhäusern und Gesundheitseinrichtungen, aber auch von Ländergrenzen, verdeutlicht die gesamtgesellschaftliche Dimension des Themas. Ähnlich wie von den Veränderungen des Klimas ist jeder Mensch auch von der Entwicklung der Gesundheitschancen abhängig. Sogar noch unmittelbarer.

Dennoch tun sich die Menschen schwer auf die Herausforderungen zu reagieren. Die Entwicklung hin zu einem klimafreundlichen Lebenswandel fällt in den Industriestaaten ebenso schwer, wie der Wandel hin zu einer „Gesundheitsgesellschaft“, die nicht nur repariert, sondern schon früher darüber nachdenkt, wie jeder einzelne seine Gesundheitsressourcen verbessern kann und was die Gesellschaft beitragen kann, damit dies auch gelingt. Das Hauptproblem, das beide Herausforderungen haben, ist die zeitliche Komponente. Veränderungen beim Klima berühren uns, genau wie die Auswirkungen eines ungesunden Lebensstils erst nach Jahren oder gar Jahrzehnten.

„Empowerment“ will einen Beitrag dazu leisten, dass wir öfter darüber nachdenken, was der „gesunde Weg“ ist. Was wir für uns im Alltag tun können, aber auch wie wir unseren Alltag gemeinsam gesünder gestalten. In diesem Sinne hoffen wir, dass Ihnen dieses Buch einige Anregungen gibt.

Felix Bruder
Geschäftsführer des DNGfK e.V. Berlin, November 2009

Inhaltsverzeichnis

1. Einführung

Prof. Dr. Eberhard Göpel
Hochschule Magdeburg-Stendal, Fachbereich Sozial- und Gesundheitswesen,
Breitscheidstr. 2, 39114 Magedeburg
E-mail: eberhard.goepel@hs.magdeburg.de www.hs-magedeburg.de

Über die Begriffsbestimmung der Ottawa-Charta zur Gesundheitsförderung der WHO: „Gesundheitsförderung zielt auf einen Prozess, allen Menschen ein höheres Maß an Selbstbestimmung über ihre Gesundheit zu ermöglichen und sie damit zur Stärkung ihrer Gesundheit zu befähigen“, hat das Konzept des „Empowerment“ international Eingang in die öffentliche Gesundheitspolitik gefunden.

Die wörtliche Übersetzung dieses Begriffs in die deutsche Sprache ist allerdings sperrig: „Selbstbemächtigung", "Autonomie-Entwicklung“, „Menschenstärkung“ – diese Worte erfassen nur unzulänglich den Prozess des Gemeinten. Dabei geht es um das anspruchsvolle Ziel, sich und andere Menschen darin zu fordern und zu üben, einen größeren Freiheitsspielraum für eine selbstbestimmte Lebensgestaltung zu suchen, der sich aus einem Einklang mit den eigenen Wünschen, Bedürfnissen und Möglichkeiten und einem koevolutionären Ausgleich mit den Lebenswünschen, Bedürfnissen und Möglichkeiten anderer Menschen ergeben kann.

Der Begriff des „Empowerment“ verbreitete sich in der Mitte des letzten Jahrhunderts zunächst in den USA als Leitbegriff der innenpolitischen Auseinandersetzungen um die Gewährleistung grundlegender Bürgerrechte. „Power“ thematisierte in diesem Zusammenhang die Verteilung der politischen Macht und „Empowerment“ den bürgerrechtlichen Anspruch der „Ohn-Mächtigen“ auf gesellschaftliche Teilhabe. Insbesondere die Bürgerrechtsbewegung der schwarzen Minderheitsbevölkerung in den USA wurde in den 50er und 60er-Jahren des letzten Jahrhunderts zum Sinnbild von „Black Power“ und einer politischen Bewegung des Empowerments. Aktionen zivilen Ungehorsams, die durch Sitzblockaden, Boykott-Aufrufe, Besetzungen von Rathäusern und Schulen auf die Muster der Rassen-Diskriminierung hinter der Fassade gleicher bürgerlicher Rechte aufmerksam machten, wurden verbunden mit sozialen Aktionen der Aufklärung und Bewusstseinsbildung in den Ghettos, die die Betroffenen stärkten, ihre in der Verfassung verbrieften Bürgerrechte auch tatsächlich wahrzunehmen und zu realisieren.

Zu einem weiteren Beispiel von wirksamen „Empowerment“-Prozessen entwickelten sich in den 70er-Jahren des letzten Jahrhunderts die Aktionen und Diskurse der feministischen Bewegung, die die tiefgreifenden Widersprüche zwischen demokratischen Gleichheitsversprechungen und den alltäglichen Ungleichheitserfahrungen in den Geschlechterbeziehungen im öffentlichen und im privaten Bereich zum öffentlichen Thema machten und „Women Power“ proklamierten.

In der Verknüpfung von Protest und öffentlichem Widerstand gegen geschlechtsspezifische Benachteiligungen, der Entwicklung von neuen Räumen für die weibliche Lebensgestaltung, der Vermittlung von Erfahrungen und Kompetenzen für wirksame Beteiligungen an Führungs- und Leitungsfunktionen sowie eine inzwischen weltweite Vernetzung von politischen Initiativen gegen eine patriarchale Entrechtung von Frauen ist eine politische Kultur des „Empowerment“ entstanden, die für die Entwicklung einer demokratischen Zivilgesellschaft in vielerlei Hinsicht beispielgebend geworden ist.

Ein wesentlicher Aspekt des „Empowerment“-Konzeptes ist die Erfahrung der „Selbst-Wirksamkeit“, die als „Politik der 1. Person“ verstanden wird und die Bedeutung einer „Selbsthilfe“ betont, die sich unabhängig von fremden Zuwendungen und Bevormundungen, um eine eigenständige Regelung der eigenen Angelegenheiten bemüht und dabei einen solidarischen Austausch mit Menschen mit ähnlichen Problemen und Herausforderungen sucht.

Auch die gesundheitliche Selbsthilfe-Bewegung ist zunächst im angloamerikanischen Raum als soziale Bewegung stark geworden, bevor sie sich auch in Deutschland vor allem in den folgenden drei Bereichen verbreitet hat:

1. Verbraucher- und Konsumenten-Initiativen, die aktiv auf Produktentwicklungen und Dienstleistungsangebote Einfluss nehmen wollen und dafür gesetzliche Mitwirkungsmöglichkeiten in Beiräten und politischen Ausschüssen wahrnehmen und juristische und publizistische Mittel nutzen, um Verbesserungen zu erreichen.

   Mit der Bundesarbeitsgemeinschaft Patientenstellen (www.gesundheits.de/bagp/) und dem Modellprogramm unabhängiger Patientenstellen sind in diesem Bereich wirksame Unterstützungsstrukturen entstanden (www.unabhaengige-patientenberatung.de).

2. Gesundheitliche Selbsthilfe als Selbstorganisation von chronisch kranken und behinderten Menschen, die bei der Bewältigung von alltäglichen Problemlagen oder Problemen mit der medizinischen oder pflegerischen Versorgung wechselseitige Information, Anregungen und Unterstützung bei der Interessen-Wahrnehmung vermitteln kann.

   Hier ist inzwischen ein bundesweites Netzwerk von Selbsthilfeinformations- und Kontaktstellen und eine wirkungsvolle Bundesarbeitsgemeinschaft Selbsthilfe entstanden (www.dag-selbsthilfegruppen.de und www.bag-selbsthilfe.de).

3. Nachbarschafts- und „Community Action“-Initiativen, die auf eine soziale Selbstorganisation von Menschen in schwierigen Lebenslagen ausgerichtet sind und eine Erweiterung der Bürgerbeteiligung an öffentlichen Entscheidungen zum Ziel haben.

   Der Bundesverband bürgerschaftliches Engagement ist dafür ein koordinierender Anlaufpunkt geworden (www.b-b-e.org).

Das Gemeinsame der „Empowerment"-Aktivitäten im angelsächsischen und im deutschsprachigen Kontext ist der Versuch, in einem gesellschaftlichen Individualisierungs- und Vereinzelungsprozess des fortgeschrittenen Kapitalismus, Kompetenzen und Strukturen wirksamer Selbstorganisation für bürgerschaftliche Anliegen zu entwickeln und zu verbreiten. Dabei hat in der amerikanischen Tradition vor allem der sozialpsychologische Aspekt der Bewusstseins- und Verhaltensänderung eine besondere Ausprägung erfahren. Biographische Reflexion und die Formulierung von persönlichen Entwicklungszielen schaffen eine Zielorientierung für das individuelle Engagement, das durch eine Bilanzierung der persönlichen und der sozialen Ressourcen, der Handlungsoptionen sowie der notwendigen Kompetenzen und Gelegenheiten zu einer persönlichen Herausforderung wird. Durch bestärkende Resonanz in Gruppen, Netzwerken und sozialen Organisationen kann sich dies zu einem wirkungs- und machtvollen gesellschaftlichen Entwicklungsimpuls verfestigen.

Dieses Entwicklungskonzept entspricht der Tradition des politischen Liberalismus. Die freien Bürgerinnen und Bürger reklamieren ihre Bürgerrechte und schaffen sich durch gemeinsame Anstrengungen die Rahmenbedingungen für ein gutes und glückliches Leben. Sie werden dabei selbst aktiv und autorisieren sich selbst, für ihre Lebensrechte und Lebensbedürfnisse die notwendigen Voraussetzungen zu schaffen oder zu erkämpfen. Um dies langfristig erfolgreich tun zu können, sind Veränderungen auf verschiedenen sozialen Ebenen notwendig:

- der Ebene der persönlichen Kompetenzen einzelner Individuen,
- der Ebene solidarischer und unterstützender Gemeinschaften,
- der Ebene ermöglichender und unterstützender Institutionen,
- der Ebene förderlicher lokaler Strukturen und Ressourcen,
- der Ebene stützender und verbindlicher politischer Rahmenbedingungen.

Durch die Verknüpfung unterschiedlicher Reichweiten des persönlichen Engagements und die Erweiterung der Aktivitäten auf allen diesen Handlungsebenen entstehen potentiell wirkungsvolle politische Initiativen, wie z. B. auch der letzte US-Präsidentschafts-Wahlkampf gezeigt hat.

Das „Empowerment"-Konzept demokratisiert den öffentlichen Machtanspruch auf der Grundlage der zivilen Bürgerrechte demokratischer Verfassungen und vermittelt Kompetenzen und Fähigkeiten, dem eigenen Lebensarrangement auch in belastenden und bedrohlichen Situationen eine aktive, auf soziale Teilhabe und Akzeptanz drängende Orientierung zu geben. Die Übertragung dieses politischen Leitkonzeptes auf die Gesundheitspolitik ist mit der Formulierung der Ottawa-Charta der WHO zur Gesundheitsförderung im Jahr 1986 vorgenommen worden:

„Gesundheitsförderung zielt auf einen Prozess, allen Menschen ein höheres Maß an Selbstbestimmung über ihre Gesundheit zu ermöglichen und sie damit zur Stärkung ihrer Gesundheit zu befähigen. Um ein umfassendes körperliches, seelisches und soziales Wohlbefinden zu erlangen, ist es notwendig, dass sowohl einzelne als auch Gruppen ihre Bedürfnisse befriedigen, ihre Wünsche und Hoffnungen wahrnehmen und verwirklichen sowie ihre Umwelt meistern bzw. verändern können ...

Die Verantwortung für Gesundheitsförderung liegt deshalb nicht nur bei dem Gesundheitssektor, sondern bei allen Politikbereichen und zielt über die Entwicklung gesünderer Lebensweisen hinaus auf die Förderung von umfassendem Wohlbefinden ...

Notwendig sind dafür grundlegende Bedingungen und Voraussetzungen wie Frieden, angemessene Wohnbedingungen, Bildung, Ernährung, ein stabiles Öko-System, sorgfältige Verwendung vorhandener Naturressourcen, soziale Gerechtigkeit und Chancengleichheit."

Quelle: Ottawa-Charta der WHO zur Gesundheitsförderung 1986

Um diese Ziele zu erreichen und „Gesundheit für Alle" zu fördern, werden in der Ottawa-Charta drei Kernstrategien benannt:

(1) Partei ergreifen und anwaltschaftlich die Interessen für gesündere Lebensbedingungen vertreten.

(2) Chancengleichheit fördern und Menschen befähigen, ihr größtmögliches Gesundheitspotential zu verwirklichen.

(3) Ein koordiniertes Zusammenwirken in allen relevanten gesellschaftlichen Verantwortungsbereichen anstreben und die Menschen in ihren jeweiligen Lebensbereichen aktiv beteiligen.

Im Kontext der deutschen Staatstradition, die zunächst die Staatsräson und die umfassende Regierungsverantwortung betont, ist der gesellschaftliche Beteiligungsanspruch und das „Empowerment"-Konzept der Ottawa-Charta zur Gesundheitsförderung zu einer politischen Herausforderung für die bestehenden Machtstrukturen im Gesundheitswesen geworden.

Nur zögerlich ist es entsprechend in den gesundheitspolitischen Diskussionen der Parteien und Verbände bisher aufgegriffen worden und eine Verbreitung hat es zunächst vor allem im Rahmen der Selbsthilfe- und Patientenbewegung sowie bei gesundheitsorientierten Bürger-Initiativen gefunden, die in besonderer Weise unter ohnmächtigen Positionen in den Strukturen der gegenwärtigen Krankenversorgung leiden.

Die starke internationale Verbreitung des Leitkonzeptes der Gesundheitsförderung der WHO mit den Kernelementen des „Empowerment" und der „Partizipation" hat jedoch in den letzten 20 Jahren auch in Deutschland an vielen Stellen zu strukturbildenden Aktivitäten geführt. Das „Gesunde Städte"-Netzwerk orientiert z. B. seine Arbeit seit der Gründung im Jahre 1989 an der Ottawa-Charta und hat der Beteiligung von Gesundheits-Initiativen paritätische Mitwirkungsmöglichkeiten eingeräumt (www.gesunde-staedte-netzwerk.de).

Nicht nur die Internationale Union für Gesundheitsförderung und Gesundheitserziehung (www.iuhpe.org), sondern auch die Bundesvereinigung für Prävention und Gesundheitsförderung (www.bvpraevention.de) und viele Landesvereinigungen für Gesundheitsförderung beziehen ihre Arbeit inzwischen auf die Umsetzung der Ziele der Ottawa-Charta. An den Hochschulen in Deutschland, Österreich und der Schweiz sind inzwischen zahlreiche Studiengänge für „Gesundheitsförderung" eingerichtet worden, die sich mit der wissenschaftlichen und berufspraktischen Umsetzung der Ottawa-Charta zur Gesundheitsförderung beschäftigen (www.gesundheitsfoerderung-studieren.de). Insbesondere in den Projekten und Netzwerken einer gesundheitsfördernden Organisationsentwicklung in Kindertagesstätten, Schulen, Hochschulen, Betrieben und Verwaltungen oder Krankenhäusern (www.dnbgf.de und www.dngfk.de) hat die Ottawa-Charta zur Gesundheitsförderung mit den Zielen des „Empowerment" und der „Partizipation" eine große Verbreitung und Akzeptanz gefunden.

Zögerlich ist in Deutschland dagegen weiterhin die Regierungspolitik auf der Ebene des Bundes und der Länder. Anders als in Österreich, wo 1998 der „Fonds Gesundes Österreich" durch Bundesgesetz gegründet wurde, um für die Umsetzung der Ottawa-Charta zur Gesundheitsförderung eine wirksame Finanzierungsstruktur zu schaffen, ist es in Deutschland bisher nicht gelungen, Gesundheitsförderungsgesetze auf der Ebene des Bundes oder einzelner Länder zu beschließen. In den Kommunalparlamenten erwacht dagegen wieder ein politisches Interesse, bürgerschaftliches Engagement für eine wirkungsvolle Gesundheitsförderung in Nachbarschaften und Stadtteilen systematisch zu unterstützen (www.wegweiser-buergergesellschaft.de).

Der angelsächsische „Community"-Ansatz ist zwar an vielen Stellen durch die Verbandsinteressen von Wohlfahrts- und Berufsorganisationen noch blockiert, aber in den letzten Jahren werden Methoden des „community organizing" (www.stadtteilarbeit.de) im Kontext der Förderung von bürgerschaftlichem Engagement auch im Bereich der Sozialen Arbeit wieder verstärkt vermittelt (http://www.empowerment.de). Im Gesundheitswesen hat die zunehmende soziale Kluft in den gesundheitlichen Entwicklungschancen zu neuen politischen Initiativen vor allem in den Städten und Gemeinden geführt (www.gesundheitliche-chancengleicheit.de).

Da auch der Fokus dieses Buches von Glenn Laverack auf die Prozesse des Empowerments in den Kommunen und Gemeinden gelegt ist, hat dieses Buch eine hohe aktuelle Bedeutung für die professionelle Unterstützung einer entsprechenden zivilgesellschaftlichen Praxis.

In der Ottawa-Charta der WHO heißt es dazu:

„Gesundheit wird von Menschen in ihrer alltäglichen Umwelt geschaffen und gelebt: dort, wo sie spielen, lernen, arbeiten und lieben. Gesundheit entsteht dadurch, dass man sich um sich selbst und für andere sorgt, dass man in die Lage versetzt ist, selber Entscheidungen zu fällen und eine Kontrolle über die eigenen Lebensumstände auszuüben sowie dadurch, dass die Gesellschaft, in der man lebt, Bedingungen herstellt, die all ihren Bürgern Gesundheit ermöglichen."

Wie dies praktisch und systematisch in Städten und Gemeinden mit den Bürgerinnen und Bürgern geschehen kann, wird in diesem Buch prägnant beschrieben. Glenn Laverack greift dabei auf langjährige eigene Erfahrungen in unterschiedlichen Ländern zurück. Für die methodische Entwicklung einer beteiligungsorientierten Gesundheitsförderung in den Settings des Alltagslebens bietet dieses Buch eine systematische Einführung in die Grundlagen für die professionelle Praxis.

Dem Verlag für Gesundheitsförderung und dem „Deutschen Netzwerk Gesundheitsfördernder Krankenhäuser" sei an dieser Stelle dafür gedankt, dass diese grundlegende Veröffentlichung nunmehr auch in deutscher Sprache zur Verfügung steht.

Weiterführende Literaturhinweise

1. Herriger, Norbert, Empowerment in der Sozialen Arbeit. Eine Einführung, 3. Aufl., Kohlhammer-Verlag, Stuttgart 2006

2. Göpel, Eberhard (Hrsg). Gesundheit gemeinsam gestalten, Bd. 3, Systematische Gesundheitsför derung, Frankfurt 2008

3. Trojan, Alf & Legewie, Heiner. Nachhaltige Gesundheit und Entwicklung. Leitbilder, Politik und Praxis der Gestaltung gesundheitsförderlicher Umwelt- und Lebensbedingungen, Frankfurt 2001

4. Naidoo, J., Wills, J. Lehrbuch der Gesundheitsförderung, 2. vollständig überarbeitete Neuauflage 2010. Hrsg. Bundeszentrale für gesundheitliche Aufklärung, Köln. Erschienen und zu bestellen beim Verlag für Gesundheitsförderung, Gamburg.

2. Gesundheitsförderung und Empowerment

John McKnight (1987), der renommierte amerikanische Autor gemeindenaher Gesundheitsversorgung formulierte einmal den Satz, dass „universitäre Einrichtungen ihr Wissen durch wissenschaftliche Untersuchungen erweitern, die Institutionen und Verbände durch ihre Berichte und die Allgemeinbevölkerung und sozialen Gemeinschaften durch ihre Geschichten und Erzählungen". Obwohl uns diese drei Ansätze der Erkenntnisgewinnung vielleicht verschwommen erscheinen mögen, gehören die Lebenserfahrungen der Menschen zu den wichtigsten Quellen unserer Erkenntnisgewinnung. Ihnen zuzuhören und ihre Aussagen ernst zu nehmen ist deshalb auch der grundlegende Ansatzpunkt der Gesundheitsförderung in diesem Buch. Eine Erzählung ist deshalb sicherlich ein passender Einstieg zur Beschreibung einiger Merkmale der gesundheitsfördernden Praxis des Empowerments und vor allem des persönlichen Engagements, das dazu notwendig ist.

Politisch engagierte Personen im Gesundheitsbereich

Im Jahre 1847 litt die preußische Provinz Schlesien unter einer schweren Typhusepidemie. Da sie zu einer Bedrohung für die Bergbauarbeiter und damit der Wirtschaft der Provinz wurde, stellte die preußische Regierung zur Untersuchung der Probleme den jungen Pathologen Rudolf Virchow ein. Dabei gingen sie davon aus, das Virchow die damals gängigen Empfehlungen „ein bisschen mehr frische Luft und sauberes Trinkwasser" geben würde. Aber Virchow hatte dazu mehr zu sagen. Er nutzte seine Zeit nicht mit dem Studium abstrakter Statistiken und Berichte, sondern verbrachte drei Wochen mit den Bergbauleuten und ihren Familien.

Einer der ersten Punkte in seinem Bericht an die preußische Regierung war, dass die Typhuserkrankungen nur eine unter mehreren anderen Erkrankungen waren unter denen die Bergbauleute litten, allen voran die Ruhr, die Masern und die Tuberkulose. Virchow bezeichnete diese Erkrankungen als „unecht", um deutlich zu machen, dass diese zwar durch ein „natürlich" vorkommendes Bakterium entstehen aber deren epidemische Verbreitung durch die schlechten Wohnverhältnisse, Arbeitsbedingungen sowie die schlechte Ernährung und mangelnden sanitären Einrichtungen der Bergbauarbeiter ausgelöst wird. Die Antwort, so Virchow, „auf die Frage, wie Typhusepidemien in Schlesien verhindert werden können ist ganz einfach ... wenn sie etwas dagegen tun möchten ... dann müssen sie die Bevölkerung zu einer gemeinsamen Anstrengung bewegen. Ausbildung, Freiheit und Wohlstand lassen sich nie allein von außen erreichen ... sondern nur in Verbindung mit der eigenständigen Erkenntnis der Menschen über ihre wirklichen Bedürfnisse".

Um diesen Prozess der Wissensvermittlung und Erkenntnisgewinnung unter den Bergbauarbeitern zu fördern, schlug Virchow ein gemeinsames Komitee von Gesundheitsfachleuten und Bergbauarbeitern vor. Diese Gruppe sollte die Ausbreitung des Typhus und der anderen Erkrankungen genau beobachten und zugleich landwirtschaftliche Kooperativen organisieren, damit die Menschen ausreichend mit Lebensmitteln versorgt werden können. Aufgrund seiner Gespräche mit den Bergbauarbeitern und ihren Familien waren die langfristigen Lösungen zur Eindämmung der Typhusepidemie sogar noch rigoroser. Dazu gehörten eine Verbesserung des Arbeits- und Gesundheitsschutzes der Bergbauarbeiter, höhere Löhne, reduzierte Arbeitszeiten sowie eine starke lokale und regionale Selbstverwaltung. Virchow setzte sich für eine Reform der Steuerpolitik ein, um die Steuerlasten der wenig verdienenden und armen Bergbauarbeiter zu reduzieren und dafür die der „Neureichen" mehr zu belasten, „die durch die Ausbeutung der Minen zu großem Wohlstand gelangten und die schlesischen Bergleute offenbar mehr als Maschinen und weniger als Menschen betrachteten". Er setzte sich zudem für eine Demokratisierung der industriellen Entwicklung ein und schlug vor, die arbeitslosen Bergbauarbeiter kurzfristig zum Bau von Straßen einzustellen, um den Transport frischer Lebensmittel während der Wintermonate zu gewährleisten.

Diese Empfehlungen waren weit davon entfernt, was die preußische Regierung erwartete. Sie hatten Virchow nicht eingestellt, um die Wirtschaft der Kohleindustrie und den industriellen Kapitalismus in Frage zu stellen. Ihm standen noch nicht die Grundsätze der Ottawa Charta zur Gesundheitsförderung zur Verfügung, nämlich dass der Gesundheitssektor den „grundlegenden Determinanten der Gesundheit" mehr Beachtung schenken muss, wie zum Beispiel „Frieden, angemessene Wohnverhältnisse, Ausbildung, Ernährung, Einkommen, ein stabiles Ökosystem, soziale Gerechtigkeit und Chancengleichheit" (WHO 1986). Die preußische Regierung dankte Virchow für seinen Bericht und kündigte ihm direkt danach.

Nach seiner Rückkehr nach Berlin schloss sich Virchow Demonstranten an, die sich leidenschaftlich für politische Veränderungen einsetzten in der Hoffnung auf mehr Demokratie, die für Virchow eine entscheidende Voraussetzung zur Verbesserung der Gesundheit der Menschen war. Er gründete unter dem Titel „Medizinische Reform" eine fundamental neue Zeitschrift, die mit Beiträgen zur Bedeutung der Vollbeschäftigung, einem ausreichenden Einkommen, angemessenen Wohnverhältnissen sowie einer gesunden Ernährung als Grundvoraussetzungen für eine Verbesserung der Gesundheit der Menschen Stellung bezog.

Ein Jahrzehnt später, wo Virchow immer noch davon überzeugt war, dass zur Verbesserung der Gesundheit politische Aktivitäten notwendig sind, wurde er Mitglied des Berliner Stadtrats und später sogar des Preußischen Parlaments. Während der zwanzig Jahre seiner parlamentarischen Tätigkeit setzte er sich unermüdlich dafür ein, dass Krankheiten nicht nur als medizinisches, sondern zugleich auch als ein soziales Problem betrachtet und behandelt werden. Er führte in Berlin ein System der Abwasserbeseitigung ein und formulierte einen Gesetzentwurf zur Lebensmittelüberwachung, errichtete ein verbessertes System zur Belüftung und Heizung von Gebäuden und führte die ersten Gesundheitserziehungsprogramme und Gesundheitsdienste an den Schulen ein. Schließlich setzte er sich auch noch für Verbesserungen der Arbeitsbedingungen der Gesundheitsberufe ein, insbesondere für die der Krankenschwestern.

Für Virchow gab es keinen Unterschied zwischen den Gesundheitsberufen und einem Politiker. „Alle Krankheiten haben eine medizinisch-pathologische und eine politische Ursache.“ Wenngleich er bis heute von der Medizin für seine großen Beiträge geschätzt wird, starb Virchow in dem Glauben, dass seine wichtigste Arbeit in die Zeit fiel, die er mit den schlesischen Bergarbeitern und ihren Familien verbrachte und ihm dabei bewusst wurde, wie soziale Bedingungen Gesundheit schaffen oder Krankheit erzeugen können. Diese Geschichte zeigt uns, dass unser gegenwärtiges Interesse für die sozialen Dimensionen der Gesundheit nichts Neues ist, sondern nur etwas was wir neu entdecken (Taylor & Rieger, 1985).

Was können wir aus dieser Geschichte lernen?

Viele unserer heutigen Krankheiten unterscheiden sich zwar von den Infektionskrankheiten zu Virchow's Zeiten. Aber die Geschichte über Virchow lehrt uns, dass Infektions- oder chronische Erkrankungen physiologische Ereignisse sind, die zwar im Körper entstehen, ihre Bedeutung oder Relevanz aber vor allem durch die sozialen und politischen Verhältnisse gewinnen. Sie weist uns bereits auf die wichtige Rolle hin, die aufgeklärte und einflussreiche Gruppen von Bürgern bei der Schaffung von gesünderen Lebensbedingungen spielen können. Die Infektionskrankheiten gingen Ende des vorigen Jahrhunderts in den Industrieländern dramatisch zurück, was zum größten Teil auf die sozialen und politischen Veränderungen zurückzuführen ist:

- *Verbesserung der sanitären Einrichtungen.* Viele lebensbedrohenden Infektionskrankheiten, wie z. B. die Cholera, verbreiten sich über abfallverseuchtes Trinkwasser. Mit der Trennung der Abfallbeseitigung von der Trinkwasserversorgung, gingen diese durch das Trinkwasser verursachten Krankheiten zurück.

- *Verbesserung der Arbeits- und Lebensbedingungen.* Die Fabriken des 19. Jh. waren verschmutzte und gefährliche Arbeitsplätze. Die stickige und verschmutzte Luft in den Städten der Metall, Textil- und Tonwarenindustrie schädigten die Lungen der Menschen und machten sie anfälliger für Erkrankungen an Tuberkulose, eine der Haupttodesursachen des vorigen Jahrhunderts.

- Mit der Formulierung und Umsetzung der *Arbeitsschutzbestimmungen* verbesserte sich die Gesundheit der IndustriearbeiterInnen. Arbeitsstandards und Tarifverhandlungen erhöhten die Löhne, verkürzten die Wochenarbeitsstunden und schafften die Kinderarbeit ab und schließlich verbesserten sich durch die Aufklärung der Bevölkerung sowie eine wirksamere Stadtplanung auch die sozialen Lebensbedingungen der Menschen.

- *Verbesserung der Ernährung.* Durch die Erhöhung der Löhne konnten sich die Beschäftigten nährstoffreichere Lebensmittel leisten, die ihre körperliche Gesundheit stärkten und sie damit resistenter gegen Infektionen machten.

- *Familienplanung.* Das ständige Austragen von Kindern, das vor hundert Jahren noch üblich war, verschliss buchstäblich die Körper vieler Frauen. Dies zeigte sich letztlich auch daran, dass in den größeren Familien die Letztgeborenen schwächer und für Krankheiten anfälliger waren als die Erstgeborenen. Durch die Geburtenkontrolle und Familienplanung lebten die Mütter länger und gesünder und es entstanden kleinere Familien in weniger zusammengedrängten Wohnverhältnissen.

Diese Veränderungen kamen nicht von alleine. Arbeitgeber widersetzten sich häufig den sanitären Reformen und Quarantänen für importierte Lebensmittel, da sie ihren Profit schmälerten. Organisationen der Arbeiter zur Verbesserung ihrer Löhne und Arbeitsbedingungen wurden häufig schonungslos durch elitäre Gruppen unterdrückt, die um ihre Interessen fürchteten. Man kann deshalb zweifelsohne behaupten, dass viele der gesundheitlichen Verbesserungen im 19. Jahrhundert aus folgenden eng miteinander verbundenen Anstrengungen entstanden:

- organisierte Arbeitergruppen streikten für höhere Löhne, sichere Arbeitsbedingungen und den 8 Stundentag,

- organisierte Frauengruppen kämpften für ihr Wahlrecht und das Recht zur Geburtenkontrolle,

- Berufsgruppen zur Förderung der öffentlichen Gesundheit setzen sich für fortschrittliche Sozialreformen ein und setzen die sanitären Maßnahmen um,

- fortschrittliche Politiker setzten diese Forderungen nach Gesundheit und sozialer Gerechtigkeit in entsprechende Gesetze um.

Ähnliche Bündnisse brauchen wir auch heute noch zur Durchsetzung dessen, was wir jetzt als „gesundheitsfördernde Gesamtpolitik“ bezeichnen bzw. neue gesetzgeberische Maßnahmen im Umwelt-, Wirtschafts- und Sozialbereich, welche die kurz- und langfristigen Folgen für die Gesundheit mit berücksichtigen. Selbst in bezug auf die gesundheitsschädigenden Verhaltensweisen wie den Tabak- und Alkoholmissbrauch, zeigen die Erfahrungen, dass die wirksamsten Veränderungen der Verhaltensweisen durch gesetzgeberische Eingriffe in die Preis- und Vertriebspolitik erreicht wurden oder durch Verbote wie z. B. die Rauchverbote am Arbeitsplatz. Diese gesetzgeberischen Maßnahmen erfolgen in der Regel nur durch die Zusammenarbeit und Bündnisse von engagierten Verbraucher- und Patientengruppen sowie den Professionals für öffentliche Gesundheit bzw. Public Health. Geht es nicht nur um die individuellen Verhaltensweisen, sondern die größeren gesundheitsrelevanten Themen wie Armut, Chancenungleichheit oder soziale Ausgrenzung, dann gewinnen Bürgerbeteiligungen und kommunale Interessenbündnisse noch mehr an Bedeutung.

Aus dem Beispiel von Rudolf Virchow lassen sich noch zwei weitere Lehren für die Gesundheitsförderung ziehen. Zum einen war Virchow bestürzt über die Apathie und Resignation mit der die schlesischen Bergbauarbeiter ihre Armut hinnahmen und erkannte, dass es nicht einfach sein würde „die Menschen zu einer gemeinsamen Anstrengung zu bewegen“. Wenngleich die unterdrückten Bevölkerungsgruppen häufig ihre eigenen Repräsentanten und Organisatoren wählen, so gibt es für die GesundheitsförderInnen dennoch eine wichtige „Vermittlerrolle“, die sie dabei übernehmen können. Sie können ihr Wissen, Sachleistungen, finanzielle Ressourcen oder ihre organisatorischen Fähigkeiten einbringen, indem sie z. B. Kontakte herstellen zwischen den wenig einflussreichen Gruppen und den mächtigen öffentlichen Organisationen oder politischen Repräsentanten und Wirtschaftsmanagern. Am wichtigsten ist dabei jedoch ihre motivierende und machtverändernde Interventionsrolle.

Die zweite Lehre ergibt sich aus der Beobachtung von Virchow, dass das Problem der schlesischen Bergbauarbeiter und ihrer Familien nicht nur die Typhuserkrankungen waren, sonder eine Vielfalt von anderen Erkrankungen, die eine Folge ihrer allgemeinen Lebens- und Arbeitsbedingungen waren. Dies rückt ein Problem in den Vordergrund, das in den Diskussionen über die Gesundheitsförderung immer wieder auftaucht. Ist das Ziel der Gesundheitsförderung die Menschen dazu zu bewegen etwas gegen die Risikofaktoren zu tun, die mit einer spezifischen Krankheit verbunden sind? Oder ist es etwas weiter Gefasstes und weniger leicht zu Definierendes, das die Anstrengungen der Bürger, Professionals und öffentlichen Einrichtungen betrifft, die tiefer liegenden Ursachen und Probleme der Gesundheit wie die Armut, soziale Chancenungleicheit und Machtlosigkeit anzupacken?

Dies wirft große Probleme in bezug auf die Evaluation und Rechenschaftspflichtigkeit der Gesundheitsförderung auf, wie z. B. der Bericht von Virchow über das Elend der schlesischen Bergleute zeigte, der auf taube politische Ohren in der preußischen Regierung fiel. War damit seine ganze Arbeit umsonst? Oder können wir sagen, dass der Bericht, in dem Maße wie er zu einem gewissen Teil zur Motivierung neuer Organisationsformen unter den Bergleuten führte, reform-orientierten Politikern ein gewichtiges Gesundheitsargument lieferte und engagierten Vertretern der öffentlichen Gesundheit Mut machte. Könnten wir aus diesen Gründen sagen, dass damit die Arbeit von Virchow doch erfolgreich war? Mit anderen Worten, der für die Gesundheitsförderung zentrale Prozess des Empowerments kann genauso wichtig sein, wie die damit letztlich erreichten Veränderungen.

Was heißt Gesundheitsförderung?

Gesundheitsförderung ist keine neue Idee, wenn man damit irgendwelche Aktivitäten zur Verbesserung der Gesundheit von Individuen oder Gemeinschaften meint. Der Begriff an sich entstand allerdings erst in jüngster Zeit im Zuge der ständigen Ausweitung des Gesundheitssektors in den meisten Industrieländern und als Folge des 1974 veröffentlichten kanadischen Berichts „Ein neuer Blick auf die Gesundheit der Kanadier“ (Lalonde, 1974). Ausgehend von den traditionellen Maßnahmen öffentlicher Gesundheit die Ausbreitung der Infektionskrankheiten in Schranken zu halten, betonte die Gesundheitsförderung mehr die Bedeutung von Maßnahmen zur Vermeidung von Krankheiten und zur Förderung des Wohlbefindens als die bloße medizinische Behandlung zur Beseitigung der Krankheitsschäden. Diese bewusste Ausrichtung auf die Vorsorge, im Gegensatz zur teuren medizinischen Behandlung und Versorgung, verschaffte der Gesundheitsförderung die gesundheitspolitische Anerkennung (WHO 2002c). Trotz dieser Anerkennung gibt es unter den Wissenschaftlern und Praktikern große Meinungsverschiedenheiten was denn Gesundheitsförderung genau bedeute. Diese Unstimmigkeiten werden durch die drei folgenden Beispiele deutlich.

Drei Gesichter der Gesundheitsförderung

Beispiel 1: Maria als gesundheitserzieherisch tätige Krankenschwester

Maria ist als Krankenschwester in einem großen Lehrkrankenhaus gesundheitserzieherisch tätig. Ihr Ziel ist die PatientInnen von der Wichtigkeit der Einhaltung der verschriebenen Medikamente und Nachsorgetermine zu überzeugen und sie über notwendige Veränderungen ihrer Lebensweisen aufzuklären (Rauchen, Ernährung, Bewegung). Die PatientInnen nehmen an dem Programm während ihres Krankenhausaufenthaltes teil. Sie sieht es als Erfolg an, wenn diese die Behandlungsvorgaben einhalten, nach der Krankenhausentlassung einen Termin mit dem örtlichen Gesundheitszentrum vereinbaren und wie Maria es ausdrückt „Spaß an dem Programm hatten, da dies sehr wichtig für den Heilungserfolg sei".

Beispiel 2: Waldemar der Ernährungsberater

Waldemar führt bei einer örtlichen Gesundheitsbehörde Programme zur Ernährung und Bewegung für einkommensschwache Bevölkerungsgruppen durch. Da er eine universitäre Ausbildung als Gesundheitsförderer hat, legt er großen Wert auf die sorgfältige Planung seiner Programme: Ziele, Strategien, zielspezifische Aktivitäten, messbare und zeitspezifische Ergebnisse. Zudem legt er Wert auf einen „vielseitigen" Ansatz in der Gesundheitsförderung. Er ergänzt seine Erziehungsprogramme durch sein persönliches Engagement, die Fitness-Center davon zu überzeugen, den einkommensschwachen Bevölkerungsgruppen ihre Dienste kostenfrei anbieten. Sein großes Anliegen ist die frühzeitige Intervention sogar in bezug auf die rechtzeitige Vermeidung von Diabetes, da er gelesen hat, dass diese Erkrankung auf dem Wege ist, sich unter den „Hochrisikogruppen" epidemisch auszubreiten.

Beispiel 3: Astrid die Sozialarbeiterin

Astrid ist Mitglied des kommunalen Teams einer Gesundheitsstiftung für sozial benachteiligte Stadtteile. Eine Gruppe kümmert sich gezielt um den Zugang zu den Gesundheitsdiensten und die Sicherheits- und Instandhaltungsmängel in städtischen Wohnheimen. Astrid war die Organisatorin dieser Gruppe. Sie versuchte die Arbeit der Gruppe zu strukturieren und sie besser mit anderen Gruppen und Einrichtungen zu vernetzen, um ihr größeres politisches Gewicht zu verschaffen. Sie sorgte auch für ein spezielles Kapitel in dem neu erschienenden Bericht „Chancengleichheit in der Gesundheitsgesellschaft" und hat in einigen Praxisjournalen Artikel über ihren lokalen Empowermentansatz veröffentlicht.

Praktisch gesehen haben sie alle drei recht, wenn sie behaupten, dass sie gesundheitsfördernd tätig sind. Gesundheitsförderung ist eine Idee, die vor allem von den im Gesundheits- und Sozialbereich tätigen Personen aufgegriffen wird. Das heißt, in diesem Bereich werden ihnen entsprechend Umsetzungsmodelle, berufliche Rechtfertigungen und Ressourcen angeboten. Einige dieser Personen mögen sich als „Gesundheitsförderer" oder „Gemeinwesenarbeiter" bezeichnen und andere als „Gesundheitserzieher". Die meisten von ihnen, die sich der Idee der Gesundheitsförderung verpflichtet haben, gehören jedoch zu den traditionellen Berufsgruppen des Gesundheits- und Sozialwesens.

Die drei Geschichten verdeutlichen aber auch, dass die Gesundheitsförderung vor allem als „integrierte Praxis" verstanden wird und weniger als eine generelle Gesundheitstheorie. Damit meinen wir, dass sie von Menschen durchgeführt wird, die größtenteils in staatlichen Einrichtungen, Verbänden oder NGO's bzw. selbständigen Vereinen tätig sind, die sich für Aktivitäten oder Programme zur Verbesserung oder Aufrechterhaltung der Gesundheit von Individuen und Gruppen einsetzen. Zunehmend arbeiten diese Gruppen mit Personen aus anderen öffentlichen und privaten Sektoren zusammen.

Weniger ausgebreitet haben sich die Aktivitäten zur Veränderung der Lebens- und Arbeitsbedingungen bzw. politischen Rahmenbedingungen der Gesundheit, die das Verhalten der Menschen bzw. deren Möglichkeiten sich gesund zu verhalten maßgeblich bestimmen, wie zum Beispiel die Preispolitik für alkoholische Getränke, Tabakwaren oder neue Bauvorschriften für gesünderes Wohnen.

Im weitesten Sinne beschreibt die Gesundheitsförderung eine Beziehung zwischen dem Staat (der die gesundheitlichen Verhaltensmöglichkeiten beeinflusst), dem Markt (der sowohl gesundheitliche Alternativen anbietet, zugleich aber auch durch seine Produkte zur Gefährdung der Gesundheit beiträgt) und den Bürgerinnen und Bürgern (die durch ihre individuellen Entscheidungen oder Gemeinschaftsaktionen, sowohl die staatlichen Vorgaben und Wirtschaftsmärkte beeinflussen, als auch ihre eigene Gesundheit). Das heißt die Gesundheitsförderung zielt darauf ab, Veränderungen in diesem Beziehungsgeflecht herbeizuführen. Solche Veränderungen können den Einfluss des Staates auf das Gesundheitsverhalten der Bürger betreffen (z. B. Angebote zur Gesundheitsberatung für mehr Bewegung und Fitness oder ein gesünderes Ernährungsverhalten) oder als Aktivitäten definiert werden, welche die Fähigkeiten der Bürgerinnen und Bürger oder bestimmter Randgruppen verbessern, damit sie ihre Anliegen deutlicher artikulieren und die politischen Entscheidungen wirksamer beeinflussen können.

Wenn wir die Gesundheitsförderung als „integrative Praxis" verstehen, dann verlagert sich unser Interesse von der Veränderung eines bestimmten Gesundheitszieles, hin zur Rolle der Gesundheitsförderinnen und Gesundheitsförderer einen wirksamen Beitrag zur Erreichung dieses Ziels zu leisten. Maria, Waldemar und Astrid wollten alle einen Beitrag zur Verbesserung der Gesundheit der Menschen leisten. Wenn wir Gesundheitsförderung jedoch als einen Prozess verstehen, der den Menschen ein höheres Maß an Selbstbestimmung über ihre Gesundheit ermöglichen soll, damit sie auf die Faktoren die ihr Leben und ihre Gesundheit bestimmen auch entsprechenden Einfluss nehmen können, dann müssen wir darauf achten, wie diese Menschen ihre Gesundheitsziele eigentlich definieren und wie wir ihnen als gesundheitsfördernde PraktikerInnen dabei helfen können, diese Ziele zu erreichen.

Diese Überlegungen führen uns dazu, zwei unterschiedliche Auslegungen der gegenwärtigen Theorie und Praxis der Gesundheitsförderung im folgenden Abschnitt etwas näher zu betrachten.

Wenn das einzige Ziel der Gesundheitsförderung die Verbesserung der Gesundheit der Menschen ist, dann gibt es unter den Theoretikern und Praktikern zwei unterschiedliche Auslegungen des Begriffs der Gesundheitsförderung. Andrew Tannahill, einer der führenden Gesundheitsförderer in Großbritannien, steht für eine mehr konventionelle Auslegung der Gesundheitsförderung „als einem Bereich gesundheitsfördernder Aktivitäten, die sich von denen der kurativen Medizin oder hochtechnisierten medizinischen Akutversorgung unterscheiden". Wie viele andere bevorzugt er eine genaue Definition der Gesundheitsförderung, die sich auf durch epidemiologische Studien ‚objektiv' erfasste Gesundheitsbedürfnisse stützt, deren Befriedigung dann von den Gesundheitsbehörden entsprechend geplant und umgesetzt werden. Diese Variante der Gesundheitsförderung deckt sich weitgehend mit den beiden ersten oben dargestellten Fallbeispielen, dem krankheitsspezifischen bzw. lebensweisenorientierten Ansatz der Gesundheitsförderung von Maria und Waldemar.

Obwohl dieser Ansatz aufgrund seiner klareren und punktgenaueren Umsetzungsmöglichkeiten sicherlich hilfreich ist, wird er vielfach kritisiert im Hinblick auf die ungenügende Beachtung der strukturbedingten Gesundheitsrisiken, wie z. B. den wirtschaftlichen Chancenungleichheiten, den Umwelt- und sozialen Determinanten der Gesundheit oder den Lebensqualitäten der Menschen, die mit den bloßen Morbiditäts- und Mortalitätsraten in der Regel nicht erfasst werden.

Die zweite Variante der Gesundheitsförderung stützt sich auf eine Entwicklung, welche die Gesundheitsförderung in den vergangenen 20 Jahren zunehmend geprägt hat und die sich stärker mit der Arbeit deckt, wie sie von Astrid in dem dritten Fallbeispiel in bezug auf die Wohnbedingungen als grundlegende Determinante der Gesundheit praktiziert wurde. Aber auch diese Variante der Gesundheitsförderung hat ihre Kritiker, insbesondere hinsichtlich ihrer Tendenz, sich den gängigen medizinischen Erklärungen der Erkrankungen zu widersetzen, sich mehr auf die Zukunft als die Gegenwart zu konzentrieren und nicht genügend die bekannten Prozesse der Verhaltensänderung zu berücksichtigen.

Im nächsten Kapitel werden wir genauer darauf eingehen, inwieweit der medizinisch-verhaltenstheoretische Ansatz zwar analytisch hilfreich ist, sich in der praktischen Arbeit aber als viel komplexer darstellt. Die zweite Variante betrachtet die Gesundheitsförderung als einen breiteren und politischen Begriff, der zum Teil eine Reaktion des Gesundheitssystems auf die Herausforderungen der neuen sozialen Bewegungen der letzten zwei

Jahrzehnte ist, wie z. B. der Frauenrechtsbewegung, der Selbsthilfebewegung und der Bürgerrechtsbewegung.

Bevor wir im einzelnen auf den Begriff des Empowerments eingehen, möchten wir jedoch noch zwei Themen klären, die für unser Verständnis der Gesundheitsförderung und den Prozess des Empowerments wichtig sind. Damit meinen wir die sozialen Bewegungen und die Gesundheitsaufklärung.

Gesundheitsförderung und die neuen sozialen Bewegungen

Gesundheitsförderung wurde häufig als soziale Bewegung beschrieben und der Begriff der „neuen gesundheitsfördernden Bewegung" ist deshalb in der Literatur weit verbreitet (Minkler 1989, Stevenson and Burke 1991, Labonte 1993, Robertson and Minkler 1994). Für Robertson and Minkler (1994) führte diese „neue gesundheitsfördernde Bewegung" sogar zu einem grundsätzlichen Wandel im Denken und Handeln vieler Gesundheitsberufe. Der Begriff wird auch häufig im Zusammenhang mit den Diskussionen über die sozialen Bewegungen benutzt, was irreführend ist, weil sich dahinter der bürokratische und manchmal kontrollierende Ansatz der Gesundheitsförderung gegenüber der erklärten „Bürgergesellschaft" versteckt. Wir vertreten deshalb die Ansicht, dass die Gesundheit zwar keine eigenständige soziale Bewegung ist aber mit den „Neuen Sozialen Bewegungen" deren emanzipatorischen Ansatz teilt.

Soziale Bewegungen decken einen weiten Themenbereich ab, wie z. B. die Schwulen- und Lesbenbewegung, die Bürgerrechtsbewegungen, die Anti-Atomkraft- und Umweltgruppen, die sich als Interessengruppen, Parteien oder Vereine etablieren. Sie haben zwar eine Struktur, die sich aus den Beziehungen zwischen den einzelnen Personen und Gruppen ergibt, aber diese Beziehungen sind das Ergebnis der Prozesse ihrer Mobilisierung, Partizipation und Organisation. Soziale Bewegungen mögen bürokratische Strukturen enthalten, aber sie agieren außerhalb der Bürokratie. Sie wurden geschaffen durch engagierte Menschen, die sich den gängigen Strukturen und Ideologien der gesellschaftlichen Machthaber widersetzen (Pakulski 1991).

Das Hauptanliegen dieser neuen sozialen Bewegungen ist die Stärkung der Rechte der Bürgerinnen und Bürger, die Demokratisierung der Gesellschaft und das Streben nach sozialer Gerechtigkeit. Ihre charakteristischen Merkmale sind die Betonung nichtstaatlicher Regierungsformen und deren bürgernahe Lokalisierung. Die neuen sozialen Bewegungen sind, so ihre Theoretiker, ihrem Wesen nach veränderlich und gegenläufig, was sich auch durch ihre Nichtbeachtung sozialer Pflichten ausdrückt und haben häufig keine festen Mitglieder, Programme und Ideologien, die öffentlich zum Tragen kommen. Theoretiker der neuen sozialen Bewegungen neigen dazu, sie im wesentlichen als heterogen zu betrachten, stellen aber zugleich bestimmte gemeinsame Merkmale heraus wie z. B. Skepsis gegen ideologische Entwürfe, Reformorientierung und Selbstbeschränkung. Dies kann zur Einschränkung ihrer politischen Ziele führen, indem sie weniger die Stärkung ihres gesellschaftlichen und wirtschaftlichen Einflusses im Blickfeld haben, sondern mehr das in Frage stellen des vorherrschenden Wissens bzw. der gegebenen Machtverhältnisse (Melucci 1989).

Die neuen sozialen Bewegungen setzen auf ihre emanzipatorische Rolle und legen besonderen Wert darauf sich den bestehenden Formen der Unterdrückung zu widersetzen (siehe im Einzelnen Kapitel 3) und die politisch legitimierten Vorstellungen in Frage zu stellen (Eyermann und Jamison, 1991). Beispiele dafür sind die Umweltbewegungen, die die Vorstellung unbegrenzter globaler Ressourcen in Frage stellen oder die Frauenbewegungen in Bezug auf die Klischees über die Rollenverteilung der Männer und Frauen sowie über die Gewalt und Vergewaltigungen. Verschiedene andere Bürgerrechtsbewegungen haben ebenso die gängigen gesellschaftlichen Vorstellungen, die unser Denken bestimmen, in Frage gestellt wie z. B. die Schwulenbewegungen, die Bürgerrechtsbewegungen und Bewegungen für ein harmonisches Zusammenleben unterschiedlicher Volksgruppen.

Die Hauptanliegen der Verfechter der neuen sozialen Bewegungen sind Emanzipation und soziale Gerechtigkeit. Die Gesundheitsförderung setzt sich in diesem Zusammenhang für die Stärkung des Einzelnen und seiner Gemeinschaft ein, damit sie auf die Entscheidungen, die ihr Leben und ihre Gesundheit beeinflussen, größeren Einfluss nehmen können. Die Legitimierung dieses Anspruchs entstand durch die Integration der sozialen Aktivisten in Positionen der Regierung und Verwaltung, den akademischen Bereich sowie den vielfältigen freien Vereinigungen und Verbänden (Eyerman und Jamison, 1991.) Insofern könnte man behaupten, dass die Ottawa-Charta zur Gesundheitsförderung diese Ansprüche erstmals formulierte und dokumentierte, die dann durch nachfolgende internationale Grundsatzdokumente bestätigt und weiter entwickelt wurden (s. nachfolgenden Kasten.)

Internationale Dokumente zur Gesundheitsförderung

Eine Reihe von internationalen WHO-Konferenzen haben mit ihren Deklarationen maßgeblich zur Definierung und Legitimierung der neuen Ansätze der Gesundheitsförderung beigetragen.

Die Alma Ata Deklaration von 1978

Sie stellte erstmals fest, dass die großen gesundheitlichen Ungleichheiten zwischen und innerhalb der einzelnen Länder nicht akzeptiert werden können und bezeichneten die primäre Gesundheitsversorgung als Schlüssel zur Erreichung einer „Gesundheit für alle". Die Erklärung machte auf die spezifischen Bedürfnisse zur Förderung und zum Schutz der Gesundheit in den Entwicklungsländern aufmerksam und dass deren Befriedigung eine Sache der Gerechtigkeit und des sozialen Friedens auf der Welt sei. Sie forderte die aktive Einbeziehung der Menschen in die Prozesse der Gesundheitsplanung und stellte fest, dass „die Menschen das Recht und die Pflicht haben, sich als Einzelne und als Gemeinschaft aktiv an der Planung und Umsetzung ihrer gesundheitlichen Versorgung zu beteiligen". Damit weist sie implizit dem Empowerment eine wichtige Rolle in der Gesundheitsversorgung zu.

Die Ottawa-Charta zur Gesundheitsförderung von 1986

Sie formulierte eine Reihe von Grundvoraussetzungen zur Verbesserung der Gesundheit wie Frieden, ausreichende Wohnbedingungen, Bildung, Ernährung, Einkommen, ein stabiles Ökosystem, die sorgfältige Verwendung der vorhandenen Naturressourcen sowie soziale Gerechtigkeit und Chancengleichheit. Die Charta erweiterte damit die Ziele der Gesundheitsförderung, die nicht nur auf die Veränderung der Lebensweisen oder die Abwesenheit von Krankheiten gerichtet sind und stellte fünf Bereiche für ein aktives gesundheitsförderndes Handeln heraus:

- Entwicklung einer gesundheitsfördernden Gesamtpolitik
- Schaffung gesundheitsförderlicher Lebenswelten
- Unterstützung gesundheitsbezogener Gemeinschaftsaktionen
- Entwicklung persönlicher Gesundheitskompetenzen
- Neuorientierung der Gesundheitsdienste

Außerdem formulierte sie noch drei zentrale Strategien zur Umsetzung gesundheitsfördernden Handelns: Vertretung und Durchsetzung gesundheitlicher Interessen, Befähigen und Ermöglichen sowie die Vermittlung und Vernetzung zwischen den unterschiedlichen gesellschaftlichen Interessen. Damit wurde die Ottawa-Charta zum Grundlagendokument und Ausgangspunkt der „neuen" gesundheitsfördernden Bewegung.

Die Adelaide-Deklaration von 1988

Sie stand ganz im Zeichen der Entwicklung einer gesundheitsfördernden Gesamtpolitik und ergänzte die Alma-Ata-Deklaration durch den Zusatz, dass „Gesundheit nicht nur ein grundlegendes Recht der Menschen ist, sondern auch eine notwendige Investition in die Zukunft". Außerdem stellte sie fest, dass „gesundheitliche Chancenungleichheiten die Folge genereller Chancenungleichheiten in der Gesellschaft sind, deren Überwindung eine Politik erfordert, die den Zugang zu gesundheitsfördernden Dienstleistungen verbessert und gesundheitsförderliche physische und soziale Umwelten schafft".

Die Sundsvall-Deklaration von 1991

Die WHO-Konferenz in Sundsvall war die erste Gesundheitsförderungskonferenz mit einer globalen Perspektive, an der VertreterInnen von 81 Ländern teilnahmen. Die Konferenz widmete sich dem zweiten der fünf Aktionsbereiche der Ottawa-Charta, nämlich der Schaffung gesundheitsförderlicher Lebenswelten. Dies umfasste sowohl die physischen Umwelten als auch die sozialen Umwelten in denen die Menschen leben, arbeiten und ihre Freizeit verbringen. Die Konferenz stellte vier besonders wichtige Aspekte gesundheitsfördernder Umwelten heraus:

- Werte, Sitten und Gebräuche sowie soziale Prozesse, die ein Gefühl der Zugehörigkeit und des Zusammenhaltes vermitteln.

- Regierungen, die sich für Menschenrechte, soziale Gerechtigkeit, Frieden und Demokratie einsetzen.

- Umverteilung der wirtschaftlichen Ressourcen zur Erreichung des WHO-Zieles „Gesundheit für alle" und die Abkehr vom Wettrüsten.

- Die herausragende Rolle der Frauen bei der Schaffung gesundheitsförderlicher Umwelten und die Einstellung ihrer gegenwärtigen Ausbeutung.

Die Jakarta-Deklaration von 1997

Sie betonte nochmals das Recht auf Gesundheit, bestätigte die Grundsätze der Ottawa-Charta zur Gesundheitsförderung und betonte die Notwendigkeit neuer Akteure und Partnerschaften für Gesundheit, insbesondere mit dem Wirtschaftssektor.

Die Deklaration stellte auch heraus, dass es eindeutige Belege dafür gibt, dass:

- mehrdimensionale Ansätze der Gesundheitsförderung am wirksamsten sind,

- Settings wie die Familie, Nachbarschaften und Kommunen, gute Möglichkeiten für solche umfassenden bzw. mehrdimensionale gesundheitsfördernde Ansätze bieten,

- die Bürgerbeteiligung für die Nachhaltigkeit der Gesundheitsförderung von entscheidender Bedeutung ist,

- die gesundheitliche Aufklärung und Kompetenzentwicklung die Möglichkeiten der Bürgerbeteilung verstärkt und der Zugang zu Informationen und Ausbildungsmöglichkeiten entscheidend für das Empowerment der Gemeinschaften ist.

Die Deklaration der Gesundheitsförderungskonferenz 2000 in Mexiko

Sie betonte den Beitrag der Gesundheitsförderung zur Wirksamkeit der sozialen, wirtschaftlichen und gesundheitlichen Programme in den Entwicklungsländern, insbesondere bei jenen zur Verbesserung der Gesundheit und Lebensqualität sozial benachteiligter Menschen und stellte fest, das die Gesundheit nicht nur das Ergebnis wirtschaftlicher Entwicklung und Chancengleichheit ist, sondern selbst zu einem wichtigen Wirtschaftsfaktor geworden ist.

Außerdem machte sie deutlich, dass die Gesundheitsförderung und soziale Entwicklung „eine zentrale Aufgabe und Verantwortung der Regierungen ist" und „die Gesundheitsförderung in allen Ländern eine unabdingbare Komponente aller öffentlichen Politiken und Programme sein muss, um gesundheitliche Chancengleichheit und eine bessere Gesundheit für alle zu erreichen".

Die Teilnehmer und Teilnehmerinnen dieser Konferenz forderten zudem eine stärkere aktive Beteiligung der Gesundheitsförderung an der Lösung der globalen Gesundheitsprobleme wie z. B. der HIV/Aids-Pandemie in Afrika und den weltweit immer größer werdenden Unterschieden in Bezug auf den Gesundheitszustand und die gesundheitliche Versorgung der Bevölkerung innerhalb und zwischen den einzelnen Ländern.

Die Bangkok-Charta von 2005

Sie ist als erste Revision der Ottawa-Charta zu sehen und formulierte Maßnahmen, Verpflichtungen und Forderungen, wie die Gesundheitsförderung die Determinanten der Gesundheit in einer globalisierten Welt am Besten angehen sollte. Sie stützt sich zwar auf die Grundsätze der Ottawa-Charta, richtet ihr Augenmerk aber mehr auf die Umsetzungsmöglichkeiten der Gesundheitsförderung durch die Wirtschaft und Regierungen als auf die der vor Ort tätigen GesundheitsförderInnen und formuliert fünf Handlungsbereiche, die für alle Sektoren und Settings gleichermaßen gelten: gesundheitliche Interessen vertreten, investieren, Kapazitäten aufbauen, gesetzliche Regelungen sowie die Bildung von Partnerschaften. Weiter empfiehlt sie einen integrierten politischen Ansatz auf nationaler und internationaler Ebene, um dafür zu sorgen, dass die Förderung der Gesundheit:

- zu einem zentralen Thema im Zuge der globalen Entwicklung wird;
- zu einer Hauptverantwortung für alle Regierungen wird;
- zu einem Kernbereich der Bürgerbeteiligung wird und
- zu einer Voraussetzung für jede Form der Kooperation.

Wenngleich die Gesundheitsförderung die Anliegen der neuen sozialen Bewegungen hinsichtlich Empowerment und Emanzipation teilt, wird sie in der Praxis jedoch häufig im Rahmen bürokratisch kontrollierter Strukturen, Planungen und Rechenschaftspflichtigkeiten durchgeführt. Die Gesundheitsförderung ist deshalb mehr „eine Tendenz in der Bürokratie, aber keine soziale Bewegung, die sich den bürokratischen und staatlichen Interessen entgegenstellt“, wie es die Autoren Stevenson und Burke bündig formulierten (1991, S. 282).

Gesundheitsförderung, Gesundheitsbildung und gesundheitliche Aufklärung

Gesundheitsförderung ist ein umkämpfter Begriff. Wenngleich wir ihn bisher nur hinsichtlich seiner praktischen Umsetzung beschrieben haben, gibt es keine allgemein anerkannte Definition der Gesundheitsförderung. In diesem Buch werden wir uns an der Definition der Weltgesundheitsorganisation (WHO) orientieren, als einem „Prozess, allen Menschen ein höheres Maß an Selbstbestimmung über ihre Gesundheit zu ermöglichen und sie damit zur Stärkung ihrer Gesundheit zu befähigen“ (WHO, 1986). Diese Definition basiert auf dem Konzept des Empowerments, auf das wir in diesem Kapitel noch näher eingehen werden.

Die Diskussion über die Unterscheidung der Gesundheitsförderung von der Gesundheitserziehung und gesundheitlichen Aufklärung begann in den 80er-Jahren. Ausgangspunkt waren die zunehmend breiteren Aktivitäten zur Förderung der Gesundheit, die über die

Veränderungen der Verhaltensweisen der Menschen hinausgingen und ihnen nicht mehr die alleinige Schuld für ihr ungesundes Verhalten anlasteten. Diese Aktivitäten umfassten jetzt mehr als nur die bloße Informationsvermittlung der traditionellen Gesundheitsaufklärung und zielten auf Strategien der politischen Aktivierung sowie der sozialen Mobilisierung und Interessenvertretung.

Der einflussreiche englische Gesundheitsförderer Keith Tones und seine Kollegen schlugen vor (1990), dass sich die Gesundheitsaufklärung, Gesundheitsbildung und Gesundheitsförderung gegenseitig ergänzen. Die gesundheitliche Aufklärung und Bildung setzt durch ihre gesundheitsförderlichen Programme das Thema auf die Tagesordnung und schafft das nötige Bewusstsein in der Bevölkerung. Ohne diese Aufklärungs- und Bildungsmaßnahmen wären Programme der Gesundheitsförderung nur wenig mehr als Prozesse zur Manipulierung der Individuen und Gemeinschaften. Das heißt die Gesundheitsaufklärung und Bildung richtet sich an die Individuen und Gemeinschaften zur Beeinflussung ihrer zukünftigen individuellen und kollektiven Entscheidungen, während die Gesundheitsförderung auf ergänzende soziale und politische Maßnahmen zielt wie z. B. die Durchsetzung gesundheitlicher Interessen und gesundheitlicher Gemeinwesenarbeit, politische Veränderungen im individuellen und sozialen Umfeld der Menschen und an ihrem Arbeitplatz zur Verbesserung ihrer Gesundheit (Green und Kreuter, 1991).

Zu den Maßnahmen der Gesundheitsaufklärung zum Thema Rauchen würden somit Gesundheitserziehungsprogramme in den Schulen oder Raucherentwöhnungskurse gehören. Die entsprechenden Maßnahmen der Gesundheitsförderung würden dagegen auf gesetzliche Verbote zur Einschränkung des Zugangs zu Tabakwaren zielen bzw. auf spezifische Werbe- oder Rauchverbote. Das heißt, die Gesundheitsförderung schließt die Gesundheitsaufklärung und Gesundheitsbildung mit ein und die Autoren Linda Ewles und Ina Simnett (1999) vertreten die Ansicht, das der praktisch beste Weg zur Lösung des Abgrenzungsproblems der ist, die Gesundheitsförderung als den Oberbegriff für die Vielfalt der gesundheitserzieherischen, gesundheitsbildenden und gesundheitsfördernden Maßnahmen zu sehen.

Was bedeutet Empowerment von Individuen und Gemeinschaften?

Die WHO-Definition von Gesundheitsförderung „den Menschen ein höheres Maß an Selbstbestimmung über ihre Gesundheit zu ermöglichen“ stellt einen engen Zusammenhang mit dem Konzept des Empowerments her. Die Entstehung dieses Konzeptes entstand jedoch vor allem im Zuge der internationalen Entwicklungsarbeit (schlecht aufgestellte Gemeinschaften mussten gestärkt werden), der Frauenbewegung (die das ursprüngliche Vorrecht der ausschließlich männlichen Ärzte in Frage stellten, die gesundheitlichen Anliegen der Frauen und deren Behandlungsmöglichkeiten zu definieren) und den engagierten Gemeinwesenarbeitern im Bereich der psychischen Erkrankungen (die sich dafür einsetzten, dass auch psychisch kranke Menschen noch Rechte besitzen, die gestärkt und nicht nur kontrolliert werden sollten).

Das Empowerment von Individuen und Gemeinschaften kann als Prozess zur Erreichung eines bestimmten Zieles betrachtet werden aber auch als das Ergebnis einer Maßnahme, die direkt darauf gerichtet ist, ein höheres Maß an Empowerment für den Einzelnen oder seine Gemeinschaft zu erreichen. In diesem Buch verstehen wir unter Empowerment beide Aspekte und definieren den Begriff als Interaktionsprozess in beide Richtungen entlang eines Kontinuums, dass das Empowerment des Einzelnen umfasst, die Entwicklung von kleinen Gruppen zur gegenseitigen Unterstützung sowie die Bildung von größeren Netzwerken und Bündnissen (Labonte 1990; Rissel 1994). Das Ergebnis des Empowerments ist individuum- und gruppenspezifisch, obwohl es noch ein generelles Ziel gibt, analog der Definition der Gesundheitsförderung in der Ottawa-Charta, dass die in den Prozess des Empowerments einbezogenen Menschen mehr Einfluss auf die Entscheidungen und sozialen Strukturen gewinnen, die ihr Leben beeinflussen. Dies führt nicht selten zu sozialen und politischen Aktionen. Das Ergebnis des Empowerments von Individuen und Gemeinschaften ist deshalb in einem größeren Zeitrahmen zu sehen (Raeburn 1993) und es kann häufig mehrere Jahre dauern, bis sich sichtbare Erfolge zeigen.

Es gibt allerdings beträchtliche Überschneidungen zwischen dem Empowerment von Individuen und Gemeinschaften und anderen Konzepten wie z. B. der Bürgerbeteiligung (Rifkin 1990), der Kapazitätenbildung bzw. Entwicklung des Sozialkapitals (Goodmann 1998), der Kompetenzentwickung (Eng und Parker, 1994) und der Gemeinwesenarbeit (Labonte 1998). Sie alle beschreiben Prozesse zur Weiterentwicklung der Anlagen und Qualitäten von Individuen und Gemeinschaften, auf die sie zur Verbesserung ihrer Gesundheit und Lebensbedingungen zurückgreifen können. Diese grundlegenden Konzepte haben das gleiche Ziel, nämlich die Schaffung neuer Formen der sozialen Organisation und Gemeinschaftsaktionen zur Beseitigung der ungleichen Machtverhältnisse und Besitzstände. Dies ist für die GesundheitsförderInnen von großer Bedeutung, weil ein großer Teil unserer Gesundheit von der Macht und den Einflussmöglichkeiten über die vorhandenen Ressourcen abhängt. In diesem Buch benutzen wir den Begriff Empowerment zur Beschreibung des Prozesses durch den Individuen und Gemeinschaften mehr Selbstbestimmung erreichen bzw. mehr Kapazitäten aufbauen können, die ihrer Selbstbestimmung entgegenstehen. In den industrialisierten Ländern wird Empowerment häufig stärker individualistisch ausgelegt, als „ein erhöhter Level bewusster Macht unter den Mitgliedern der Gemeinschaft, als einer Voraussetzung für politische Aktivitäten, an denen sich alle MitgliederInnen beteiligen und damit eine für sie vorteilhaftere Umverteilung der Ressourcen oder Veränderung der Entscheidungsstrukturen erreichen“ (Rissel 1994). Das heißt, das Empowerment von Individuen und Gemeinschaften entwickelt sich vom Einzelnen, über die verschiedenen sozialen Gruppen bis hin zur weiteren kommunalen Gemeinschaft. In Entwicklungsländern kann dies ganz anders verlaufen. Ausgangspunkt sind dort nicht einzelne Individuen, sondern die Familien mit ihren ausgeprägten Familien- und Verwandtschaftsclans (Erzinger 1994). In einer traditionellen Kultur wie den Fidschiinsulanern ist das Konzept des Empowerment deshalb eng mit den Dorfältesten bzw. Häuptlingen verbunden (Laverack 1998). Deshalb ist es wichtig, das Konzept des Empowerments immer an die jeweiligen kulturellen Gegebenheiten anzupassen, in dessen Rahmen wir unsere gesundheitsfördernden Programme anbieten.

Planung von gesundheitsfördernden Programmen: dabei geht es immer um die Veränderung von Macht und Einfluss

In diesem Buch wollen wir zeigen, wie die beiden Hauptstränge der Gesundheitsförderung (Programme zur Veränderung des Gesundheitsverhaltens und solche zur Veränderung der gesundheitlichen Verhältnisse bzw. Rahmenbedingungen) zusammenwirken sollten und auch können. Die Umsetzung des Empowerment-Ansatzes der Ottawa-Charta stellte sich in der Praxis als schwierige Aufgabe heraus und viele GesundheitsförderInnen fühlen sich hin und her gerissen zwischen dem „top-down"-Ansatz der Programme zur Verhaltensänderung und Krankheitsvermeidung und dem „bottom-up"-Ansatz von Programmen zur Förderung des Empowerments von Individuen und Gemeinschaften. Ein Teil dieses Problems liegt darin, dass die Behörden und Organisationen, die die GesundheitsförderInnen beschäftigen, häufig etwas nervös und unsicher auf das Empowerment von Individuen und Gemeinschaften reagieren, da sie deren Folgen nicht genau einschätzen und kontrollieren können. Ein Teil des Problems liegt aber auch bei den GesundheitsförderInnen selbst, die nicht selten ein nur oberflächliches Wissen über die Bedeutung von Macht und Einfluss haben, nicht genau die komplexen Abläufe der Empowermentprozesse kennen oder keine genaue Vorstellung davon haben, wie sie das Empowerment von Individuen und Gemeinschaften in ihre praktische gesundheitsfördernde Arbeit einbinden können.

Julian Rappaport (1985), der einflussreichste Vertreter der Gemeinwesenarbeit mit psychisch Kranken vertritt den Standpunkt, dass man Empowerment nicht einfach vergeben kann. Jene die es wollen, müssen es auch durchführen. Diejenigen, die Macht und Einfluss haben oder zumindest den Zugang dazu wie z. B. die GesundheitsförderInnen und diejenigen, die mehr Macht und Einfluss haben möchten wie z. B. die Mitglieder einer Gemeinschaft, müssen zusammenarbeiten, um die notwendigen Voraussetzungen zu schaffen, die einen Prozess des Empowerments erst ermöglichen. Die Herausforderung für die GesundheitsförderInnen liegt darin, diese Voraussetzungen in ihre Planungen entsprechend einzubeziehen.

Gesundheitsförderungsprogramme orientieren sich anscheinend überwiegend an zwei unterschiedlichen Ansätzen, die bereits als „top-down" und „bottom-up" Ansatz bezeichnet wurden. Der entscheidende Unterschied zwischen diesen beiden Ansätzen liegt darin, wer über die Themen und Inhalte des jeweiligen Programms bestimmt.

In den gängigen Programmen mit einem „top-down"Ansatz definieren die außenstehenden Akteure wie z. B. eine Gesundheitsbehörde oder eine nicht-staatliche Einrichtung die Themen und Inhalte des Programms, entwickeln Strategien zu dessen Umsetzung und beteiligen die Betroffenen lediglich zur Unterstützung des Programms. Die Ziele des Programms sind vorgegeben und orientieren sich in der Regel an spezifischen und quantifizierbaren Indikatoren. Es verwundert deshalb nicht, dass Kommentatoren der Gesundheitsförderung (Boutilier 1993) den Standpunkt vertreten, dass diese Art von Programmen dem Geist der Gesundheitsförderung widersprechen, nicht zuletzt auch den Grundsätzen der Ottawa-Charta der WHO. Sie orientieren sich an einer negativen Definition von Gesundheit bzw. der Abwesenheit von Gesundheit wie z. B. der Notwendigkeit der Vermeidung von Krebs- oder Herz-Kreislauferkrankungen und konzentrieren sich primär auf die Änderung von Lebens- und Verhaltensweisen und die Einhaltung bestimmter medizinischer Vorgaben.

Bei Programmen mit einem „bottom-up“ Ansatz helfen die außenstehenden Akteure den Individuen und Gemeinschaften bei der Definierung der Probleme, die speziell für ihr Leben wichtig und vorrangig sind und unterstützen sie bei der Suche nach Strategien zur Lösung ihrer Probleme. Ziele und Umsetzung des Programms werden mit den Betroffenen ausgehandelt, die Umsetzung wird in der Regel längerfristig und ohne genau festgelegten Zeitrahmen konzipiert und das Programm ist häufig explizit auf die Prozesse des Empowerments bzw. der Entwicklung sozialer Kapazitäten ausgerichtet. GesundheitsförderInnen haben bisher den Prozess des Empowerments von Individuen und Gemeinschaften als Teil ihrer „bottom-up“ Ansätze betrachtet.

Nur wenige Gesundheitsförderungsprogramme orientieren sich an einem reinen „bottom-up“ Ansatz (Canadian Public Health Association 1996, Labonte 1998). Das hängt nicht zuletzt damit zusammen, dass gerade die besonderen und erfolgversprechenden Merkmale dieses Ansatzes (ein längerfristiger Zeitrahmen, kleinerer Ziel- und Projektumfang sowie die Kontrolle durch die Zielgruppen), für viele professionelle Einrichtungen und Träger der Gesundheitsförderung wenig attraktiv erscheinen. Die meisten GesundheitsförderInnen orientieren sich deshalb auch an einem „top-down“ Ansatz. Dennoch gibt es eine Reihe von GesundheitsförderInnen, die sich leidenschaftlich für einen „bottom-up“ Ansatz gesundheitsbezogener Gemeinschaftsaktionen zur Lösung solcher Probleme wie Armut, Gewalt und Wohnbedingungen einsetzen.

Deshalb sollte man diese beiden Ansätze mehr als nützliche idealtypische Konzepte verstehen und weniger als unumstößliche Praxisanleitungen. Die Gegensätze zwischen diesen beiden Ansätzen sind nicht so unüberbrückbar wie es manchmal dargestellt wird. Viele Gesundheitsförderer und Gesundheitsförderinnen nutzen in ihrer praktischen Gemeinwesenarbeit beide Ansätze, das Marketing und die Durchführung von Programmen zur Änderung der Lebensweisen sowie Anstrengungen zur Organisation und Unterstützung von Bürgerinitiativen zur Reduzierung der gesundheitlichen Risiken in deren Umfeld. Damit behalten die Träger der Gesundheitsförderung immer noch genügend Einfluss auf die Programmgestaltung, wenngleich sie vielleicht nicht auf alle Themen der Bürgerinnen und Bürger eingehen mögen. Die Prioritäten ihrer Programme werden am Ende dennoch nicht die gleichen sein wie die von Programmen, die sich ausschließlich an einem „top-down“ Ansatz orientiert hätten.

Für die GesundheitsförderInnen stellt sich damit die Aufgabe, wie sie die Anliegen und Themen der Individuen und Gemeinschaften in ihre „top-down“ Planungen einbeziehen können. Zur Unterstützung dieser Aufgabe werden wir im Kapitel 7 zeigen, wie Prozesse des Empowerment sozusagen als „Parallelspur“ zu der „Hauptspur“ eines Programms mitgedacht und integriert werden können. Wir beschreiben dies als Ansatz zur „Einleitung eines Empowermentprozesses“, bei dem die Bildung sozialer Kompetenzen und Kapazitäten der Prozess ist, durch den die Individuen und Gemeinschaften mehr Kontrolle und Selbstbestimmung über ihre gesundheitlichen Probleme gewinnen. Empowerment wird manchmal als Endzweck gesehen, d. h. GesundheitsförderInnen möchten soziale Kompetenzen und Kapazitäten aufbauen, damit die Individuen und Gemeinschaften ihre Gesundheitsförderungsprogramme besser annehmen und weiter unterstützen. Wir beschreiben einen Ansatz, bei dem solche Programme auch als Mittel zur Einleitung eines Prozesses des Empowerments und der Kapazitätenbildung genutzt werden können. Damit stellt sich die Frage, wie die „Programmhauptspur“ und die „Parallelspuren des Empowerments“ im Zuge der Umsetzungsphasen des „top-down“ Ansatzes miteinander verknüpft werden können.

Im nächsten Kapitel werden wir jedoch zunächst auf die unterschiedlichen Wege eingehen, wie die Individuen und Gemeinschaften „Gesundheit“ definieren und welche Konsequenzen sich daraus für die Gesundheitsförderung ergeben.

3. Gesundheitsförderung: alles hängt davon ab, was wir letztlich unter „Gesundheit" verstehen

Bei der Gesundheitsförderung geht es darum, das Leben und die Gesundheit der Menschen zu verbessern. Aber was meinen wir mit „Gesundheit"? Es gibt viele unterschiedliche Definitionen von Gesundheit und jede führt zu unterschiedlichen gesundheitsfördernden Strategien. Die Art und Weise, wie wir Gesundheit definieren und *interpretieren,* bestimmt zum großen Teil unsere gesundheitsfördernde Vorgehensweise. Dieses Kapitel stellt drei gängige Interpretationen der Gesundheit und Gesundheitsförderung vor und kommt zu dem Ergebnis, dass ein kontextbezogenes soziales Modell von Gesundheit am besten dem Ansatz des Empowerment in der Gesundheitsförderung entspricht. Außerdem liefert es einen einfachen Rahmen für die Determinanten der Gesundheit und zeigt deren Folgen für eine auf Empowerment ausgerichtete gesundheitsfördernde Praxis auf.

Wie erleben wir Gesundheit?

Fragt man die Menschen nach ihrem Verständnis von Gesundheit, dann erhält man oft die Antwort „nicht krank sein, nicht rauchen, sich fit halten und gesund ernähren", also die üblichen Alltagsinterpretationen von Gesundheit. In den industrialisierten Gesellschaften ist die Gesundheit eine Form der Störung oder Verletzung des Körpers (medizinisches Problem) oder das Ergebnis eines unbedachten Lebensstils (Verhaltensproblem). Personalisiert man jedoch die Frage und fragt, wann sich jemand das letzte Mal gesund gefühlt hat, dann erhält man ganz andere Antworten. Die Menschen sprechen dann eher über den Sinn ihres Lebens, ihr Schicksal, über Freude am Leben, Vitalität und vor allem darüber geliebt zu werden, gute Freunde zu haben und einer „Gemeinschaft" anzugehören.

Labonte (1993) stellte den TeilnehmerInnen in mehreren Workshops die Frage: „Denken Sie daran, wann Sie sich das letzte Mal ‚gesund' gefühlt haben und schreiben Sie ein paar Sätze auf, die dieses Gefühl und den jeweiligen Kontext beschreiben". Nur wenige der Befragten befassten sich mit Krankheiten oder Erkrankungen, sondern vielmehr mit Gefühlen der ‚Leistungsfähigkeit', ‚Liebe', ‚Kontrolle', ‚Freundschaften', ‚Ganzheitlichkeit' und ‚Ausgelassenheit'. In dem nachfolgenden Kasten sind einige der gebrauchten Worte noch mal zusammengestellt. Dabei fällt auf, dass sich keinerlei Bezüge zu Krankheiten finden und nur wenige Bezüge zu körperlichen Aspekten.

Erleben von Gesundheit

Tatkräftig; geliebt werden; alles im Griff haben; entspannt und stressfrei leben; geben, erhalten und teilen; im Freien sein und Natur erleben; Freunde haben, dazu gehören und ein sinnvolles Leben führen; Dinge tun, die Spaß machen; in körperlicher Bestform sein; Glück und Zufriedenheit.
(Quelle: Labonte 1993)

Gesundheit als positiver Ausdruck unseres Wohlbefindens beruht auf der Qualität unserer Beziehungen. Das englische Wort für Gesundheit (health) wird vom altenglischen Wort ‚hael' abgeleitet, was das Ganze bedeutet. Das heißt, die volkstümliche Umgangssprache sieht die Gesundheit als etwas Ganzheitliches an. Unser Gesundheitssystem teilt die Krankenhäuser jedoch in Abteilungen für bestimmte Körperteile ein oder versucht zwischen somatischen und psychosomatischen Erkrankungen zu differenzieren. Unser öffentliches System unterscheidet zwischen Gesundheits-, Bildungs-, Umwelt- und Sozialdiensten und unser Wirtschaftssystem versucht zwischen öffentlichen (Regierung, Verwaltung) und privaten Belangen (Markt) zu unterscheiden. Aber die Menschen erleben ihren Alltag nicht als getrennte und von einander unabhängige Bereiche. Ob mit Freunden oder Ärzten, wir versuchen immer einen Zusammenhang herzustellen zwischen dem, was wir körperlich erfahren und wie wir uns dabei fühlen und beurteilen unser eigenes Verhalten im Kontext der uns bekannten Lebens- und Arbeitsbedingungen. Die Relevanz der unterschiedlichen Definitionen von Gesundheit für die Praxis der Gesundheitsförderung wird in anderen Büchern bereits ausführlich dargestellt (Edles and Simnett 1999; Adams et al. 2002). In diesem Buch konzentrieren wir uns deshalb vor allem auf die Relevanz der unterschiedlichen Gesundheitsdefinitionen für unsere beiden zentralen Themen der Macht und des Empowerments.

Gesundheit, Gesundheitsförderung und das Sozialkapital

Im Grunde reflektiert unsere Gesundheit die Qualität unserer Beziehungsmuster. Sozialpsychologen sprechen von sozialer Unterstützung und der Intensität sozialer Netzwerke. Gemeindepsychologen bezeichnen das gleiche Phänomen als ‚Kapazität', ‚Kompetenz' oder ‚Empowerment' sozialer Gemeinschaften. Vertreter der politischen Ökonomie haben in jüngster Zeit dafür den Begriff ‚Sozialkapital' gewählt, um damit die vielfältigen Versorgungs- und Betreuungsleistungen in unseren sozialen Gemeinschaften zu erfassen. Putnam et al. (1993) sehen das Sozialkapital als Element sozialer Organisation wie z. B. den Aufbau von Netzwerken, Vertrauen oder der Erleichterung der Koordination und Kooperation. Elemente, die für den Prozess des Empowerments wichtig sind, wenn es um die Verbindung der Individuen mit Gruppen und Organisationen geht. Die aktive Mitarbeit an sozialen Netzwerken schafft das Vertrauen und den Zusammenhalt, das zur Mobilisierung der Ressourcen für gemeinsame Aktionen notwendig ist. Die drei englischen Gesundheitsförderer Adams, Amos und Munro (2002) sehen die Bedeutung des Sozialkapitals zur Verbesserung und Erhaltung der Gesundheit unter folgenden drei Gesichtspunkten:

1. Es betont die Bedeutung sozialer Ansätze in der Gesundheitsförderung.
2. Es kann als Puffer zur Vermeidung der schlimmsten Auswirkungen von Benachteiligungen dienen.
3. Es fördert durch seine Fokussierung auf die Bedeutung sozialer Beziehungen und Netzwerke gemeindeorientierte Maßnahmen zur Förderung der Gesundheit, z. B. durch das Empowerment von sozialen Gemeinschaften zur Reduzierung gesundheitlicher Chancenungleichheiten.

Der Begriff des Sozialkapitals legt nahe, dass gesundheitliche Ungleichheiten zum Teil durch ungleiche gesellschaftliche Machtverhältnisse mitbedingt werden und damit zugleich die Möglichkeit sozialer Gemeinschaften, diese ungleichen Machtverhältnisse wieder zu ändern. Durch das Empowerment sozialer Gemeinschaften können wir auch zum Aufbau des Sozialkapitals beitragen. Die Gefahr dabei ist nur, dass die Idee des Aufbaus von Sozialkapital uns vielleicht von den eigentlichen Ursachen der Ungleichheit ablenkt. Auch Adams et al. (2002) dämpfen unsere Erwartungen in das Konzept des Sozialkapitals für die Praxis der Gesundheitsförderung, da viele diesem Konzept zugrundeliegenden Annahmen noch der weiteren Untersuchung bedürfen. Dies entkräftet jedoch nicht die praktische Bedeutung des Empowerments sozialer Gemeinschaften als gesundheitsfördernden Ansatz.

Die Gesundheitsdefinition der Weltgesundheitsorganisation

Aus den vielfältigen Bedeutungen, die die Menschen dem Begriff der Gesundheit zuordnen, folgt aber nicht, dass der Begriff der Gesundheit damit nicht mehr zu präzisieren wäre. Kulturübergreifende Studien zeigen, dass das Erleben von Gesundheit durch die Menschen wie es z. B. in dem obigen Kasten dargestellt wurde, durchaus in folgende sechs breite Kategorien eingeteilt werden kann:

1. sich vital und voller Energie fühlen,
2. einen bestimmten Sinn im Leben sehen,
3. einer sozialen Gemeinschaft anzugehören,
4. Dinge tun zu können, die Spaß machen,
5. gute soziale Beziehungen zu haben,
6. das Gefühl, sein Leben und seine Lebensbedingungen im Griff zu haben.

Quelle: Blaxter 1990, Labonte 1993 u. 1998)

Diese sechs Kategorien sind vereinbar mit der klassischen Gesundheitsdefinition der WHO als „einem Zustand des umfassenden körperlichen, geistigen und sozialen Wohlbefindens und nicht nur der Abwesenheit von Krankheit oder Behinderungen". Das körperliche Wohlbefinden umfasst solche Begriffe wie Fitness, biologische Normalität sowie einen guten körperlichen Zustand und die Fähigkeit körperliche Belastungen durchzustehen. Das soziale Wohlbefinden umfasst die sozialen Beziehungen sowie solche weiteren sozialen Probleme wie die Zufriedenheit in die Ehe, die Arbeitsfähigkeit und die Zugehörigkeit zu sozialen Gemeinschaften. Das geistige Wohlbefinden umfasst solche Begriffe wie die Eigenständigkeit, das subjektive Wohlbefinden, die soziale Kompetenz und die psychologische Belastbarkeit.

Jackson, Mitschell und Wright (1989), drei australische AutorInnen zur Gemeinwesenentwicklung, erzählen die Geschichte wie und von wem die Gesundheitsdefinition der WHO ursprünglich verfasst wurde. Sie wurde kurz nach dem 2. Weltkrieg von einem Vertreter der WHO entworfen, der während des Krieges Widerstandskämpfer war. Er kam zu dieser Definition aufgrund seiner diesbezüglichen Erfahrungen und erklärte, dass er sich nie gesünder gefühlt hätte, als während dieser schlimmen Zeit, denn er setzte sich täglich für Ziele ein, die ihm ein großes Anliegen waren. Er war sicher, dass sich im Falle seines Todes das Netzwerk der Widerstandskämpfer um seine Familie kümmern würde. Es war unter diesen Bedingungen, unter denen er sich am wohlsten und gesündesten fühlte. Das heißt, die Gesundheitsdefinition der WHO wurde von einem Mann entworfen, der zusammen mit anderen leidenschaftlich um die Veränderung sozialer und politischer Strukturen kämpfte. Mit anderen Worten von Menschen, die Einfluss nehmen wollten auf die Dinge, die ihr Leben bestimmen und indem sie dies taten, die Befähigung erlangten (Empowerment) ihre eigene Gesundheit und die der anderen mit denen sie zusammenarbeiteten zu verbessern. Rootman und Raeburn (1994) lieferten später noch eine andere Geschichte, demzufolge diese neue Gesundheitsdefinition ursprünglich als medizinische Lösung für die vielen Kranken und Behinderten direkt nach dem 2. Weltkrieg gesehen wurde. Darin liegt eine gewisse Ironie, da diese neue Gesundheitsdefinition der WHO heute häufig als Beleg zur Befreiung der Gesundheit von den Fesseln des medizinischen Modells herangezogen wird.

Was immer auch die Ursprünge der Gesundheitsdefinition der WHO sein mögen, als umfassender Zustand des körperlichen, sozialen und geistigen Wohlbefindens, das den Menschen die Erreichung ihrer Gesundheit ermöglicht. Sie wurde gründlich überprüft und vielfach kritisiert, weil sie die anderen Dimensionen der Gesundheit wie z. B. die der emotionalen, spirituellen und gesellschaftlichen Dimensionen nicht genügend in Betracht zieht. Kritisiert wurde die Gesundheitsdefinitionen der WHO auch wegen ihrer Sichtweise von Gesundheit als einem Zustand bzw. Produkt, anstatt eines dynamischen Prozesses und Potenzials der Leistungsfähigkeit der Menschen. Der Kernpunkt der Kritik richtete sich aber vor allem auf die Definierung eines Idealzustandes, der praktisch nicht zu erreichen ist (Aggleton 1991).

Sind die Menschen gesund, dann kümmern sie sich recht wenig um ihre Gesundheit, sondern bestenfalls darum, auf was sie verzichten müssen, um die für sie optimale Gesundheit zu erreichen bzw. zu erhalten. Cohen und Henderson (1991, S. 3) berichten von Beispielen, in den Menschen eine Krankheit haben oder sich nicht wohlfühlen und sich dennoch als gesund betrachten und bereit sind, die damit verbundenen körperlichen Beschwerden und Schmerzen zu ertragen, weil sie das geringere Übel darstellen, im Vergleich zum Verlust der Eigenkontrolle oder der finanziellen Kosten zur Behandlung ihrer Erkrankung. Diese Personen führen für sich eine Kosten-Nutzen-Analyse durch in bezug auf die Erreichung eines Optimums an Gesundheit, „bei der die Kosten zur Erreichung einer Verbesserung größer sind, als der dadurch zu erreichende Nutzen“. Auf der individuellen Ebenen sind dies die „positiven“ Gesundheitsergebnisse, zu denen die Gesundheitsförderung beitragen kann, deren Bedeutung im Verlauf des Lebens allerdings sehr unterschiedlich sein kann. Dies sind die „Nutzenabwägungen“, die die Menschen machen, wenn sie darüber entscheiden, was sie brauchen oder tun sollen, um Gesundheit zu erleben bzw. zu erreichen.

Die gegenwärtigen Ansätze der Gesundheitsförderung

Es gibt mindestens fünf etablierte Ansätze der Gesundheitsförderung, die in der Literatur diskutiert werden: den medizinischen Ansatz, den Verhaltensansatz, den Ansatz der Aufklärung und Erziehung, den personen-zentrierten Ansatz und den Ansatz der Veränderung der Lebensverhältnisse (socio-environmental approach). Ihre Beschreibungen finden sich in verschiedenen Büchern (Ewles and Simnett 1999; Tannahill and Tannahill 1996). In diesem Buch wollen wir auf drei der wichtigsten Ansätze eingehen: den medizinischen, den verhaltens-orientierten und den verhältnis-orientierten Ansatz, die besonders relevant sind für die Art und Weise, wie wir gesundheitsfördernde Programme entwickeln, umsetzen und evaluieren.

Zum Beispiel betrachtet der medizinische Ansatz die Gesundheit als Abwesenheit einer Erkrankung oder krankheits-produzierender physiologischer Bedingungen. Der verhaltens-orientierte Ansatz betrachtet den Verlust der Gesundheit als Folge ungesunder Verhaltens- und Lebensweisen und der verhältnis-orientierte Ansatz betrachtet den Verlust der Gesundheit als Folge ungesunder Lebens-, Arbeits- und Umweltbedingungen. Diese unterschiedlichen Sichtweisen von Gesundheit bestimmen letztlich die Auswahl der Strategien und Programme der GesundheitsförderInnen sowie die Kriterien zu deren Evaluierung. Die Entwicklung dieser Ansätze wurde in den vergangenen Jahren nicht nur durch unser verändertes wissenschaftliches Verständnis über die Determinanten und Risikofaktoren der Gesundheit geprägt, sondern auch durch den wachsenden Druck von Individuen, Gruppen und sozialen Bewegungen, die sich mit den Auswirkungen der Lebens-, Arbeits- und Umweltbedingungen auf die Gesundheit beschäftigten.

Der medizinische Ansatz

Trotz der Entwicklung der unterschiedlichen Gesundheitsförderungsansätze bleibt der medizinische Ansatz weiterhin der gesundheitspolitisch dominante Ansatz und wird dementsprechend von den bürokratischen Entscheidungsträgern in der Gesundheitsversorgung angewandt. Dieser Ansatz entwickelte sich im Zuge der wissenschaftlichen Entdeckungen und medizin-technologischen Entwicklungen im 18. und 19 Jh., die zu einem besseren Verständnis über die Strukturen und Funktionsweisen des menschlichen Körpers führte. Mit der Zunahme dieses Wissen wurde der menschliche Körper als eine Art „Maschine“ betrachtet, die es zu reparieren galt (mechanistisches Modell). Im Laufe der Zeit entwickelte sich eine Trennung zwischen Körper und Seele, wobei die Verantwortung für den Körper eine Sache der Mediziner blieb und die Verantwortung für die „Seele“ den Psychologen und Psychiatern übertragen wurde. Die Fokussierung blieb auf den externen Ursachen der Erkrankung und wurde weiter verstärkt durch die ständigen Bedrohungen der Gesundheit, vor allem der Kinder wie z. B. durch die Polio- und Scharlachepidemien. Die Mediziner entwickelten in diesem Zuge eine dominierende Stellung und viele andere Gesundheits- und Sozialberufe orientierten sich an diesem medizinischen Ansatz, um auch in ihren Beruf die entsprechende Anerkennung zu gewinnen (Baum 1990).

Der medizinische Ansatz konzentriert sich in erster Linie auf den Ausschluss einer Krankheit bzw. die Behandlung von Erkrankungen und befasst sich in jüngster Zeit auch mit der Prävention von Krankheiten bei Risikopersonen, also jenen Personen, die aufgrund ihrer genetischen Veranlagung, Verhaltensweisen, familiären oder individuellen Vorgeschichte statistisch gesehen, einem größeren Krankheitsrisiko ausgesetzt sind. Er geht davon, dass die „Experten" am besten Bescheid wüssten, was in der Regel zu Präventionsprogrammen mit einem „top-down"- Ansatz führt. Das zunehmende Wissen und der Druck solcher sozialen Bewegungen, wie z. B. der Frauen-, Umwelt- und Selbsthilfebewegung, stellten den Alleinvertretungsanspruch des medizinischen Ansatzes zunehmend in Frage. Dies führte zur Einbeziehung einer Vielzahl neuer Verhaltens- und Sozialfaktoren.

Der verhaltens-orientierte bzw. Lebensweisenansatz

Die Lebens- und Verhaltensweisen der Menschen rückten in den 70er und 80er-Jahren in den Mittelpunkt der Gesundheitsförderung. GesundheitsförderInnen, die sich zu jener Zeit häufig noch Gesundheitserzieher nannten, erkannten, dass die individuellen Verhaltensweisen und Lebensstile der Menschen direkt ihre eigene Gesundheit und die der anderen beeinflussen können. Die Programme aus dieser Zeit umfassten z. B. die Gesundheitserziehung in den Schulen sowie bevölkerungsweite Aufklärungs- und soziale Marketingkampagnen zu den Themen Rauchen, Alkoholmissbrauch, kalorienreiches Essen, körperliche Bewegung oder das Tragen von Sicherheitsgurten. Der vorherrschende Ansatz waren Kampagnen zur Information und Aufklärung der Bevölkerung über die Risiken ihres ungesunden Verhaltens. Aufgrund der komplexen sozialen und kulturellen Rahmenbedingungen für diese Verhaltensweisen war es nicht verwunderlich, dass viele Praktiker und Wissenschaftler zu dem Ergebnis kamen, dass Kampagnen allein nur wenig zu den gewünschten Veränderungen in den Lebensweisen beitragen konnten.

Der Lebensweisenansatz betrachtet das Verhalten der Menschen nicht nur als eine isolierte Aktion, die allein in der Entscheidung der Individuen liegt, sondern anerkennt das komplexe Zusammenspiel von sozialen, kulturellen und politischen Faktoren, die dieses Verhalten beeinflussen. Dennoch konzentrierten sich die meisten Gesundheitsförderungsprogramme mehr auf Veränderungen des individuellen Verhaltens und weniger auf die Veränderungen der komplexen Rahmenbedingungen dieses Verhaltens.

Der verhältnis-orientierte Ansatz

Der Verhaltens- bzw. Lebensweisenansatz setzte sich für ein umfassenderes Verständnis der Gesundheitsförderung ein, das über die Aufklärung spezifischer Erkrankungen hinausging (medizinischer Ansatz). Er konfrontierte die GesundheitsförderInnen mit dem komplexen Zusammenspiel von sozialen und kulturellen Faktoren, deren Veränderung nur durch sehr ehrgeizige, langfristig angelegte und komplizierte Programme erreichbar schienen (Green & Kreuter, 1991).

Gleichzeitig kam es zu einer wachsenden Unzufriedenheit mit den Ansätzen der gesundheitlichen Aufklärung und Verhaltensänderung, weil sie unterstellten, dass der Einzelne für sein Verhalten selbst verantwortlich sei und damit allein dem „Opfer" die Schuld angelastet wurde. Der Verhaltensansatz vernachlässigte die strukturellen Probleme, in denen das individuelle Verhalten eingebunden ist und die direkt oder indirekt entscheidend die Gesundheit beeinflussen wie z. B. die Armut. In vielen Programmen zur Verhaltensänderung kam es häufig zu Auseinandersetzungen zwischen den Gesundheitsberufen und ihrer Klientel sowie den öffentlichen Einrichtungen und gesundheitsfördernden Organisationen in Bezug auf die Frage, welches Gesundheitsproblem letztlich in den Mittelpunkt des Programms gestellt werden sollte.

Die Kritik am verhaltens-orientierten Ansatz gewann in den 70er und 80er-Jahren durch die vielfältigen sozialen Bewegungen an weiterer Stoßkraft, allen voran durch die Frauen-, Umwelt- und Selbsthilfebewegungen. Sie stellten durch ihren engagierten Einsatz für soziale Gerechtigkeit und Umweltverträglichkeit die alleinige Orientierung am medizinischen und verhaltens-orientierten Ansatz in Frage. Sie vertraten die Ansicht, dass die Gesundheit, besonders die der sozialen Randgruppen, in erster Linie von den gesellschaftlichen Rahmenbedingungen beeinflusst wurde wie z. B. der Armut, den Wohnverhältnissen, der Übervölkerung und der mangelnden sozialen Kontrolle. Es entwickelte sich eine neue emanzipatorische Bewegung in der Gesundheitsförderung, die sich mehr mit den Themen der sozialen Gerechtigkeit und ökologischen Nachhaltigkeit auseinander setzte als mit Fragen der individuellen Verhaltensänderungen (s. den folgenden Kasten über zwei unterschiedliche Interpretationen von sozialer Gerechtigkeit.)

Gesundheitsförderung und soziale Gerechtigkeit: Chancengleichheit oder Reduzierung bestehender Ungleichheiten?

Ein Kritikpunkt der Ottawa-Charta zur Gesundheitsförderung ist, dass sie nicht genügend auf Fragen der sozialen Gerechtigkeit eingeht (Stevenson & Burke 1991; Labonte 1993; Canadian Public Health Association 1996). Soziale Gerechtigkeit kann sich auf zwei unterschiedliche Dinge beziehen. Zum einen auf die „Chancengleichheit", bei der es darum geht, allen gleichen Zugang zu den Gesundheitsressourcen und Gesundheitsmärkten zu verschaffen und zum anderen auf die „Reduzierung bereits bestehender Ungleichheiten", um schwerwiegende und vermeidbare Ungleichheiten in der Bevölkerung zu minimieren. Dies erfordert ein aktiveres Eingreifen der Gesellschaft zur Erreichung einer gleichen bzw. fairen Verteilung der bestehenden Ressourcen.

Für Don Nutbeam (1998) bedeutet gesundheitliche Gleichheit „dass sich die Verteilung der Möglichkeiten für gesundheitliches Wohlbefinden an den Bedürfnissen der Menschen orientiert". Das heißt, Menschen mit größeren Bedürfnissen, häufig aufgrund von Armut, Diskriminierung oder anderer Formen sozialer Benachteiligung, brauchen entsprechend mehr Möglichkeiten. Um gesundheitliche Gleichheit zu erreichen, muss eine Gesellschaft Ungleichheiten zugunsten ihrer traditionell benachteiligten Gruppen billigen. Für die GesundheitsförderInnen bedeutet dies dafür Sorge tragen, dass ihre Programme nicht unverhältnismäßig mehr den bereits ohnehin besser Gestellten zugute kommen, sondern vorrangig den traditionell benachteiligten Gruppen.

Überschneidungen zwischen den unterschiedlichen Ansätzen

Die folgende Zusammenstellung zeigt drei unterschiedlichen Begründungssysteme zur Förderung der Gesundheit.

Drei unterschiedliche Begründungssysteme zur Förderung der Gesundheit

	Medizin	Verhalten	Verhältnisse
Gesundheit definiert als	Biomedizinisch, Abwesenheit von Krankheit und Behinderung	Medizinisch, plus Alltagsbewältigung, Wohlbefinden, gesunde Lebensweisen	Medizinisch und verhaltens-orientiert plus Lebensqualität und soziale Beziehungen
Gesundheit erklärt mit	Pathologie, physiologischen Risikofaktoren	physiologischen und verhaltensbedingten Risikofaktoren	physiologische, verhaltensbedingte plus psycho-soziale Risikofaktoren plus Arbeits- u. Lebensbedingungen
Interventionsziele	Risikopersonen	Risikogruppen	Risikoverhältnisse
Indikatoren für den Erfolg	Rückgang der Morbidität, altersstandardisierten Mortalität, Prävalenz physiologischer Risikofaktoren verbesserte individuelle QALYs" (QALYs = qualitätsangepasste Lebensjahre sind das rein rechnerische Ergebnis der Lebenserwartung und der für die verbleibenden Lebensjahre gewonnenen Lebensqualität, Anm. d. Übersetzers)	verbesserte individuelle Lebensweisen (Verhaltensänderung) Annahme gesünderer Lebensweisen bereits im frühen Lebensalter Abnahme physiologischer u. verhaltensbedingter Risikofaktoren in der Bevölkerung	verbesserte soziale Beziehungen und Netzwerke verbesserte Lebensqualität mehr soziale Gerechigkeit bzw. Reduzierung der ungleichen Verteilung von Wohlstand und Macht mehr Bewegung hin zu einer nachhaltigen Umwelt

Diese Begründungsysteme bestehen zwar und prägen die Arbeit der GesundheitsförderInnen, aber in der Praxis verwischen sich diese Unterscheidungen häufig und sollten es auch tun. Die jeweiligen Systeme sind mehr als theoretische Orientierungen und nicht als vollständig unterschiedliche Denkweisen zu verstehen. Der zwar am präzisesten definierte medizinische Ansatz nimmt dabei nur einen kleinen Raum ein. Der verhaltens-orientierte Ansatz umfasst den medizinischen Ansatz und nimmt einen etwas größeren Raum ein, da er das individuelle Verhalten und die sozialen Normen mitumfasst, die das Verhalten der Menschen maßgeblich bestimmen. Der verhältnis-orientierte Ansatz umfasst den größten Raum, da er sowohl den medizinischen und verhaltens-orientierten Ansatz mit einbezieht und zusätzlich ausgefüllt wird mit den vielfältigen sozialen, ökonomischen und politischen Rahmenbedingungen, die nicht nur das Verhalten prägen sondern auch die Krankheitsrisiken der Menschen oder deren Chancen für ihr Wohlbefinden.

Der verhältnis-orientierte Ansatz der Gesundheitsförderung am Beispiel der Arbeit einer Krankenschwester

Eine gesundheitsfördernd tätige Krankenschwester liegt völlig richtig, wenn Sie sich darum bemüht, die Fähigkeiten zur Wiedergenesung einer Patientin zu stärken, die einen lebensbedrohenden, schmerzhaften und häufig mit anschließenden körperlichen Behinderungen durchgeführten medizinischen Eingriff durchlebt hat. Erkennt Sie, dass die sozialen Bezüge der Patientin zu ihrem engeren Familien- und Freundeskreis genauso wichtig sind wie die Befolgung der Rehabilitationsmaßnahmen, die Sie ihr zu vermitteln versucht, dann bewegt Sie sich schon ein Stück in Richtung des verhaltens-orientierten Ansatzes und würde z. B. auch die Rauch- und Essgewohnheiten im sozialen Umfeld ihrer Patientin in ihre Arbeit einbeziehen. Dennoch muss Sie in dieser Richtung noch weiter und tiefer denken: z. B. was passiert, wenn die Patientin nach Hause entlassen wird in eine Wohnung mit schlechten sanitären Einrichtungen und Heizungsproblemen? Oder wenn ihre Familie nicht in der Lage ist, ihr eine gute Verpflegung zu garantieren? Oder wenn ihr arbeitsloser und depressiver Mann nicht mehr in der Lage ist, sie bei ihrer Wiedergenesung angemessen zu unterstützen?

Wenn die Krankenschwester die Lebensbedingungen der Patientin nicht in ihre gesundheitsfördernde Arbeit einbezieht, dann läuft Sie Gefahr, dass diese über kurz oder lang wieder mit der gleichen Krankheit ins Krankenhaus eingewiesen wird. Vielleicht versucht Sie aber auch schon ein unterstützendes soziales Umfeld zu schaffen, das die gesünderen Alternativen z. B. in bezug auf die Ernährung und Bewegung, zur leichteren Wahl machen. Aber was passiert, wenn die in der Rehabilitationsphase befindliche Patientin keine Unterstützung zur Pflege ihrer Kinder hat? Was, wenn die Patientin eine Migrantin ist und Angst hat am Abend allein in ihr Rehabilitationszentrum zugehen, weil Sie von fremdenfeindlichen Personen oder Gruppen bedroht oder angegriffen werden könnte?

Dies sind alles Beispiele für verhältnisbedingte Risiken. Auch wenn der Einzelne genau weiß, was er tun soll und dies eigentlich auch möchte, können sie die gewünschten Handlungsweisen entscheidend beeinflussen und entsprechend verändern. Dies sollte die Aufmerksamkeit der Krankenschwester auf die „größeren Gesundheitsprobleme“ lenken wie z. B. die ungleichen Wohnbedingungen oder die vielfältigen anderen Erschwernisse unter denen vor allem die besonders benachteiligten Personen und Gruppen in unserer Gesellschaft leben müssen. Nicht alle von ihnen möchten „Sozialaktivisten“ sein bzw. sich für die politische Umsetzung ihrer Interessen einsetzen. Einige von ihnen möchten jedoch gerne ihre ungesunden Lebensweisen z. B. in bezug auf das Rauchen und ihre Ernährung ändern und würden dazu gerne eine entsprechende professionelle Unterstützung in Anspruch nehmen. Menschen, die physisch und psychisch in einer besseren gesundheitlichen Verfassung sind, sind auch eher bereit, sich den politischen Herausforderungen zur Veränderung ihrer gesundheitlichen Situation zu stellen und sich aktiv dafür einzusetzen.

Die Determinanten der Gesundheit

Die Notwendigkeit in der gesundheitsfördernden Praxis alle drei genannten Ansätze in Betracht zu ziehen wird noch deutlicher, wenn wir an die Determinanten der Gesundheit und gesundheitlichen Ungleichheit denken. Die Determinanten der Gesundheit gewannen erst nach der Entwicklung der Ottawa Charta an Bedeutung und umfassen die Palette der persönlichen, sozialen, ökonomischen und Umweltfaktoren, die den Gesundheitszustand des Einzelnen und den der Bevölkerung bestimmen. Eine ausführliche Darstellung der Determinanten findet sich in dem Buch von Marmot & Wilkinson (1999), das deren lebenslange Bedeutung in bezug auf die nachfolgenden Themen abdeckt (Wilkinson 2003).

Das soziale Gefälle

Menschen, die mehr den unteren Bereichen der gesellschaftlichen Stufenleiter zugeordnet werden können, haben eine geringere Lebenserwartung und leiden an doppelt so vielen Erkrankungen wie jene in den oberen Bereichen. Dieser Sozialgradient wirkt sich auch innerhalb der einzelnen gesellschaftlichen Gruppen aus. Zum Beispiel erkranken Angestellte im öffentlichen Dienst in einer niedrigeren Stellung häufiger als ihre Kollegen in einer höheren Stellung.

Stress

Menschen leiden an Stress, wenn sie nicht in der Lage sind ihre Probleme zu bewältigen. Über einen längeren Zeitraum kann dies ihre Gesundheit schädigen (z. B. Bluthochdruck, Depression oder Schlaganfall) und zu einem vorzeitigen Tod führen. Stress kann sich aus vielen unterschiedlichen Lebenslagen der Menschen entwickeln, aber je niedriger ihr gesellschaftlicher Status ist, desto häufiger leiden sie an solchen Problemen.

Frühkindliche Entwicklung

Eine verlangsamte körperliche Entwicklung und mangelnde emotionale Zuwendung können zu einer lebenslang verminderten Gesundheit und zu psychischen Problemen führen. Eine schlechte Entwicklung des Fetus im Mutterleib führt in Verbindung mit Stress, Suchtmittelabhängigkeiten und einer schlechten Schwangerenvorsorge zu einem lebenslangen Gesundheitsrisiko.

Soziale Ausgrenzung

Armut, soziale Diskriminierung und Fremdenfeindlichkeit führen zu sozialen Ausgrenzungen, die die davon betroffenen Menschen an der adäquaten Nutzung der Gesundheitsdienste hindern, zu besonderen psychischen Belastungen führen und damit Erkrankungen oder einen vorzeitigen Tod zur Folge haben können.

Arbeit und Beruf

Zwar ist es generell gesünder, wenn man einen Job hat, aber der Arbeitsplatz kann auch viele Erkrankungsrisiken mit sich bringen. Dies ist besonders dann der Fall, wenn die Menschen ihre Fähigkeiten nicht genügend einbringen können und nur geringe Entscheidungsbefugnisse haben.

Arbeitslosigkeit
Arbeitssicherheit fördert die Gesundheit, Arbeitslosigkeit oder die Unsicherheit seinen Job zu verlieren führt zu mehr Erkrankungen und vorzeitigem Tod. Die gesundheitlichen Auswirkungen der Arbeitslosigkeit sind eng verknüpft mit den psychischen Belastungen wie z. B. den Belastungen durch Schulden.

Soziale Unterstützung
Gute Freunde, soziale Beziehungen und unterstützende Netzwerke können die Gesundheit verbessern. Menschen die das Gefühl haben, das man sich um sie sorgt, sie liebt und schätzt, haben eine bessere Gesundheit. Fehlen solche positiven Faktoren im Leben eines Menschen, dann hat er eine schlechtere Gesundheit und ein höheres Risiko für einen vorzeitigen Tod.

Suchtmittelabhängigkeit
Alkohol-, Drogenabhängigkeit und das Rauchen sind nicht nur Merkmale sozialer und ökonomischer Benachteiligungen, sondern zugleich auch wichtige Faktoren für eine Verschlechterung der Gesundheit. Menschen können zu Suchtmitteln greifen, um ihre schwierigen sozialen und ökonomischen Lebensbedingungen kurzfristig besser ertragen zu können, aber langfristig schädigen sie damit ihre Gesundheit.

Ernährung
Eine gute Ernährung und Versorgung mit Lebensmitteln sind wichtige Faktoren für die Gesundheit und das Wohlbefinden. Eine schlechte Ernährung kann eine Fehlernährung verursachen und zu einer Reihe von Defiziten führen, die z. B. zur Entstehung von Krebserkrankungen, Diabetes und Übergewichtigkeit führen können. Eine schlechte Ernährung ist häufiger unter den Menschen mit einem geringeren sozialen Status zu finden.

Verkehr und Fortbewegung
Das Vertrauen und Angewiesensein auf die modernen Verkehrsmittel hat zu mehr tödlichen Unfällen und Behinderten geführt, zu mehr Luftverschmutzung und vor allem dazu, dass die Menschen sich körperlich weniger bewegen. Andere Fortbewegungsmöglichkeiten wie das Radfahren oder Laufen fördern die körperliche Bewegung und helfen Übergewichtigkeit und Krankheiten (z. B. Diabetes und Schlaganfälle) zu reduzieren.

Formen gesundheitlicher Ungleichheit

Generell kann man zwischen drei Formen gesundheitlicher Ungleichheit unterscheiden:

1. Ungleichheiten in bezug auf den Zugang zur Gesundheitsversorgung. Nicht wenige Menschen haben Schwierigkeiten die vorhandenen Dienste der primären Gesundheitsversorgung zu erreichen und adäquat zu nutzen (z. B. „Meine Mutter musste sich um ihre beiden Jobs kümmern und konnte mich deshalb nicht immer zu meinen Arzt- und Zahnarztterminen bringen“).

2. Ungleichheiten in bezug auf den Gesundheitszustand. Die Krankheits- und Lebenserwartungen sind zwischen den verschiedenen sozioökonomischen Gruppen in unserer Gesellschaft sehr unterschiedlich (z. B. „Meine eigene Lebenserwartung als Junge war von Geburt an geringer, als die eines Jungen aus der Mittelschicht mit entsprechend gebildeten Eltern").

3. Ungleichheiten in bezug auf die Determinanten der Gesundheit bzw. Lebensverhältnisse. Die Menschen sind im Verlauf ihres Lebens sehr unterschiedlichen Lebens- und Arbeitsbedingungen bzw. Determinanten der Gesundheit ausgesetzt. Diese Unterschiede haben entsprechende Auswirkungen auf ihre Gesundheit, z. B. Behinderungen, Kinder alleinerziehender Mütter oder Väter, Qualität der Schulausbildung, Höhe des Einkommens, Zustand und Alter der Wohnung, Arbeitslosigkeit, Art der Nutzung der Verkehrsmittel u.v.a.m. Wenn sich diese Faktoren im positiven oder negativen Sinn überschneiden bzw. bei einer Person gehäufter vorkommen, führen sie zu einem „Schneeballeffekt" mit entsprechend größeren Auswirkungen auf einen guten oder schlechten Gesundheitzustand.

Die Determinanten der Gesundheit sind multipel und interaktiv, während die Gesundheitsförderung traditionell nur jene Faktoren angeht, die ihnen am leichtesten veränderbar erscheinen wie z. B. die Verhaltens- und Lebensweisen oder die physische Umwelt (WHO 1998). Der Schlüssel zur Veränderung der Determinanten der Gesundheit und gesundheitlichen Ungleichheiten liegt jedoch in der Änderung, der in unserer Gesellschaft und unseren Arbeitspraktiken bestehenden ungleichen Machtverhältnisse. Die gesundheitsfördernde Schlüsselstrategie liegt deshalb im Empowerment der vielfältigen sozialen Gruppen und Gemeinschaften, indem wir die Organisation und Mobilisierung deren Interessen fördern, damit sie die tieferliegenden Ursachen für ihre Armut und Machtlosigkeit gemeinsam angehen und verändern können.

Im nächsten Kapitel werden wir diesen Punkt wieder aufgreifen und uns mit dem Thema der Macht und seiner Umsetzung in der Praxis der Gesundheitsförderung beschäftigen.

4. Veränderung von Macht und Einfluss und die Praxis der Gesundheitsförderung

Empowerment ist das Herzstück einer neuen Form der Gesundheitsförderung in deren Mittelpunkt Macht und Einfluss stehen. Viele GesundheitsförderInnen sind durch ihre praktische Arbeit im Umgang mit Macht und Einfluss erfahrener geworden, aber die meisten von ihnen sind mit den unterschiedlichen Praktiken der Machtausübung noch relativ wenig vertraut. Zur Weiterentwicklung der gesundheitsfördernden Praxis ist es notwendig, dass die GesundheitsförderInnen noch besser verstehen, wie Macht und Einfluss die Beziehungen zwischen den unterschiedlichen Trägern und Interessengruppen durchziehen und wie ihre Programme „ungesunde“ in „gesunde“ Machtverhältnisse verändern können. In diesem Buch meinen wir mit dem Begriff der „Träger und Interessengruppen“ (stakeholders) Personen, Gruppen und Organisationen, die ein bestimmtes Interesse an den Programmen zur Gesundheitsförderung haben oder die Macht haben, sie in ihrem Sinne zu beeinflussen. Als primäre Träger und Interessengruppen sehen wir jene an, die letztlich von den Programmen beeinflusst werden bzw. von ihnen profitieren sollen und die in der Regel die Zielgruppen der Programme darstellen, z. B. bestimmte soziale Gemeinschaften oder Gruppen. Die sekundären Träger und Interessengruppen sind Personen, Einrichtungen oder Organisationen, die als Vermittler der Programme tätig sind, d. h. die außenstehenden Akteure wie z. B. auch die GesundheitsförderInnen.

Zur Erklärung, wie Machtverhältnisse im Kontext eines Programms verändert werden können, unterscheiden wir zwischen drei Formen sozialer Macht:

- die „personale Macht“ (power-from-within), als Form der inneren persönlichen Stärke und charakterlichen Integrität einer Person
- die „Macht über Jemanden“ (power-over“), als die Fähigkeit und Möglichkeit die Aktivitäten anderer zu beeinflussen, auch gegen deren Willen
- die „Machtteilung“ (power-with), als die Fähigkeit und Möglichkeit die „Macht über jemanden“ zu teilen, um die „personale Macht“ des Anderen zu stärken.

Was bedeutet Macht?

Eine gängige Definierung von Macht bezieht sich auf das, was wir oben als „Macht über Jemanden“ bezeichnet haben, nämlich „die Möglichkeit bestimmter Personen beabsichtigte und vorhersehbare Wirkungen auf andere zu erreichen“ (Wrong 1988, S. 2). Dies kann über vier unterschiedliche Formen erfolgen: durch Autorität, Zwang, Manipulation oder Überzeugung. Der deutsche Sozialwissenschafter Max Weber (1947, S. 152) schlägt eine ähnliche Definition von Macht vor, nämlich „die Wahrscheinlichkeit, dass ein Akteur in einer sozialen Beziehung im Stande ist seinen eigenen Willen durchzusetzen, auch gegen den Willen des Anderen“. Weber sieht zwei Formen der Machtausübung, die er zugleich eng mit dem Konflikt verknüpft: eine, wo es keinen Konflikt gibt und die andere, die erst noch den Widerstand anderer überwinden muss. Der Anthropologe Richard Adams (1977, S. 387) erweitert die Definierung der Macht, indem er sie auf Individuen und soziale Gruppen ausdehnt, als „die Fähigkeit einer Person oder einer sozialen Einheit die Leitung und Entscheidung eines Anderen zu beeinflussen, durch wirksame Kontrollmechanismen in dessen Umfeld". Dies alles sind Variationen, was in der Regel in der sozialwissenschaftlichen Literatur unter Macht und Einfluss verstanden wird: eine Person hat den Einfluss und die Oberhand über den Anderen.

Die Möglichkeit eine Auswahl zu treffen ist die einfachste Form von Macht. Dies können belanglose Entscheidungen im Alltag sein oder die bereits kritischeren Entscheidungen, die unsere Gesundheit beeinflussen. In dem Maße wie unsere Entscheidungen die der Anderen einschränken, werden sie zu einer Form der „Macht über jemanden". Zugleich schränken Personen, die auf der politischen oder ökonomischen Makroebene die Entscheidungsgewalt haben, damit zugleich die Entscheidungsfreiheit auf der individuellen oder Gruppenebene ein. Manchmal sind wir durchaus bereit, den Personen auf der Makroebene diese Macht einzuräumen wie z. B. in bezug auf Gesetze zur Prävention oder der Bestrafung von Kriminalität.

„Nullsummen" und „Nicht-Nullsummen" Formen der Macht

Bis jetzt haben wir uns nur mit der Macht als einer endlichen Einheit beschäftigt, der sogenannten „Nullsummen-Macht". Sie besteht darin, dass jemand jeweils nur die Macht besitzt, die dem Anderen weggenommen wurde bzw. dann fehlt. Dies führt immer zu einer Situation von „Gewinnern und Verlierern" (win/lose.) Die Macht einer Person über eine andere, abzüglich der damit verlorenen Macht des anderen, ergibt gleich Null (deshalb der Begriff der Nullsummen-Macht). Der eine gewinnt und der andere verliert entsprechend. Will der Verlierer die Macht zurückgewinnen, muss er sie von dem Gewinner zurück erobern. Wenn er das schafft, dann verliert wieder der andere entsprechend an Macht. Dieses Konzept von Macht, bei dem ein Druckmittel benutzt wird, um die Machtposition einer Person oder einer Gruppe zu heben und die der anderen entsprechend zu senken, herrscht vor allem in den westlichen Industriegesellschaften vor.

Das Konzept der „Nullsummenmacht" wird häufig in Verbindung mit ökonomischen oder politischen Rechenschaftsberichten benutzt, in denen Wohlstand und Einkommen mit Macht gleichgesetzt werden und danach mit Autorität und Status. In jeder Gesellschaft gibt es zu einem bestimmten Zeitpunkt nur so und soviel Reichtum. Die Verteilung dieses Reichtums durch die Entscheidungsträger folgt dem Konzept der „Nullsummenmacht". Die einen haben die Autorität und den Status aufgrund der anderen, die dies nicht haben. Hierbei gibt es jedoch einen bestimmten Grad an Flexibilität. Jemand mag die Autorität und den Status in einer bestimmten Situation haben, aber nicht im Kontext einer anderen Situation. Parallel dazu gibt es die dominanten Formen des gesellschaftlichen Status oder der Privilegien, die in den meisten sozialen Interaktionen die Machtverhältnisse mitbestimmen. Dazu gehört z. B. der sozioökonomische Status, die Geschlechtszugehörigkeit, der Bildungsstand, die ethnische Gruppenzugehörigkeit, das Alter und sogar die körperliche Stärke oder sexuelle Präferenz.

Bei diesem Konzept der „Nullsummen-Macht" ist es die Aufgabe der Gesundheitsförderung, diejenigen Gruppen mit weniger Macht bei der Gewinnung von mehr Macht und Einfluss zu unterstützen bzw. ihnen von den anderen Gruppen mehr Kontrolle über diejenigen Ressourcen und Entscheidungsprozesse abzugewinnen, die ihre Gesundheit maßgeblich beeinflussen und damit verbessern könnten. Im Rahmen einer sozialen Gemeinschaft oder Gemeinde kann dies zu einer schwierigen Aufgabe werden. Die beiden kanadischen Wissenschaftler David Zakus und Catherine Lysack (1998) vertreten den Standpunkt, dass eine an dem Konzept der „Nullsummen-Macht" orientierte gesundheitsfördernde Praxis zu einem „ungesunden" Wettbewerb zwischen den Menschen und Gruppen führt und damit zu einer Verminderung des „gesunden" Zusammenhaltes in den Gemeinschaften. Aus diesen Gründen sehen sie das „Empowerment sozialer Gemeinschaften" als Widerspruch in sich selbst an und dass die GesundheitsförderInnen, die bestimmte Gruppen auf Kosten anderer „empowern", damit letztlich nur die sozialen Bindungen zerstören, welche die Gemeinschaften zusammenhalten.

Im nächsten Kapitel 5 werden wir darlegen, dass „soziale Gemeinschaften" (communities) keine homogenen Einheiten sind, sondern ihrem Wesen nach aus widerstreitenden heterogenen Individuen und Gruppen bestehen und GesundheitsförderInnen es schwer haben zu begründen, warum sie die einen und nicht die anderen Gruppen „empowern". Der oben vertretene Standpunkt von Zakus und Lysack verdeutlicht dieses ethische und politische Dilemma, dass bestimmte Gruppen auf Kosten der anderen den Vorzug bei der Verteilung der beschränkten Ressourcen bzw. die Unterstützung durch die GesundheitsförderInnen erhalten sollten. Dieses Problem ist besonders schwierig, wenn es sich um die Unterstützung unpopulärer oder solcher Gruppen handelt, die in illegale oder unsoziale Aktivitäten wie Drogenmissbrauch oder Misshandlungen von Kindern verwickelt sind. Die schwierige Aufgabe für die GesundheitsförderInnen ist es dabei, vorurteilsfrei und selbstkritisch zu bleiben. Erinnern wir uns an die oben geführte Diskussion über soziale Gerechtigkeit, dass denjenigen Gruppen der Vorzug gegeben werden sollte, die den größten gesundheitlichen Ungleichheiten ausgesetzt sind und unter den schwierigsten Lebens- und Arbeitsbedingungen zurecht kommen müssen.

Es gibt jedoch noch ein anderes Konzept von Macht und Einfluss, das nicht geschlossen und begrenzt, sondern offen und ausbaufähig ist. Diese Form der sogenannten „Nicht-Nullsummen-Macht" ist eine „win/win" Situation. Das heißt, wenn irgendeine Person oder Gruppe gewinnt, gewinnen auch die anderen. Wissen, Vertrauen, Mitgefühl und andere Aspekte unserer sozialen Beziehungen sind Beispiele für solch eine „Nicht-Nullsummen" Form der Macht. Es überrascht deshalb nicht, dass GesundheitsförderInnen häufig eher zu dieser Form der Macht tendieren. Auch die jüngsten Diskussionen in der Gesundheitsförderung betonen solche Themen wie „beteiligen, mitfühlen, teilen und Verantwortung für den anderen" und orientieren sich an einer Form der Machtausübung, von der alle profitieren können. Macht und Einfluss wird damit nicht mehr nur als bloßer Austausch z. B. von Wohlstand, Status oder Autorität verstanden. Das „Nicht-Nullsummen“ Konzept von Macht orientiert sich an den Formen des Verhaltens in unseren sozialen Beziehungen, die auf gegenseitiger Achtung, Großzügigkeit und gegenseitiger Hilfe basieren sowie dem freien Austausch von Informationen und der Verpflichtung zu solchen ethischen Grundsätzen wie Mitgefühl und Gerechtigkeit. Bei einem solchen Konzept von Macht ist es die Aufgabe der GesundheitsförderInnen dessen eben genannten Attribute bei anderen hervorzubringen und die Macht zwischen den Gruppen zu transformieren, indem sie den Individuen oder Gruppen einen eigenständigen Zugang zu den Informationen und Ressourcen verschaffen z. B. durch die Bereitstellung einer Internetverbindung.

Zur Praxis der Gesundheitsförderung gehören sowohl die „Nullsummen“ wie die „Nicht-Nullsummen“ Formen der Macht. Macht kann nicht einfach auf dem Tablett serviert werden, aber soziale Gemeinschaften können durch die GesundheitsförderInnen dazu befähigt werden, Macht und Einfluss von den anderen zu erwerben oder in Besitz zu nehmen. Um dies zu tun, müssen die GesundheitsförderInnen zuerst ihre eigene Machtbasis erkennen (Zugang zu Ressourcen und Einflussmöglichkeiten) und wissen, wie man diese Macht nutzen kann, um andere dazu zu befähigen, Macht und Einfluss für ihre eigenen Anliegen und Bestrebungen zu gewinnen. Es sind die Machtverhältnisse zwischen den Trägern und Interessengruppen, die Empowerment verschaffen und zur Entwicklung der Fähigkeiten und Möglichkeiten von sozialen Gemeinschaften führen, mehr Macht und Einfluss über die Determinanten zu gewinnen, die ihr Leben und ihre Gesundheit bestimmen.

Wir werden im Folgenden noch weiter darauf eingehen, wie diese beiden Formen der „Nullsummen-Macht“ und „Nicht-Nullsummen-Macht“ in den Programmen der Gesundheitsförderung präsent sind sowie auf die Wege, wie sie zum Empowerment der anderen genutzt werden können.

Drei Gesichter der Macht

Zum besseren Verständnis wie Macht und Einfluss im positiven Sinne (Teilung der Macht mit anderen) und im negativen Sinne (Nutzung der Macht, um auf andere Einfluss auszuüben) ausgeübt wird, ist es hilfreich sich die oben beschriebenen Formen der „Nullsummen“ und der „Nicht-Nullsummen“ Macht“ wieder ins Gedächtnis zu rufen. Die „Nullsummen-Macht“ ist die „Macht über jemanden“ und die „Nicht-Nullsummen-Macht“ betrifft die „personale Macht“ (power-from-within) und die „Machtteilung“ (power with). Dies ist alles sehr komplex, deshalb betrachten wir zunächst wie der Philosoph Th. Wartenberg (1990) zwei Gesichter der Macht beschreibt: „Macht zu etwas“ (power-to) oder unsere Möglichkeiten etwas für uns allein umzusetzen und die „Macht über Jemanden“ (power-over) bzw. die Möglichkeit, die Aktivitäten oder Ideen anderer auch gegen deren Willen zu beeinflussen. Starhawk (1990) erweitert das Konzept der „Macht über jemanden“ und unterteilt es in die eingangs des Kapitels bereits vorgestellten Formen der „personalen Macht“ (power-from-within), als Form der inneren persönlichen Stärke und charakterlichen Integrität, zu der auch die Selbstdisziplin und die Selbstachtung gehören und die „Machtteilung“ (power-with), bei der die „Macht über jemanden“ nicht zur Vorherrschaft oder Ausbeutung benutzt wird, sondern vielmehr zur Übertragung von Macht auf den Anderen zur Stärkung dessen „personaler Macht“. Ein Beispiel hierfür, dass wir später im Einzelnen noch mal aufgreifen werden, ist die Gemeindeschwester, die in einem Heim für Mütter und Kinder ihre berufliche „Macht über jemanden“ dazu benutzt, die Mütter davon zu überzeugen, ihre eigenen Kapazitäten weiter zu entwickeln (Stärkung ihrer „personalen Macht“), damit sie in die Lage versetzt werden, ihre Interessen selber besser vertreten zu können.

Die „personale Macht“ (power-from-within)

Die personale Macht lässt sich als eine Erfahrung des eigenen „Ichs“ beschreiben oder als ein Gefühl der „inneren Integrität“ und „Wahrheit“ (Labonte 1996). Ein Beispiel dafür ist im folgenden Kasten beschrieben.

Personale Macht (power-from-within) unter den Maori

Die Maori in Aotearoa (Neuseeland) leiden unter den gleichen Problemen wie andere kolonisierten Völker. Viele von ihnen sind arm, arbeitslos, werden betrogen oder betrügen sich selber mit Alkohol und Drogen. „Mitfühlende Pakeha“, wie die Maori die anderen bezeichnen, setzen alles daran um ihre Machtlosigkeit und Verarmung zu erhalten, die zu ihrer schlechten Gesundheit führen. Die Maori möchten deshalb die Aufmerksamkeit auf etwas lenken, was wir heute als „Determinanten der Gesundheit“ bezeichnen, nämlich Armut, Luftverschmutzung und soziale Diskriminierung, alles Auswirkungen eines Sozialsystems, dessen dominante Machtstruktur die „Macht über Jemanden“ ist.

Die dort tätigen Gesundheitsberufe möchten für die schlechte Gesundheit der Maori nicht allein deren hohen Tabakkonsum, schlechte Ernährungsgewohnheiten, mangelnde elterliche Kompetenzen oder Familienplanung verantwortlich machen. Aber diese Erklärung ist für viele Maori nicht viel besser als die „dem Opfer die Schuld anzulasten“. Obwohl die Maori nicht die Gesetzgebungsmacht haben ihre soziale Gemeinschaft zu einem autonomen politischen System umzugestalten, tun es viele Maori dennoch. In einem Fall nutzten sie z. B. Gelder der Regierung zur Durchführung eines Computerprogramms für arbeitslose Jugendliche, um damit eine Volkszählung aller Maori Frauen, Männer und Kinder zu organisieren, mit der Absicht deren Entwicklung laufend beobachten zu können. Geraten Maori in Schwierigkeiten, dann werden Berater und Heiler aus deren Großfamilien eingesetzt, um sie im Einklang mit der Maorikultur wieder zu integrieren. Fragte man die Maoriführer „Wie sie das alles tun können? Nur gewählte Regierungen können solche Volkszählungen durchführen. Sie hätten weder die Autorität noch die Macht dies zu tun“, dann erhält man die Antwort:„ Wir handeln einfach so als hätten wir diese Macht und indem wir das tun, entwickeln wir die notwendige Autorität und Macht von der sie sagen, wir hätten sie angeblich nicht“. Hierfür gibt es sogar ein spezielles Maoriwort „tino rangitiratanga“ („handeln wie ein Maorihäuptling“), was wir gemeinhin als Selbstbestimmung bzw. in unserem Kontext hier als „ personale Macht“ (power-from-within) bezeichnen würden (Labonte 1998).

Andere Autoren vertreten die Ansicht, dass personale Macht aus philosophischen, religiösen und spirituellen Quellen gewonnen wird (Morriss 1987, Wartenberg 1990). Die personale Macht wird auch als persönliches oder psychologisches Empowerment des Einzelnen gesehen und viele Definitionen dieses Konzeptes stammen aus der Gemeindepsychologie. Sie beschreiben die personale Macht bzw. das Empowerment des Einzelnen als eine Form der Gewinnung von mehr Kontrolle über sein eigenes Leben (Rissel 1994). Ähnlich auch die Beschreibung von Starhawk (1990, S. 10). Sie vergleicht personale Macht mit „unserem Gefühl der Überlegenheit, das wir in unserer Kindheit entwickeln" aber auch mit etwas noch tiefer liegendem, nämlich „unserem Gefühl der Verbundenheit mit anderen Menschen und unserer Umwelt". Das Ziel des psychologischen Empowerments ist die Stärkung des Selbstwertgefühls und eines Gefühls der Überlegenheit. Diese Individualisierung des Konzepts der personalen Macht kann zwar zur Stärkung des Selbstbewusstseins führen, aber sie ignoriert die „Macht über Jemanden", die vor allem die Erfahrungen der Randgruppen maßgeblich einschränken können. Die personale Macht befasst sich nicht mit dem Zugang oder der Kontrolle über Ressourcen. Das heißt, Personen können zwar mehr personale Macht erlangen, die aber nicht notwendigerweise zugleich zu mehr Macht in Verbindung mit der Anreicherung von mehr Geld, Status oder Autorität führen.

Die „Macht über Jemanden" (power-over)

Die „Macht über Jemanden" beschreibt soziale Beziehungen, in der die eine Person oder Gruppe der anderen vorschreiben kann, was sie zu tun oder zu lassen hat, auch gegen deren Widerstand und sogar auch dann, wenn dies nicht in deren bestem Interesse ist. Am deutlichsten wird dies von Starhawk (1990, S. 9) beschreiben als „die Macht des Gefängniswärters, der diese letztlich durch sein Gewehr zwangsweise durchsetzt". Die Ausübung von Macht ist nicht immer negativ zu sehen. Der Erlass und die Durchsetzung von Gesetzen zur Bekämpfung der Ausbreitung von Krankheiten oder die Verhängung eines Bußgeldes für gesundheitsschädigende Verhaltensweisen wie z. B. für das Rauchen in öffentlichen Einrichtungen bis hin zur Einkommensumverteilung zur Vermeidung von Armut, sind Beispiele dafür, was wir als gesunde Macht über jemanden betrachten. Die Kernfrage dabei ist, wessen Wahlmöglichkeiten werden eingeschränkt und vor allem warum? Auf diese Frage gibt es keine einfache Antwort. GesundheitsförderInnen müssen dies im Hinblick auf folgende Fragen selbst abwägen: Schränkt diese Macht die Gesundheit und das Wohlbefinden der Allerärmstem in unserer Gesellschaft oder der am meisten benachteiligten Randgruppen weiter ein oder trägt sie eher zur Verbesserung ihrer Gesundheit bei? Schränkt diese Macht die Entscheidungsbefugnisse in den sozialen Gemeinschaften bzw. der Gesellschaft weiter ein oder führt sie zu deren gleichmäßigeren Verteilung?

Es gibt unterschiedliche Formen der „Macht über Jemanden", die davon abhängen, wie sie zur Kontrolle oder Beeinflussung der anderen eingesetzt werden. Die meisten Autoren einigten sich diesbezüglich auf drei unterschiedliche Formen der Machtausübung:

- die **Dominanz** bzw. die direkte Macht zur Kontrolle oder Beeinflussung der Wahlmöglichkeiten der Menschen, die in der Regel durch Zwang oder die Androhung von Zwang durchgesetzt wird;

- die **Ausbeutung** bzw. die indirekt ausgeübte ökonomische Macht, bei der diejenigen, die die Kontrolle über das Kapital haben (in erster Linie das Geld) damit auch diejenigen kontrollieren, die es nicht haben;

- die **Hegemonie** bzw. die Fähigkeit und Möglichkeit einer dominanten Gruppe, durch eindringliche Überredung zu überzeugen.

Die Hegemonie ist eine Form der Macht, die in unserem Alltagsleben als selbstverständlich betrachtet wird. Die einzige Möglichkeit sich dieser Form der Macht zu entziehen, ist sich dieser nicht auszusetzen bzw. sich davor zu verstecken. Zum Beispiel, wenn ein Gefangener seine regelwidrigen Aktionen unbemerkt von seinem Aufsehern durchführt oder eine in schlechten Wohnverhältnissen lebende alleinstehende Mutter ihre unordentliche Wohnung oder ihr krankes Kind dem Sozialarbeiter verheimlicht (Bloor & McIntosh 1990). Personen, die der Hegemonie, Unterdrückung oder Ausbeutung ausgesetzt sind, internalisieren diesen Zustand als ihr persönliches Versagen, was zu einer Reduzierung ihre Selbstachtung führt. Dieser Vorgang kann zu einem falschen Bewusstsein führen, der Nichtnutzung ihrer verbliebenen Macht und dem Unvermögen neue Macht zu erwerben (Morriss 1987). Das Ausgesetztsein von hegemonialer Macht ist generell ungesund, da es das kritische Denken ausschaltet, eine öffentliche Diskussion vermeidet und sich der Möglichkeiten zur Veränderung verschließt. Einer der subtilen Wege durch die GesundheitsförderInnen hegemoniale Macht ausüben ist, wenn sie den Menschen beständig ihre Ideen über vorrangige Gesundheitsprobleme aufdrängen, ohne zuzuhören bzw. zu erkennen, was diese als ihre eigentlichen Gesundheitsprobleme ansehen. Zum Beispiel mögen Menschen über Gesundheit als „Krankheit" oder „ungesunde Lebensweisen" nachdenken, aber ihre Ideen zur Gesundheit werden sie erst dann preisgeben, wenn sie ernsthaft gefragt werden, was das für sie wirklich bedeutet bzw. was sie damit meinen.

Im Kontext eines Gesundheitsförderungsprogramms lassen sich noch zwei weitere Formen der „Macht über Jemanden" unterscheiden:

- der Zwang als offenkundige und direkte Form, wenn eine dominante Gruppe als außenstehender Akteur seine Macht über Jemanden benutzt, um Menschen gegen ihren Willen zu zwingen etwas zu tun;

- das Einverständnis, wenn eine dominante Gruppe ihre Macht benutzt, um bei untergeordneten Gruppen oder Individuen deren Zustimmung zu erreichen, indem sie die wahren Machtverhältnisse bewusst oder unbewusst verschleiert. Dies kann in Partnerschaften vorkommen, in der die dominante Gruppe gegenüber dem anderen Partner einen patriarchalischen oder fürsorglichen Ansatz verfolgt oder ihm nicht den notwendigen Respekt zollt (Jones & Sidell 1997, S.51).

Die Machtteilung (power-with)

Die Machtteilung beschreibt eine Form sozialer Beziehungen, in denen die Macht über Jemanden behutsam und bewusst dazu genutzt wird, um die personale Macht des oder der anderen zu vergrößern. Thomas Wartenberg (1990) nennt hierfür als Beispiel die Beziehung zwischen Eltern und Kindern. Eine erfolgreiche Übertragung der Macht über Jemanden als personale Macht für den anderen liegt dann vor, wenn die anfänglich unterlegene Person im Verlauf der Beziehung genügend Macht gewonnen hat, um seine eigenen Entscheidungen treffen zu können. Auch die Frauenbewegung unterstützt dieses Konzept der Machteilung, denn je mehr Macht die Frauen gewinnen, desto unabhängiger werden sie in ihren Entscheidungen von anderen. Wartenberg (1990) vertritt den Standpunkt, dass selbst in einer völlig von Männern domminierten Gesellschaft, die Frauen immer noch ihre personale Macht haben und ausspielen können.

Starhawk (1990 S. 10) identifiziert die Quelle der Machteilung als „die Bereitschaft der Mächtigeren, die Ideen der anderen aufzugreifen". Derjenige mit der Macht über jemanden entscheidet sich nicht allein für die konsequente Ausübung seiner Macht, sondern schlägt vielmehr den Beginn einer Diskussion vor, wie die personale Macht des Anderen gestärkt werden kann. Eltern bieten ihren Kindern Beratung, Führung und Hilfe an, damit sie ihre Fähigkeiten und innere Stärke entwickeln können und damit ihre personale Macht. Es wäre jedoch gönnerhaft, die Beziehung der GesundheitsförderInnen mit ihren sozialen Gemeinschaften mit einer Eltern-Kind-Beziehung gleichsetzen zu wollen. Dennoch gibt es bestimmte Aspekte bei den Mitgliedern in den sozialen Gemeinschaften, wo GesundheitsförderInnen das Wissen und den Zugang zu Ressourcen haben, die für die Mitglieder dieser Gemeinschaften hilfreich sind und diese Potenziale vor allem für die relativ machtlosen Gemeinschaften einsetzen können. Neben dem einfachen Transfer von Ressourcen und Informationen sollte die Beziehung der GesundheitsförderInnen mit den sozialen Gemeinschaften jedoch auch geprägt sein von Angeboten zur Beratung und Entwicklung von Strategien, die sowohl zum psychologischen Empowerment der einzelnen Gemeinschaftsmitglieder beitragen (Selbstachtung und Selbstvertrauen) als auch zum kollektiven Empowerment der sozialen Gemeinschaft als Ganzes.

Die Übertragung von Macht verlangt große Umsicht und Selbstdisziplin bei allen Beteiligten, insbesondere bei denjenigen, die sich als die dominierenden Personen in solche Beziehungen einlassen. Ansonsten bleibt es bei der ursprünglichen Machtkonstellation, zum Beispiel wenn die legitimierte Expertenmacht nicht anerkennt, dass die anderen ihre eigene Expertise haben, dann kann dies zu einer Verfestigung der bestehenden Abhängigkeitsverhältnisse führen. Ein Beispiel dafür ist die Arzt-Patient-Beziehung, bei der unterstellt wird, dass alle Kompetenzen beim Arzt liegen und diese Abhängigkeit ist besonders ausgeprägt zwischen den männlichen Vertretern der Ärzteschaft und der Zielgruppe der Frauen (Linden 1994). Das heißt, dass vor allem die Frauen sich freiwillig dem stillschweigenden Machtanspruch des medizinischen Experten ausliefern. Der Arzt hat das alleinige Wissen, selbst wenn es den eigenen Körper der Frau betrifft. Unter diesen Rahmenbedingungen der doppelten Macht im Hinblick auf das Wissen und die Geschlechtszugehörigkeit spielt sich der Prozess der Medikalisierung ab. Die Merkmale der Gesundheit werden als individueller Fall betrachtet und auf dieser Basis auch die Diagnose gestellt. Damit dient das medizinische Modell der Gesundheit der Erhaltung der Expertenmacht der Gesundheitsberufe.

Ann Robertson und Meredith Minkler (1994) beschreiben eine auf Empowerment angelegte Beziehung zwischen den Gesundheitsberufen und den Individuen und sozialen Gruppen als einen Kontext, im Rahmen dessen es den Individuen und Gruppen erleichtert wird, ihre eigenen Gesundheitsansprüche und Lösungen in diese Beziehung einzubringen. In der Praxis bedeutet dies, die Transformierung von Macht über andere in die personale Macht dieser anderen, als eine Form der Machtteilung. Dies erfordert einen offenen und zwangfreien Dialog bei der Erfassung und Lösung der Gesundheitsprobleme der Individuen und Gruppen und die Nutzung der professionellen Macht der GesundheitsförderInnen zur Stärkung der Autonomie ihrer KlientInnen und Zielgruppen (siehe das Beispiel im folgenden Kasten).

Die Übertragung von Macht in der Praxis der Gesundheitsförderung

In einem Ausländerheim in Toronto (Kanada) beklagten sich die Frauen über die Männer, die von ihnen für den freien Zugang zu den Badezimmern sexuelle Gefälligkeiten verlangten. Die Frauen wandten sich an die Gemeindeschwester, die aufgrund ihres professionellen Status und ihrer Autorität dafür sorgen sollte, dass ihre Beschwerden ernst genommen werden. Die Gemeindeschwester entsprach dieser Bitte. Sie sagte aber auch den Frauen, dass diese nach Ihrer anfänglichen Intervention, die Angelegenheit mit den zuständigen Behörden selbst in die Hand nehmen müssten und dass Sie ihnen dabei als Beraterin zur Seite stehen würde. Auf diese Weise stärkte Sie die personale Macht der Frauen in diesem Heim, indem Sie zunächst Ihre professionelle Macht als Gemeindeschwester nutzte und dann die Frauen unterstützte, ihre Anliegen bei den entsprechenden Behörden selbst vorzubringen. Durch das Zurückstellen Ihrer „Macht über jemanden" („Ich werde euch dabei helfen, aber nur wenn ihr lernt, wie ihr es selbst tun könnt"), übte die Gemeindekrankenschwester ihre professionelle Macht aus, aber mit der klaren Absicht (Machtteilung), damit die personale Macht der Frauen zu stärken. Diese eingebaute Absicht der Machtteilung ist das Kennzeichen der praktischen Übertragung von Macht (Labonte 1998).

Machtlosigkeit

Machtlosigkeit kann ein individuelles Konzept sein, wenn eine Person mit ihrem Verhalten das gewünschte Ergebnis nicht erreichen kann. Machtlosigkeit ist im Kontext der ständigen Interaktion einer Person mit ihrer Umwelt zu sehen. Sie umfasst eine Kombination solcher Merkmale wie Selbstvorwürfe, generelles Misstrauen, ein Gefühl des Abgeschnittenseins von allen gesellschaftlichen bzw. sozialen Einflussmöglichkeiten, eingeschränkte Wahlmöglichkeiten und wirtschaftlicher Anfälligkeit sowie ein Gefühl der Hoffnungslosigkeit im Kampf um das alltägliche Überleben. Machtlosigkeit kann aber auch als das Ergebnis einer widerstandslosen Akzeptanz unterdrückender kultureller Rahmenbedingungen sein oder das sich Einhüllen in eine „Kultur des Schweigens“ (Freire 1973). Paulo Freire war der Ansicht, dass eine Person dann machtlos wird, wenn sie die Rolle eines „Objektes“ annimmt, das nur noch auf die Umweltbedingungen reagiert, anstatt sie als „Subjekt“ aktiv mitzugestalten. Auf diese Weise entfremdet sie sich von ihrer Mitarbeit am Aufbau der sozialen Wirklichkeit (Wallerstein 1992).

Machtlose empfinden häufig keinen Druck bei Dingen die auf ihr Leben einwirken, weder direkt noch in bezug auf die Inanspruchnahme von Ressourcen, die ihr Überleben absichern oder körperliche Beschwerden mindern könnten und entsprechend positive Veränderungen in ihrem Leben herbeiführen könnten. Kieffer (1984 S. 16) liefert ein Beispiel für das Gefühl der Machtlosigkeit wie es von Sharon, einer in Harlem lebenden Amerikanerin ausgedrückt wird: „Es wäre mir nie in den Sinn gekommen, meine Meinung zu irgend etwas zu sagen... Es war für mich unvorstellbar, dass meine Meinung irgend jemanden interessieren könnte... Dies ist noch weniger als Machtlosigkeit... Denn Du weißt nicht einmal, dass es so etwas wie „Macht“ überhaupt gibt“.

Der Zusammenhang zwischen Machtlosigkeit und Gefühlen der Unzufriedenheit und Unglücklichkeit ist sicherlich leicht nachzuvollziehen. Weit schwieriger ist der Nachweis zwischen Machtlosigkeit und Krankheit. Die dazu vorliegenden wissenschaftlichen Untersuchungen beschäftigen sich mehr mit den Auswirkungen auf den Einzelnen und weniger mit denen auf ganze Bevölkerungsgruppen oder der Bedeutung psychosozialer Faktoren. Dieser Begriff betrifft die kognitiven und emotionalen Faktoren, wie z. B. das Selbstwertgefühl oder Selbstvorwürfe, als häufige Reaktion des Einzelnen auf schwierige Lebensbedingungen, die zugleich auch dessen Wunsch und Fähigkeit zur Schaffung von sozialen Netzwerken und Unterstützungssystemen beeinflussen. Die Gesundheit des Einzelnen wird sowohl durch seine materiellen Lebensbedingungen als auch durch seine sozialen Beziehungsstrukturen bestimmt sowie der jeweiligen Bedeutung, die er ihnen beimisst. Beachtenswert ist dabei auch wie der Einzelne seine Machtstellung und die Sicherheit seines Arbeitsplatzes bewertet (Wilkinson 1996).

Wissenschaftliche Untersuchungen zum Stress am Arbeitsplatz ergaben, dass diejenigen Menschen, die am meisten um ihren Arbeitsplatz fürchten müssen und die geringsten Entscheidungsbefugnisse bei ihrer Arbeit haben, dem größten Stress ausgesetzt sind und damit dem Risiko einer Herzerkrankung. Öffentliche Bedienstete in niedrigen Positionen sind im Vergleich zu ihren höher gestellten Kollegen einem ungleich größeren Stress und damit mehr Erkrankungen ausgesetzt, nicht zuletzt auch als Folge der neuen Unternehmenspraktiken des „Out-Sourcing“ und des Personalabbaus, die die Risiken des Arbeitsplatzverlustes weiter erhöhen (Baum 1990). Der Prozess durch den strukturelle Ungleichheiten krankheitsrelevant werden, könnte so beschrieben werden: Menschen, die besonders schwierigen Lebens- und Arbeitsbedingungen ausgesetzt sind, leiden unter der Ungerechtigkeit ihrer Situation (ihre geringe Machtstellung und Autorität, zum Teil als Folge ihres geringen Wohlstandes) und verinnerlichen dies als ihre eigene Unfähigkeit oder ihr eigenes Versagen. Dies erhöht ihre Leiden weiter und führt möglicherweise auch zu Zweifeln am Sinn des Lebens mit messbaren Auswirkungen auf ihren Körper, wie

Bluthochdruck und Hypercholesterinämie. Dieser Prozess wird noch wahrscheinlicher in Leistungsgesellschaften, in denen unterstellt wird, dass der Erfolg oder Misserfolg der Menschen letztlich nur eine Sache ihrer eigenen Initiative und Fähigkeiten ist.

Dieser Prozess der Verinnerlichung des eigenen Versagens führt zu dem was Philosophen als falsches Bewusstsein bezeichnen bzw. „das Versäumnis nicht die Macht zu nutzen die man hat und das Versäumnis, sich nicht mehr um den Erwerb von Macht und Einfluss zu kümmern, den man von woanders bekommen könnte" (Morriss 1987, S. 94). Psychologen bezeichnen dies als gelernte Hilflosigkeit und Politikwissenschaftler als „Überschuss an Machtlosigkeit" (Lerner 1986). Manche Autoren bezeichnen dies in mehr zynischer Weise als die „Apathie der Armen". Seligmann hat nach eingehenden Tierversuchen zur gelernten Hilflosigkeit zwischenzeitlich feststellen können, dass dieses Verhalten durch intensives Lernen auch wieder umgedreht werden und prägte damit den neuen Begriff des „gelernten Optimismus" zur Erfassung des Prozesses, wie durch neue Lernerfahrungen ein positives Selbstverständnis aufgebaut werden kann (Seligmann 1990).

Der Politikwissenschaftler und Psychotherapeut Michael Lerner (1986) vertritt die Ansicht, dass ähnliche Prozesse auch bei den Menschen ablaufen, die unter schwierigen Lebensbedingungen zurecht kommen müssen. Er bezeichnete diesen Prozess als „Überschuss an Machtlosigkeit", der unabhängig von externen oder objektiven Bedingungen der Machtlosigkeit von den betroffenen Personen selbst aufgebaut wird. Das heißt, diese Personen verinnerlichen ihre interne oder externe Machtlosigkeit und bauen einen starken psychologischen Widerstand auf gegenüber jeglicher Maßnahme des Empowerments zur Überwindung ihrer Machtlosigkeit. Sie „engagieren sich nicht einmal für Aktivitäten zur Befriedigung ihrer Grundbedürfnisse. Sie beginnen Aspekte ihrer Umwelt zu akzeptieren, die selbstzerstörerisch für ihre Gesundheit und ihr Wohlbefinden sind mit der Begründung, dass dies nicht zu verändernde Merkmale in einer Welt sind, die sie für sich als „Realität" ansehen (Lerner 1986). Teil dieses Prozesses der Verinnerlichung ist die Isolation bzw. das sich Zurückziehen von jeder aktiven Mitarbeit in irgendwelchen sozialen Gruppen als Folge mangelnden Selbstbewusstseins und übermäßiger Selbstvorwürfe. Wissenschaftliche Untersuchungen bestätigen diesen Prozess, dass an der Armutsgrenze lebende Menschen die Selbstvorwürfe für ihren Zustand verinnerlichen, ihr Selbstbewusstsein absinkt und sie sich von ihren Freunden und Kollegen absondern (Cohen & Syme 1985).

Es gibt zunehmend mehr Nachweise dafür, dass dauerhafte Angstgefühle die Gesundheit verschlechtern, insbesondere in Gesellschaften mit großen sozialen und ökonomischen Ungleichheiten. So sind z. B. das schnelle Anwachsen der Einkommensunterschiede in England in den Jahren 1970 bis 1990 und der Anstieg sozialer Randgruppen eine direkte Ursache für die gesundheitlichen Ungleichheiten und deren Stabilisierung. Zur Verminderung dieser Ungleichheiten sind Maßnahmen zur Bekämpfung sozialer Ausgrenzungen notwendig, die sich auf eine Reihe von Strategien zur Verbesserung der sozialen, ökonomischen und Umweltverhältnisse der sozial benachteiligten Randgruppen stützen sowie Maßnahmen zum Empowerment der Individuen und ihrer sozialen Gemeinschaften (Putnam 1993, Kawachi 1997, Macleod 1999).

Michael Lerner (1986) ist davon überzeugt, dass man in geeigneten Lerngruppen die Selbstvorwürfe überwinden kann und damit den Gesundheitszustand und das Gesundheitsverhalten verbessern kann. Seine Untersuchungen befassten sich mit IndustriearbeiterInnen und deren Stress am Arbeitsplatz. Im Vergleich zu den Kontrollgruppen zeigte die Stressbewältigungsgruppe statistisch signifikante Verbesserungen in den Bereichen soziale Unterstützung, gesundheitliche Verhaltensweisen, Fehlzeiten und wahrgenommene Macht. Das Schlüsselkonzept der Selbstvorwürfe verminderte sich im gleichen Maße, wie das soziale Unterstützungsverhalten unter den TeilnehmerInnen der Stressbewältigungsgruppe zunahm. Die Maßnahmen wurden mit der Unterstützung der Gewerkschaften durchgeführt, was vielleicht ein entscheidender Faktor für den Erfolg war. Viele Stressfaktoren finden sich in den Arbeitsplatzstrukturen, deren Änderungen nur durch organisatorische bzw. betriebspolitische Maßnahmen zu erreichen sind. Dies gilt gleichermaßen für den öffentlichen Bereich und macht deutlich, wie wichtig es ist, wirksame politische Strukturen aufzubauen, um auf die öffentlichen und privaten Politiken einwirken zu können, die direkt oder indirekt die ungesunden Arbeits- und Lebensbedingungen schaffen.

Hier ist es die vorrangige Aufgabe der GesundheitsförderInnen die personale Macht der Individuen zu stärken, zum Teil auch dadurch, dass sie ihre eigenen Machtressourcen feststellen. Die Macht oder Machtlosigkeit der Menschen ist immer in Relation zu der der anderen in ihren sozialen Gemeinschaften oder ihrem Land zu sehen. Menschen können in einem ihrer Lebensbereiche sehr viel Macht, Autorität und Einfluss besitzen, aber nur sehr wenig Macht in anderen Bereichen haben. So kann z. B. ein Immigrant eine einflussreiche Position als Oberhaupt seiner Immigrantengruppe innehaben, während er an seinem Arbeitsplatz nur einen kleinen Job als Hilfsarbeiter mit wenig Verantwortung und Einfluss hat. Andererseits können die Träger und Interessengruppen eines Gesundheitsförderungsprogramms durch ihre Autorität und Kontrolle über bestimmte Gruppen oder ganze Gemeinschaften sehr viel Macht einbringen und können damit zu wichtigen Größen werden zur Befähigung der anderen, mehr Macht und Kontrolle über die Faktoren zur gewinnen, die ihr Leben und ihre Gesundheit bestimmen. GesundheitsförderInnen sollten mit denjenigen Lebensbereichen der Menschen starten, in denen sie noch eine gewisse, wen auch noch so kleine Macht haben und damit auch den entsprechend Einfluss etwas zu ändern und nicht mit jenen Bereichen, in denen die Menschen ökonomisch und politisch relativ machtlos sind. Die zweite Aufgabe ist es dann, sie kollektiv zu organisieren und damit ihre kollektive Macht zu vergrößern.

In diesem Kapitel haben wir unterschiedliche Form der Macht dargestellt und deren Relevanz für die Praxis der Gesundheitsförderung aufgezeigt. Im nächsten Kapitel werden wir das Konzept des Empowerments sozialer Gemeinschaften aufgreifen und zeigen, wie es für die Praxis der Gesundheitsförderung genutzt werden kann.

5. Empowerment von Gruppen und Gemeinschaften und die Praxis der Gesundheitsförderung

In diesem Kapitel beschäftigen wir uns mit dem Konzept des Empowerments von Gemeinschaften und wie dieser Ansatz erfolgreich für die Praxis der Gesundheitsförderung genutzt werden kann. Genau genommen handelt es sich dabei um zwei Konzepte, nämlich um das der „Gemeinschaft" und das des „Empowerments". Zunächst werden wir zu definieren versuchen, was mit einer Gemeinschaft (community) eigentlich gemeint ist.

Begriff und Konzept der Gemeinschaft (community)

Der Begriff der Gemeinschaft wird sehr unterschiedlich definiert. Eine Untersuchung von Bell und Newby (1978) kommt zu dem Ergebnis, dass es abgesehen von der Vorstellung, dass damit eine Gruppe von Menschen gemeint ist, kaum weitergehende generelle Übereinstimmungen gibt. Die Mehrheit der Definitionen umfassen jedoch die folgenden Merkmale: einen Ort, soziale Beziehungen und Interaktionen. Bell und Newby (1978) erweitern die übliche Sichtweise von einer Gemeinschaft als einem Ort, wo Menschen leben wie z. B. einem Dorf, einem Wohnumfeld oder einer Stadt, da solche Orte auch nur eine Ansammlung von nicht miteinander verbundenen Menschen sein können.

Es ist wichtig festzuhalten, dass sich die genaue Bedeutung einer Gemeinschaft von Ort zu Ort und von Individuum zu Individuum unterscheidet. Jayakumar Christina (1993) und Stephen Githumbi (1993) illustrieren die elementare Bedeutung sozialer Beziehungen in zwei ganz unterschiedlichen kulturellen Gemeinschaften. Christian (1993, S. 6) stellt fest, dass die Menschen in einer asiatisch-indischen Kultur sich „über die Gemeinschaft definieren ... der sie angehören". Im Gegensatz dazu stellt Githumbi (1993, S. 6) fest, dass die meisten Menschen in afrikanischen Kulturen „ihre Identität und ihr Wohlbefinden" darüber definieren, „inwieweit eine Person mit seiner Gemeinschaft im Einklang steht". Githumbi zitiert ein afrikanisches Sprichwort, dass die Vorstellung von einer Gemeinschaft so einfängt: „Es gibt mich weil es Dich gibt; gäbe es Dich nicht, dann würde es auch mich nicht geben".

Für GesundheitsförderInnen, die Gemeinschaften „empowern" wollen, ist die zentrale Frage, ob es sich bei dem Konzept der Gemeinschaft um eine soziales, geographisches oder demografisches Konzept handelt. Obwohl eine Gemeinschaft alle diese Merkmale besitzen kann, wird von Autoren wie Bell und Newby (1978) die Ansicht vertreten, dass die Betonung dabei auf der Dynamik der sich stetig ändernden sozialen Beziehungen liegen sollte. Barbara Israel (1994) und ihre KollegInnen, die in den USA umfassende Untersuchungen zum Empowerment von Gemeinschaften durchgeführt haben, charakterisieren eine lokale Gemeinschaft als Gemeinschaft mit folgenden Merkmalen: Zugehörigkeit, gemeinsame Symbole, Werte und Normen, gegenseitiger Einfluss, gemeinsame Bedürfnisse und emotionale Verbindungen. Das Merkmal der „gemeinsamen Bedürfnisse" ist für das Thema dieses Buches von besonderer Bedeutung, da wir Empowerment als Kontinuum interpretieren, das auf den gemeinsamen Bedürfnissen einer Gemeinschaft basiert.

Aufgrund ihrer Forschungsarbeiten zur Gesundheit von Gemeinschaften, vertritt Penelope Hawe (1994) den Standpunkt, dass wir uns weniger darauf verlassen sollten, was GesundheitsförderInnen über die „Gemeinschaft“ schreiben, sondern mehr darauf, wie sie dieses Konzept benutzt haben, z. B. in bezug auf die Art und Weise wie sie ihre Programme evaluiert haben. In diesem Zusammenhang hat sie drei ganz unterschiedliche Interpretationen von Gemeinschaften festgestellt. Zum einen werden Gemeinschaften eher demografisch als eine bestimmte Bevölkerungsgruppe verstanden, z. B. Frauen, Männer oder Jugendliche. Zum anderen werden sie eher geografisch als bestimmte Settings gesehen, wie z. B. Schulen, Krankenhäuser oder Betriebe. Den dritten Ansatz beschreibt sie als das „Vermögen, zur Lösung der von den Gemeinschaften selbst definierten Probleme beizutragen“ (Hawe 1994, S. 201). Die beiden ersten Interpretationen stellen den Bevölkerungs- und Settingansatz dar wie er gemeinhin bei der Planung von „top-down“ Programmen der Gesundheitsförderung benutzt wird. Die dritte Interpretation ist mehr mit „bottom-up“ Programmen der Gemeinwesenentwicklung und des Empowerments verbunden und definiert Gemeinschaften weniger über den Ort oder formale Settings, sondern vielmehr durch die sozialen Interaktionen sowie die gemeinsamen Ziele und Bedürfnisse.

Diese Interpretation von einer Gemeinschaft wird auch von Jim Ward unterstützt (1987, S. 18), aufgrund seiner einschlägigen Erfahrungen mit „Straßengemeinschaften“ in Brisbane, Sydney und Toronto. Er beschreibt diesen dritten Aspekt einer Gemeinschaft als „eine Gruppe von Menschen, die gemeinsame Bedürfnisse und Probleme wahrnimmt, aus denen ein Gefühl der Identität mit diesen Problemen erwächst und schließlich zu einem gemeinsamen Satz von Zielen zur Bewältigung dieser Probleme führt“.

Aus all dem lässt sich schließen, dass geografisch definierte Gemeinschaften aus heterogenen Individuen bestehen, die sich zu spezifischen Gruppen zusammenschließen können, um ihre gemeinsamen Anliegen oder spezifischen Ziele durch kollektive Maßnahmen durchzusetzen. Die Vielfalt der Individuen und Gruppen in einer geografischen Gemeinschaft kann jedoch zu Problemen führen in bezug auf die Auswahl der Personen, die sie vertreten sollen (Zakus und Lysack 1998.) GesundheitsförderInnen müssen deshalb sorgfältig darüber nachdenken, wer die „legitimierten“ Vertreter einer Gemeinschaft wirklich sind. Individuen, welche die Energie, Zeit und Motivation zur Mitarbeit an Programmen haben, werden vielleicht durch die anderen Gemeinschaftsmitglieder gar nicht anerkannt oder unterstützt und nur als Eliten zur Durchsetzung ihrer eigenen Interessen betrachtet. Das heißt, die dominanten Minderheiten können möglicherweise die Bedürfnisse der Gemeinschaft bestimmen, wenn nicht entsprechende Vorsichtsmaßnahmen getroffen werden, um auch die anderen Gruppen und vor allem Randgruppen einzubeziehen. Zakus und Lysack (1998) weisen auch daraufhin, dass einige Gruppen vielleicht bewusst anonym bleiben wollen, da sie es gewohnt sind nicht beachtet zu werden oder sich nicht bewusst sind über die Möglichkeiten, die ihnen durch ein bestimmtes Programm angeboten werden. Es ist ein Paradoxon des Empowermentansatzes, dass die am meisten benachteiligten Bevölkerungsgruppen häufig nicht in der Lage sind, ihre Bedürfnisse entsprechend zu artikulieren oder sich ihrer Möglichkeiten nicht bewusst sind und als Folge davon häufig von den Vorteilen und Möglichkeiten gesundheitsfördernder Programme ausgeschlossen werden.

Mitglieder einer Gemeinschaft können sehr heterogen zusammengesetzt sein, aber dennoch in der Lage sein, gemeinsame Bedürfnisse oder Interessen kollektiv zu vertreten. Dieser Prozess kann durch entsprechende Zielformulierungen bei der Planung gesundheitsfördernder Programme unterstützt werden. Unterschiedliche individuelle und Gruppeninteressen können in diesem Prozess zurückgestellt werden, wenn die am Programm beteiligten Mitglieder der Gemeinschaft sich sukzessive mit den Zielen des Programms identifizieren. Dieser Prozess der Identifizierung durch entsprechende Beteiligung der Mitglieder am Programm ist eine entscheidende Voraussetzung zur Überwindung unterschiedlicher Gruppeninteressen. Dies schließt zwar keine Interessenkonflikte im Zuge der Planung und Umsetzung des Programms aus (ein Problem, das wir später noch einmal genauer untersuchen werden), hilft aber sie zu reduzieren. Die Mitglieder dieser neu geschaffenen „Gemeinschaft" organisieren sich dann selbst zur Erreichung der Programmziele und fördern damit implizit den Empowermentprozess. Dieser Prozess wird weiter gefördert, je stärker die gemeinsamen Bedürfnisse und sozialen Netzwerke der Gemeinschaft sind und je größer deren Wunsch nach mehr Macht und Einfluss ist. Sind diese Merkmale nicht vorhanden, dann ist es Aufgabe der GesundheitsförderInnen die sozialen Beziehungs- und Organisationsstrukturen der Gemeinschaft so zu stärken, damit diese Merkmale zum Tragen kommen können.

In diesem Buch gehen wir von einer Definition von Gemeinschaft als bestehende organisierte Gruppen aus, die für deren Mitglieder so viel Bedeutung haben, dass sie sich zumindest teilweise als Mitglied dieser Gemeinschaft verstehen bzw. sich mit ihr identifizieren. Diese Definierung impliziert, dass innerhalb der räumlichen Dimension einer „Gemeinschaft" mehrere Gemeinschaften existieren können und jedes Individuum zugleich mehrerer solcher Gemeinschaften angehören kann.

Schlüsselmerkmale einer „Gemeinschaft"

- Eine räumliche Dimension, z. B. ein Ort oder Setting.
- Nicht-räumliche Dimensionen, die ansonsten heterogene oder separate Gruppen durch gemeinsame Interessen, Probleme oder Identitäten miteinander verbinden.
- Interaktionen, die Menschen in soziale Beziehungsgeflechte einbinden.
- Erkennung gemeinsamer Bedürfnisse und Interessen, die durch einen Prozess kollektiver Interventionen erreicht werden können.

Drei Handlungsebenen zum Empowerment

Im weitesten Sinne ist Empowerment „der Prozess, bei dem sozial benachteiligte Personen zusammenarbeiten, um mehr Einfluss auf die Umstände zu gewinnen, die ihre Lebens- und Arbeitsbedingungen bestimmen" (Werner 1988). Die meisten Definitionen des Empowerments wurden größtenteils von den Psychologen in den Industrieländern entwickelt und zwar in den Bereichen der Nachbarschaftsentwicklung und Gemeindepsychiatrie (Rappaport 1987) und enthalten alle die Vorstellung, dass man nicht einfach einer Gruppe oder Gemeinschaft Empowerment geben kann, sondern dass sich dieser Prozess aus den sozialen Gemeinschaften selbst entwickeln muss.

Der in den vergangenen Jahren häufig überstrapazierte und nicht selten missbrauchte Begriff des Empowerments führte dazu, dass er ein Stück an Bedeutung verloren hat. Zur Konkretisierung dieses Begriffs ist es deshalb nützlich, die verschiedenen Handlungsebenen zum Empowerment zu betrachten, wie sie von mehreren Theoretikern wie z. B. Rissel (1994) und Israel (1994), vorgeschlagen werden. Christopher Rissel (1994) hebt nicht nur die individual-psychologische Handlungsebene zum Empowerment hervor, sondern auch deren politische Ebene, als „politische Aktion, an der sich die Mitglieder einer Gemeinschaft aktiv beteiligen, um eine gewisse Umverteilung der Ressourcen oder mehr Entscheidungsgewalt zu erreichen, die sich für die jeweiligen Gruppen vorteilhaft auswirken".

Auch Barbara Israel und ihre MitarbeiterInnen (1994) sehen die individual-psychologischen und politischen Aktivitäten als zwei Handlungsebenen zum Empowerment von Gemeinschaften. Sie schlagen aber noch eine dritte Ebene vor, nämlich die der organisatorischen Handlungsebene zum Empowerment, sozusagen als Vermittler zwischen den beiden anderen Handlungsebenen. Dabei stützen sie sich vor allem auf die Modelle des demokratischen Managements. Eine „empowerte" Gemeinschaft ist damit eine demokratisch geführte Organisation, bei der deren Mitglieder ihre Informationen austauschen und Einfluss auf die Entscheidungen ausüben können sowie an der Gestaltung, Umsetzung und Kontrolle der Anstrengungen beteiligt sind, die im Konsens mit der Gemeinschaft als zu erreichende Ziele definiert wurden. Der organisatorische Handlungsebene fällt damit eine wesentliche Vermittlerrolle zu zwischen dem Empowerment der Individuen einer Gemeinschaft und wirksamen kollektiven politischen Aktionen.

Das Empowerment von Gemeinschaft umfasst damit das Empowerment von Individuen, die Organisation des Empowerments sowie die Handlungsebene der sozialen und politischen Veränderungen. Nina Wallerstein (1992), eine einflussreiche amerikanische Autorin zum Empowerment im Gesundheitsbereich, betont die synergetischen Interaktionen und Effekte zwischen diesen drei genannten Handlungsebenen. Sie versteht Empowerment, als einen dynamischen Prozess, der (wenn er einmal angestoßen wurde) ständig weiterläuft und sich weiter entwickelt und andauernde Veränderungen der personalen Macht sowie der Machtverhältnisse zwischen den verschiedenen sozialen Gruppen und Entscheidungsträgern im weiteren gesellschaftlichen Umfeld umfasst.

Die Ergebnisse des Empowerments können sich auf unterschiedliche Bereiche beziehen, z. B. auf die Umverteilung von Ressourcen (Rappaport 1984), die Reduzierung der Machtlosigkeit von Individuen oder Gruppen (Kieffer 1984) oder die erfolgreiche Erreichung der Ziele eines Programms (Purdey et al. 1994, Rudner-Lugo 1996). Die größte Einigkeit in der Literatur zum Empowerment besteht darin, dass es sich dabei um einen Prozess handelt, z. B. „einen sozialen Aktionsprozess zur Förderung der Mitwirkung von Menschen, Organisationen und Gemeinschaften zur Gewinnung von mehr Macht und politischen Einfluss zur Verbesserung der Lebensqualität und Erreichung von mehr sozialer Gerechtigkeit“ (Wallerstein 1992). Der Prozess des Empowerments kann am besten als Kontinuum zunehmender Formen sozialer und kollektiver Aktionen gesehen werden und auf dieses „Kontinuum-Modell“ des Empowerments werden wir jetzt näher eingehen.

Empowerment als 5 Punkte Kontinuum

Das Empowerment von Gemeinschaften wird in der Literatur zumeist als ein Kontinuum-Modell betrachtet, dass die folgenden fünf Elemente umfasst:

Kontinuum-Modell des Empowerments

individuelle Aktivitäten	**Kleingruppen-entwicklung**	**Organisation der Gemeinschaft**	**Partner-schaften**	**soziale und politische Aktion**

(Entnommen von Jackson et al. 1989, Labonte 1990 u. Rissel 1994).

Das Kontinuum-Modell bietet eine vereinfachte lineare Darstellung des dynamischen und komplexen Empowermentprozesses und zeigt dessen unterschiedlichen Handlungsebenen, von den individuellen, über die organisatorischen bis hin zu den kollektiven Aktivitäten auf. Jeder Punkt auf dem Kontinuum kann sowohl als eigenständiges Ergebnis als auch als Ausgangspunkt zur Erreichung der nächst höheren Stufe betrachtet werden. Wird diese nicht erreicht, dann bedeutet dies Stillstand oder ggf. sogar die Rückkehr auf die nächst niedrigere Stufe auf dem Kontinuum. Ein besonders wichtiger Punkt auf diesem Kontinuum ist die Organisation der Gemeinschaft, da dies der Punkt ist, an dem die Individuen die notwendigen Fähigkeiten entwickeln können, z. B. zur Mobilisierung von Ressourcen, zur Entwicklung von Führungseigenschaften, zur Erfassung und Beurteilung von Problemen und zur Entwicklung eines kritischen Bewusstseins.

Das Kontinuum-Modell wurde in der Literatur bisher nicht in Frage gestellt. Obwohl einige Autoren gelegentlich etwas andere Begrifflichkeiten verwenden, wird das Kontinuum-Modell von den GesundheitsförderInnen als Orientierung benutzt, um den Prozess des Empowerments von der individuellen bis hin zu den kollektiven Aktivitäten zu maximieren.

Wie dies am besten zu erreichen ist, werden wir jetzt für jeden Punkt des Kontinuum-Modells darzulegen versuchen.

a) Empowerment der Individuen zu eigenen Aktivitäten

Der Prozess des Empowerments kann grundsätzlich von jedem Punkt auf dem Kontinuum eingeleitet werden. Für Personen mit einem hohen Grad an „relativer Machtlosigkeit" beginnt er allerdings in der Regel mit dem Empowerment des Einzelnen zum Aufbau von mehr personaler Macht (power-from-within). Nur durch ihre Mitarbeit in kleinen Gruppen können Individuen am besten ihre Anliegen definieren, analysieren und auf ihre Probleme reagieren. Im alltäglichen Leben kann die Initiative des Einzelnen und dessen Mitarbeit in einer Kleingruppe, eines Vereins oder einer Organisation geweckt werden in Verbindung mit einer persönlichen Erfahrung, z. B. dem Aufbau einer neuen Industrieanlage mit dem Potential für neue Arbeitsmöglichkeiten oder aber auch Beeinträchtigungen der persönlichen Umweltqualität (Kieffer 1984). Die Basis für das Engagement und die Mitarbeit des Einzelnen wird häufig bereits im Zuge der Planung gelegt und zwar durch die Feststellung der spezifischen Bedürfnisse und Probleme der Zielgruppen, die dann entsprechend in die Programmziele einfließen. Dabei ist es wichtig, dass Gesundheitsförderungsprogramme Ansätze zum Aufbau von Strukturen einbauen, die sowohl dem Empowerment der Individuen als auch deren Weg über die Organisation bis hin zu den kollektiven Aktivitäten Rechnung tragen. Konzentrieren sich die GesundheitsförderInnen nur auf die Individuen, riskieren sie eine Personalisierung des Gesundheitsproblems und wenn sie sich nur auf die strukturellen Bedingungen des Gesundheitsproblems konzentrieren, dann riskieren sie eine Vernachlässigung der unmittelbar anstehenden Bedürfnisse der einzelnen Individuen.

b) Empowerment zum Aufbau unterstützender Kleingruppen

Der Aufbau unterstützender Kleingruppen durch engagierte Individuen ist der Beginn kollektiver Aktivitäten. Dies gibt den GesundheitsförderInnen die Gelegenheit, diese Personen beim Erwerb der dazu notwendigen Kompetenzen zu unterstützen und ist zugleich der Ausgangspunkt zur Entwicklung weiterer sozialer Unterstützungssysteme und Netzwerke zur Stärkung der zwischenmenschlichen Beziehungen und des sozialen Zusammenhaltes (Putnam et al. 1993.) Siehe hierzu das Beispiel auf der nächsten Seite.

An diesem Punkt des Kontinuums ist es die Aufgabe der GesundheitsförderInnen, die Kleingruppenbildung der Menschen zu den Problemen, die diese für wichtig erachten, zu unterstützen. Dazu können z. B. die Unterstützung von Selbsthilfegruppen, Bürgerinitiativen oder die Entwicklung von gemeindenahen Gesundheitsprojekten gehören. All dies sind komplexe und häufig sehr langsame Prozesse, die ein entsprechendes Vertrauensverhältnis unter den Beteiligten erfordern und sich über Jahre hinziehen können, bevor sich die daran beteiligten Personen an die neue Gruppenumgebung gewöhnt haben bzw. sich darin wohlfühlen. Viele Menschen können sich erst über solche Kleingruppen artikulieren und werden durch sie in die Lage versetzt, sich an der Erreichung der gewünschten sozialen und politischen Veränderungen zu beteiligen.

„Empowerment ostafrikanischer Frauen zum Problem der Beschneidung ihrer Geschlechtsorgane“

In den vergangenen Jahren haben sich viele Flüchtlinge aus den ostafrikanischen Ländern in mehreren europäischen und nordamerikanischen Städten angesiedelt. Unter einigen dieser Flüchtlingsgruppen gehört die Beschneidung noch zur gängigen Praxis. Nun könnte man einerseits einwenden, dies sei einfach Teil ihrer Kultur mit den ihr eigenen Werten, Normen und Verhaltensweisen. Andererseits wurde diese Praxis aber auch schon von den afrikanischen Frauen und Männern als geschlechtsspezifische Unterdrückung in Frage stellt.

Einem solchen politischen Balanceakt war auch eine im Gesundheitsbereich tätige Sozialarbeiterin ausgesetzt. Sie bot unter der Schirmherrschaft einer Organisation für Gewaltopfer entsprechende Einzelberatungsgespräche an. Bei einigen dieser Beratungsgespräche äußerten die Frauen auch ihre Bedenken über die Beschneidungspraxis. Die Sozialarbeiterin organisierte für diese Frauen entsprechende Unterstützungsgruppen, durch die die betreffenden Frauen der Beschneidungspraxis noch offener gegenüber traten, und setzte sich zugleich für die Abschaffung dieser Praxis ein. Sie organisierte auch eine interdisziplinäre Gruppe aus VertreterInnen von Gesundheits- und Regierungseinrichtungen, um die Frauen bei ihren eigenen Aktivitäten und ihrem Lobbying zur Abschaffung der Beschneidungspraxis zu unterstützen. Ein Frauengesundheitszentrum griff diesen Gedanken auf und organisierte direkte Aktivitäten zum Thema der Beschneidungspraxis in der Gemeinde. Nachdem die Initiativen und Interessengruppen weiter an Größe und Komplexität gewannen, schaltete sich auch ein Berater der Kommune für multi-kulturelle Gesundheitsangelegenheiten ein. Die Sozialarbeiterin arbeitete noch mit weiteren Organisationen, um die gängige Beschneidungspraxis als Straftat zu deklarieren und sie als ein Fall von Kindsmissbrauch zu behandeln (Labonte 1998).

Die Entscheidungen in den Kleingruppen verlaufen jedoch nicht problemlos, vor allem wenn es darum geht, welche sozialen Aktionen öffentlichkeitswirksam unternommen werden sollen. Ein Beispiel hierfür liefert Ronald Labonte (1998) in Verbindung mit einem Gemeinschaftsgarten-Projekt für alleinstehende und auf Sozialhilfe angewiesene Mütter in Toronto. Grundlage des Konfliktes war die Uneinigkeit über die Bedeutung des Gemeinschaftsgartens. Einige der Mütter sahen den Gemeinschaftsgarten als Treffpunkt zur Besprechung wie sie ihre soziale Lebenslage verändern und verbessern können. Für andere Mütter bestand der Sinn des Gemeinschaftsgartens nur darin Gemüse anzubauen und zu ernten. Beide Interpretationen sind wichtige Ergebnisse des Empowermentprozesses. Dieses Beispiel weist auf das Problem hin, dass sich die Kleingruppenarbeit nur auf die Befriedigung von greifbaren Ergebnissen konzentrieren kann und nicht auf die tieferliegenden Ursachen der Armut und Machtlosigkeit.

Die Erfassung und Bewertung von Problemen durch die Mitglieder einer Gemeinschaft baut Kompetenzen und Kapazitäten auf, wenn diese Probleme und deren Lösungsmöglichkeiten von ihnen selbst festgestellt und entwickelt werden. Sind diese Kompetenzen nicht vorhanden oder nur schwach ausgeprägt, dann ist es Aufgabe der GesundheitsförderInnen ihnen bei der Erfassung und Bewertung ihrer Probleme zu helfen. Hierfür wurde eine Reihe von partizipatorischen Methoden entwickelt (Marden, Oakley und Pratt 1994).

GesundheitsförderInnen müssen dabei bereit sein auf das zu hören, was die jeweilige Gemeinschaft wirklich will. Auch wenn es ihnen häufig nicht gefallen mag, was sie da hören, müssen sie bereit sein, diese Probleme auch aufzugreifen und engagiert auf deren Lösung hinwirken.

c) Empowerment der Kleingruppen zum Einstieg in die breiteren Organisationsstrukturen der Gemeinschaft

Gemeinschaften, Gemeinden oder Kommunen bestehen aus einer Vielfalt von Gruppen, Vereinen und Organisationen wie z. B. Jugendgruppen, Kirchengemeinden, Wohlfahrts-, Umwelt- und Gesundheitsorganisationen bis hin zu den Gemeinde- oder Stadtparlamenten. In diesen Einrichtungen treffen sich die Menschen oder tragen ihre Anliegen vor. Diese Einrichtungen sind nicht nur größer als die Kleingruppen, sondern haben zugleich etablierte Organisationsstrukturen mit einem Stab von Führungspersonen und der Fähigkeit zur Mobilisierung von Ressourcen. Sie spielen eine entscheidende Rolle auf dem Empowerment-Kontinuum, da sie den Kleingruppen Zugang zu neuen Fähigkeiten, Kompetenzen und Netzwerken bieten, die zur Erreichung der nächsten Empowermentstufen der Partnerschaftsbildung und nachfolgenden sozialpolitischen Aktionen notwendig sind.

Während Kleingruppen in der Regel auf die Befriedigung der direkten Bedürfnisse ihrer Mitglieder gerichtet sind, sind die Organisationen mit ihrem Ressourcenpotenzial viel mehr auf das breitere Umfeld in den Gemeinden gerichtet und damit nicht zuletzt auch verantwortlich für die Problemlagen und Bedürfnisse, die in den Kleingruppen artikuliert werden. Durch den Kontakt und die Einsicht in die Handlungsabläufe dieser Organisationen erwerben die Individuen nicht nur die Fähigkeiten zur Erfassung und Bewertung ihrer spezifischen Probleme und Bedürfnisse, sondern entwickeln zugleich ein kritisches Verständnis für die Problemlagen im Kontext des Umfeldes ihrer größeren Gemeinschaft. Viele der bisher von den GesundheitsförderInnen entwickelten Strategien zur Erreichung eines besseren Verständnisses ihrer Klientel über die umfassenderen sozialen und politischen Fragen, die letztlich ihr Leben beeinflussen, basieren auf der Arbeit des Pädagogen Paulo Freire, nämlich dem Prozess der Emanzipation durch Ausbildung und Erziehung. Dieser Ansatz wird in vielen Programmen zur Gesundheitsbildung, Gesundheitsförderung und Gemeinwesenentwicklung genutzt.

Im folgenden Kasten wird ein Beispiel beschrieben wie Organisationen den Mitgliedern kleinerer Gruppen helfen können ihre Kompetenzen zur Beschaffung von mehr Mitteln zu verbessern und damit ein Stück weiter auf dem Empowerment-Kontinuum zu kommen. Es handelt sich dabei um ein Projekt aus Nordamerika zur Mobilisierung von SeniorInnen. Dieses Beispiel ist besonders interessant, da es aufzeigt, wie eine praktisch tätige Gesundheitsförderin bzw. eine Gemeinwesenarbeiterin eine Verbindung herstellt zwischen der Gemeinschaft der SeniorInnen und ihren Ressourcen und ihnen hilft, ihre vorhandenen Ressourcen zu erkennen (Kompetenzen, Wissen und verschiedene Formen der Macht) und entsprechend zu nutzen, damit sie aus einer Position der Stärke heraus agieren können.

Ein Projekt zur Mobilisierung von SeniorInnen

Ein Gemeindegesundheitszentrum stellte eine im Seniorenbereich tätige Gemeinwesenarbeiterin ein. Sie begann ihr Projekt mit einer Befragung der SeniorInnen, die sie mit einem Brief an alle SeniorInnen in dieser Gemeinde und entsprechenden Postern in deren Wohnbereichen ankündigte. Die Briefe und Poster enthielten alle ein Foto von ihr, damit die älteren Menschen sich keine Sorgen machen sollten einer „Fremden" die Tür zu öffnen. Die Befragung war strukturiert und bat die SeniorInnen um ihre Gedanken und Ideen, was getan werden könnte, um ihr Leben und ihr Wohnumfeld gesünder zu gestalten und welche Vorschläge (aus einer bereits vorangegangen Befragung) sie als erstes aufgreifen und daran mitarbeiten möchten.

Auf dieser Basis reichten die SeniorInnen beim Postamt eine Unterschriftenliste mit der Bitte ein, bei Ihnen wieder einen Briefkasten aufzustellen (der alte wurde an einem Ort aufgestellt, der zu weit weg von der Gegend lag in der die meisten SeniorInnen lebten). Die SeniorInnen initiierten auch einen kostengünstigeren Taxiservice und ein von einem Sozialdienst stundenweise zur Verfügung gestelltes Fahrzeug zum Einkauf in den nächst gelegenen Läden. Da es nur sehr wenige Freizeitangebote gab, gründeten sie ein eigenes Komitee zur Organisation wöchentlicher Freizeitaktivitäten. Sie initiierten auch ein wohnortnahes Recyclingprogramm, etablierten eine Unterstützungsgruppe gegen Armut und sorgten für eine Verbesserung der Gartenanlagen durch die Hauseigentümer.

Die Organisatoren und ProjektmitgliederInnen berichteten, dass sie eine Vielzahl der SeniorInnen für ihre Arbeit gewinnen konnten, weil sie sich auf die Anliegen der SeniorInnen konzentrierten, die kurzfristig zu erreichen waren und die Komittees zu den größeren Themen wie Hunger, Armut und Transportmöglichkeiten erst dann unterstützen, wenn diese bereits anfängliche Erfolge zeigten. Die dahinterstehende Taktik war dabei, dass solche kurzfristigen Erfolge zur Mobilisierung einer anfänglich noch unorganisierten Gruppe notwendig sind. Gleiches gilt auch für die ersten Treffen zur Umsetzung, der in der Befragung geäußerten Ideen, bei denen von den daran Beteiligten nicht gleich eine weitergehende Verpflichtung eingefordert wurde. Wird eine solche Verpflichtung zu früh verlangt, könnte dies viele von ihrer weiteren Mitarbeit in der Gruppe abhalten (NYCHPRU 1993).

d) Empowerment zur Entwicklung von Partnerschaften

Um politische Entscheidungsträger auf einer höheren Ebene beeinflussen zu können, müssen sich die kleinen Gruppen mit anderen Gruppen oder Organisationen zusammentun, die ähnliche Interessen vertreten. Diese Partnerschaftsentwicklung kann soziale Netzwerke stärken, die Wettbewerbschancen für die begrenzten Ressourcen verbessern helfen und die Unterstützung und Mitarbeit durch die Partnerorganisationen vergrößern. Damit ermöglichen sie den kleineren Gemeinschaften ihren Aktionsradius über die engen Grenzen ihrer lokalen Anliegen auszudehnen und ihren Einfluss auf die größeren Rahmenbedingungen zu stärken.

Es ist ein zentraler Punkt des Empowermentprozesses, das gemeinsame Interesse das die Individuen und Gruppen zusammenbringt, stets im Mittelpunkt der Arbeit zu behalten und sich nicht in Diskussionen über die Bedürfnisse und Interessen Einzelner in den unterschiedlichen Gruppen zu verlieren. Ein Beispiel für eine Partnerschaft, die das gemeinsame Interesse der Partner aus den Augen verlor, war die Arbeit eines Gesundheitsförderers, der in einer großen kanadischen Stadt zum Thema „Wohnen und Gesundheit" ein Komitee mit verschiedenen Initiativgruppen zu diesem Thema einberief. Diese Gruppen waren an sicheren, besser beheizten und belüfteten Wohnungen interessiert, die für sie auch erschwinglich sein sollten. Der Gesundheitsförderer wollte durch das Aufgreifen der Anliegen dieser Gruppen erreichen, dass damit auch seine Einrichtung an Relevanz zum Thema Gesundheit und Wohnen gewinnen würde. Das Komitee zu diesem Thema traf sich ein Jahr lang regelmäßig und stellte wissenschaftliche Studien und Literaturübersichten zusammen, um zu belegen, dass die Anliegen der Initiativgruppen gerechtfertigt seien. Der Bericht wurde dann in einem längeren Verfahren durch das Management seiner Einrichtung geprüft und überarbeitet. Schließlich wurden die darin gemachten Empfehlungen umgeschrieben und zu einem unverbindlichen Dokument verwässert. Zu dieser Zeit hatten sich die verschiedenen Initiativgruppen bereits aus dem Komitee zurückgezogen, da sie nicht das Gefühl hatten, dass ihren Anliegen entsprechende Beachtung geschenkt wurde.

Der Fehler des Gesundheitsförderers war, dass er die Partnerschaft in einen bürokratischen Prozess verwickelte, indem er seine Einrichtung und die Stadtverwaltung in den Mittelpunkt stellte, um sich an einem Prozess der sozialen Veränderung in seiner Stadt zu beteiligen, in der das gesunde Wohnen bereits ein zentrales politisches Anliegen war. Anstatt sich zu fragen, „wie kann ich die Initiativgruppen in meine politische Arbeit einbinden?", hätte er sich vielmehr fragen sollen „welche Aktivitäten sind am besten geeignet, um politische Veränderungen in der Wohnungspolitik zu beeinflussen?" (Labonte 1993). Dazu muss man wissen, dass sich die organisatorischen Anforderungen zur Veränderung in den Gesundheitseinrichtungen von denen der Initiativgruppen in der Gemeinschaft unterscheiden, vor allem im Hinblick auf die aktiven Führer in diesen Gruppen.

e) Empowerment zu sozialen und politischen Aktionen

Wenngleich Individuen in der Lage sind die Richtung und Umsetzung eines Programms durch ihre Beiträge und aktive Mitarbeit zu beeinflussen, macht dies allein noch nicht den Prozess des Empowerments aus. Der Unterschied zwischen den partizipatorischen Ansätzen und denen des Empowerments liegt in den Zielen dieser Prozesse. Empowermentprozesse haben das eindeutige Ziel soziale und politische Aktionen herbeizuführen und dies ist eingebettet in ihr Streben nach Selbstbestimmung, Überleben und politischer Aktion. Bleiben die betroffenen Personen auf der Ebene der aktiven Kleingruppen stehen, dann werden sie die Ursachen ihrer Armut nicht lösen können. Beteiligen sie sich nur an den gängigen Formen der Interessenvertretung durch die bestehenden Organisationen und die Bildung von Partnerschaften, ohne Bürgerproteste oder andere Formen politischer Aktionen, dann gibt es für die Personen mit der Macht über wirtschaftliche und politische Entscheidungen kaum einen Grund auf sie zu hören. Individuen bewegen sich entlang des Empowerment-Kontinuums von einer Position des aktiven Engagements hin zu einem Punkt, an dem sie durch soziale und politische Aktionen gemeinsam die tieferliegenden Ursachen ihrer Probleme aufgreifen und angehen.

Die Gewinnung von Macht zur Beeinflussung ökonomischer, politischer, sozialer und ideologischer Veränderungen führt unweigerlich zu einer Auseinandersetzung der Gemeinschaft mit jenen, die diese Macht bereits besitzen (eine Nullsummen-Macht Situation, die wir im Kapitel 4 bereits beschrieben haben). Im Kontext eines Programms ist es die Aufgabe der Gesundheitsförderungseinrichtung auf Bitten sozialer Gruppen Kapazitäten aufzubauen, Ressourcen bereit zu stellen und die entsprechenden Individuen, Gruppen oder Vereine zu „empowern".

Als praktisch tätige GesundheitsförderInnen müssen wir uns darüber im Klaren sein, dass die Arbeit zum Empowerment eine politische Aktivität ist und eine die häufig Methoden der Konfrontation verlangt, um die Mächtigeren zur Verhandlung mit den weniger Einflussreichen, aber zunehmend Einflussreicheren, zu zwingen. Selbst im Zuge eines Programms zum Empowerment können über eine gewisse Zeit politischen Störaktionen erforderlich sein, bevor es zu entsprechenden Verhandlungen kommt. Die Strukturen der „Macht über Jemanden", der Bürokratie und Autoritäten bleiben dominant und es ist mit die Aufgabe der Gesundheitsförderung diese Machtverhältnisse herauszufordern.

Voraussetzungen für eine erfolgreiche Empowermentpraxis

Eine Aktionsforschungsstudie des kanadischen Gesundheitsministeriums hat vier zentrale Voraussetzungen für eine erfolgreiche Empowermentpraxis durch GesundheitsförderInnen herausgearbeitet:

1. Eigene Analyse- und Kommunikationsfähigkeiten sowie eine kritische Sichtweise.
2. Unterstützung durch KollegInnen und die Normen und Werte ihrer Einrichtung.
3. Empowerment-orientierte Vorgesetzte.
4. Eine Einrichtung, die intern den Ansatz des Empowerments unterstützt und fördert.

Die Studie verdeutlicht einige wichtige Grundbedingungen bei der Übertragung von Macht und Einfluss durch die GesundheitsförderInnen (s. im Einzelnen das Kapitel 3) sowie zur Anwendung des Empowerment-Kontinuums. In den folgenden Abschnitten werden wir deshalb nochmals separat auf alle vier von der Studie genannten Punkte eingehen.

(1) Eigene Analyse- und Kommunikationsfähigkeiten und eine kritische Sichtweise

Die gesundheitsfördernde Beziehung entsteht zwischen und durch die Menschen, Gruppen, Organisationen und Einrichtungen. Die GesundheitsförderInnen sind der Dreh- und Angelpunkt zur Aufrechterhaltung dieser Beziehungen. Die für die Praxis des Empowerments notwendigen Fähigkeiten sind vielfältig, umfassen in erster Linie aber vor allem die analytischen und kommunikativen Kompetenzen der GesundheitsförderInnen. Die analytischen Kompetenzen helfen bei der Überwindung der lokalen Sichtweisen der Gruppen, deren potenziell konservative oder undemokratische Praktiken sowie bei der Motivierung ihrer Mitglieder zu politischen Aktivitäten. Die kommunikativen Kompetenzen umfassen solche Fähigkeiten wie das verständnisvolle Zuhören, die Vermittlungsarbeit zwischen den einzelnen Individuen und Gruppen sowie von gegenseitigem Respekt getragene Beziehungen. Sie erlauben den GesundheitsförderInnen ihr Wissen und das ihrer Einrichtungen mit den Menschen und Gruppen zu teilen, ohne es ihnen aufzudrängen oder deren Wissen und Kompetenzen zu ignorieren.

Eine solche Praxis ist aber nicht nur eine Frage der methodischen Fähigkeiten und Kompetenzen, sondern erfordert vor allem auch eine entsprechende „ethische Haltung", die den GesundheitsförderInnen die Anerkennung abverlangt, ihre ursprüngliche professionelle „Macht über Jemanden" auf die betreffenden Individuen oder Gruppen zu übertragen. Eine erfolgreiche Machtübertragung aufgrund eines höheren Einkommens, einem höheren Status, der organisatorische und politische Legitimierung und der Fähigkeit Themen auf die politische Tagesordnung zu setzen, liegt dann vor, wenn jene die diese Macht ausüben, dies mit der erklärten Absicht tun, dass die anderen in dieser Beziehung am Ende an Macht und Einfluss gewinnen.

(2) Unterstützung durch KollegInnen und die Normen und Werte ihrer Einrichtung

Die Hauptunterstützung bei dem Prozess der Übertragung von Macht und Einfluss erhalten die GesundheitsförderInnen von ihren KollegInnen. Allerdings nur dann, wenn die Normen und Werte der arbeitgebenden Einrichtung eine solche Praxis des Empowerments billigen und unterstützen. Nicht von allen Gesundheitsberufen kann oder sollte jedoch erwartet werden, dass sie sich für solch eine Empowermentpraxis engagieren. Gleiches gilt für die Mitglieder von sozialen Gemeinschaften, die vielleicht gar nicht „empowert" werden möchten, sondern einfach nur in respektvoller Form direkte Dienstleistungen angeboten haben möchten. Werden diese unterschiedlichen Praxisformen auf der Skala des Empowerment-Kontinuums nicht entsprechend erkannt, dann kann dies zu unnötigen Auseinandersetzungen über die bessere Praxis führen.

Die Unterstützung durch Kollegen und Kolleginnen erfordert zugleich einen untereinander abgestimmten Ansatz zur praktischen Umsetzung des Empowermentansatzes. Unterschiedliche KollegInnen können mit Situationen konfrontiert werden, die ihr spezifisches Wissen und Können überfordern. Deshalb ist es notwendig, dass solche Situationen in den Mitarbeiterbesprechungen aufgegriffen werden, in separaten Teambildungs-Workshops speziell auf die Fragen der Machtverhältnisse und Machtteilung eingegangen wird oder in Seminaren vertieft wird, wie die sozialen Determinanten der Gesundheit analysiert werden können.

Eine gesundheitsfördernde Empowermentpraxis verlangt zudem von den arbeitgebenden Einrichtungen eine Respektierung der Autonomie der GesundheitsförderInnen, flexible Arbeitsstile und Arbeitszeiten sowie die Bereitschaft öffentliche Kontroversen zu akzeptieren und nicht grundsätzlich zu vermeiden.

(3) Empowerment-orientierte Vorgesetzte

Sogenannte schlanke Managementhierarchien sind eine notwendige Voraussetzung zur Unterstützung einer gesundheitsfördernden Empowermentpraxis, da Hierarchien immer mit mehr „Macht über Jemanden" verbunden sind. Ein bestimmter Grad an hierarchischen Strukturen wird zwar weiterhin die staatlichen Einrichtungen charakterisieren und selbst manche traditionell organisierten Gruppen in den Gemeinschaften.

Die Delegierung von Entscheidungen (Hierarchie) ist für das Funktionieren jeder komplexen Organisation mit einer großen Zahl von Mitgliedern und einer Vielzahl von zu bewältigenden Problemen und Aufgaben sicherlich unabdingbar. Deshalb ist es für die Umsetzung einer wirksamen Empowermentpraxis von entscheidender Bedeutung, dass die Führungspersonen in den jeweiligen Organisationen solche Praktiken zumindest kennen oder besser noch, auch über die notwendigen Kompetenzen zur deren Umsetzung verfügen. Denn dann sind sie auch in der Lage die GesundheitsförderInnen vor Ort zu unterstützen bzw. zu decken, wenn es zu Kontroversen mit bestimmten kommunalen Gruppen, Behörden oder anderen Organisationen kommt.

Umgekehrt müssen die GesundheitsförderInnen aber auch Verständnis für die duale Verantwortung ihrer Führungspersonen zeigen, die einerseits einen bestimmten Grad an Selbstständigkeit ihrer Organisation aufrechterhalten wollen, andererseits aber auch ihren staatlichen Aufsichtsbehörden und politischen Repräsentanten Rechenschaft ablegen müssen.

(4) Eine Einrichtung, die den Ansatz des Empowerments unterstützt und fördert

Nicht nur die Einrichtungen im Gesundheitswesens haben die Möglichkeit die Autonomie ihrer MitarbeiterInnen einzuschränken. Andererseits können sie aber auch innovative Praktiken fördern und bisherige Praktiken, die dem Empowerment weniger förderlich waren zurückfahren. Eine solche neue Politik der Gesundheitsförderung muss dann spezifische soziale Analysen und Modelle umfassen, welche die „Parallelziele" des Empowerments von Gemeinschaften erkennen und anerkennen (siehe hierzu das folgende Kapitel 6). Sie sollten die Gesundheitsförderung als eine Praxis der sozialen und politischen Aktivität zur Bewältigung der strukturbedingten Ursachen der Machtlosigkeit verstehen (Labonte 1996).

Die grundlegende Logik des Empowerment-Kontinuums fand schon immer in unserem alltäglichen Leben statt, z. B wenn sich lokale Initiativgruppen von BürgerInnen gegen Umweltbeeinträchtigungen ihrer Wohngegend bilden oder wenn BürgerInnen öffentlich gegen undemokratische Verhältnisse oder Korruption in ihren Ländern demonstrieren. In dem nachfolgenden Kasten stellen wir noch ein Beispiel für eine lokale Aktion vor, in der die BürgerInnen der australischen Stadt Werribee gegen die Einrichtung einer Müllkippe mit giftigen Abfallstoffen in ihrer Stadt protestierten.

Empowerment durch die BürgerInnen in Werribee (Australien)

Werribee ist eine Stadt mit 80.000 Einwohnern, die in einem von Landwirtschaft und Obstanbau geprägtem Gebiet nahe der Großstadt Melbourne liegt. Werribee ist eine typische ländliche Stadt mit leichtem Zugang zu einem Einkaufszentrum ohne Hochhäuser und große Supermärkte. Obwohl Ihre BürgerInnen schon früher Erfahrungen mit der Einführung unerwünschter Projekte hatten, war es für sie eine niederschmetternde Nachricht, als sie 1996 erfuhren, dass das Ministerium für lokale Angelegenheiten die Einrichtung einer Mülldeponie mit giftigen Stoffen in ihrer Stadt ankündigte. Die Regierung beauftragte einen großen Raffineriekonzern mit der Vorbereitung eines Umweltgutachtens, der dieses Projekt dann auch umsetzen sollte.

Die Einwohner von Werribbe reagierten entsprechend der Logik des Empowerment-Kontinuums. Die Ankündigung über die Aufstellung der Giftmülldeponie war ein ausreichend großer Auslöser für einige aufgebrachte BewohnerInnen die Initiative zu ergreifen. Sie opponierten gegen die geplante Aufstellung dieser Deponie, weil sie davon überzeugt waren, das diese den gesundheitlichen und ökonomischen Interessen ihrer Stadt völlig zuwider laufen würde. Sehr schnell gründeten sie eine Aktionsgruppe mit dem Namen „WRATD“, die englische Abkürzung für „Einwohner von Werribbee gegen die Giftmülldeponie“. Bestimmte Personen spielten beim Aufbau dieser Kleingruppe eine maßgebliche Rolle und entwickelten sie sehr schnell zu einer schlagkräftigen Organisation.

Innerhalb von ca. 18 Monaten gelang es der Aktionsgruppe eine wirksame Kampagne in der Stadt auf die Beine zu stellen, um das öffentliche Bewusstsein gegen die Giftmülldeponie zu erhöhen und die politischen Entscheidungsträger entsprechend zu beeinflussen. Die Aktionsgruppe stellte lokale Experten der Öffentlichkeitsarbeit ein, um der Verbreitung ihrer Informationen mehr Gewicht zu verleihen. Mit lokaler Unterstützung wurde ein mit Computern ausgestattetes Operationszentrum eingerichtet und eine Partnerschaft mit der lokalen Universität half bei der Erweiterung ihrer Expertise zum Thema Giftmülldeponien.

Die Kampagne wurde in überzeugender Manier durchgeführt und die Aktionsgruppe arbeitete ständig im Hintergrund, um die notwendigen politischen und sozialen Veränderungen zugunsten der Einwohner von Werribee durchzusetzen. Nach einer eindrucksvollen Demonstration von ca. 15.000 BürgerInnen gegen den Bau der Giftmülldeponie und einer eingereichten Unterschriftenliste mit über 100.000 Unterzeichnern, gab der Raffineriekonzern im November 1998 das Projekt auf. Bürgerbeteiligung, die Mobilisierung von Ressourcen, eine aktive Öffentlichkeitsstrategie und andauernde rechtliche Schritte gegen den Raffineriekonzern ermöglichte es der Aktionsgruppe einen der größten australischen Konzerne in die Knie zu zwingen, der zudem noch von einer Landesregierung unterstützt wurde, die als besonders resolut galt (Strong 1998).

In diesem Kapitel haben wir die Komplexität des Konzepts der Gemeinschaft dargestellt und den Standpunkt vertreten, dass das Empowerment von Gemeinschaften ein Prozess ist, der sich auf verschiedenen Ebenen abspielt und schrittweise in einer dynamischen Form abläuft, die wir als Empowerment-Kontinuum bezeichnet haben. Im nächsten Kapitel dehnen wir das Thema Macht und Empowerment auf die Planung in der Gesundheitsförderung aus und widmen uns den Auseinandersetzungen über die gesundheitsfördernden Ansätze, die gemeinhin als „top-down“ und „bottom-up“ bezeichnet werden.

6. Konflikte im Zuge der Programmplanung

GesundheitsförderInnen möchten sich gerne dem Prozess des Empowerments zuwenden, aber sie arbeiten immer noch in Einrichtungen oder Organisationen, die sich an traditionellen Strukturen eines Programms orientieren. In diesem Kapitel wollen wir zeigen, wie der Prozess des Empowerments dennoch in diese Planungen eingebaut werden kann. Wir werden zeigen, dass die häufig als miteinander unvereinbar angesehenen Ansätze des „top-down" und „bottom-up" in der Praxis so nicht bestehen oder zumindest nicht bestehen müssen. Wir werden dies anhand von Fallstudien für beide Ansätze verdeutlichen.

Wir haben in diesem Buch bewusst die Begriffe „top-down" und „bottom-up" gewählt, weil sie immer wieder benutzt werden und im Zuge der Planung gesundheitsfördernder Programme zu entsprechenden Auseinandersetzungen führen. Gemeinschaften werden traditionell als etwas gesehen, die ihre eigenen Probleme erkennen und diese über „bottom-up" Ansätze an die übergeordneten Strukturen kommunizieren, während der umgekehrte Fall der „top-down" Planung unterstellt wird. „Top-down" und „bottom-up" Ansätze sind theoretische Idealtypen für die beste Praxis mit wichtigen Unterschieden für die GesundheitsförderInnen, die wir in dem Kasten auf der nächsten Seite zusammengefasst haben.

Programmplanung in der Gesundheitsförderung

Gesundheitsförderungsprogramme involvieren immer bestimmte Beziehungen zwischen verschiedenen Trägern oder Interessenvertretern und folgen in der Regel einem vorgegebenen Planungsablauf zu Umsetzung und Evaluierung des Programms. Die Grundbeziehung ist die zwischen einem außenstehenden Akteur und einem Individuum, einer Gruppe oder Gemeinschaft, denen bestimmte Dienstleistungen angeboten werden. Der außenstehende Akteur kann ein Vertreter innerhalb oder außerhalb einer Gemeinschaft bzw. Kommune sein. Am häufigsten sind die GesundheitsförderInnen bzw. deren Einrichtungen selbst die außenstehenden Akteure, z. B. eine Gesundheitsbehörde, ein Krankenhaus, eine Gemeinde- oder Stadtverwaltung, ein Verein oder Wohlfahrtsverband.

Der Planungsablauf wird gewöhnlich als Prozess gesehen, der von einem außenstehenden Akteur organisiert und überwacht wird. Er umfasst in der Regel eine bestimmte Zeit für die Bedarfsanalyse, die Planung, Bewertung, Genehmigung, Umsetzung, Organisation und Evaluation. Die Grundideen, die sich aus der Bedarfsanalyse ergeben, müssen in ein schlüssiges Konzept für ein Programm umformuliert werden. Dies ist die Aufgabe der Planung. Sie umfasst die Formulierung der allgemeinen und spezifischen Ziele und Aktivitäten, die zur Erreichung dieser Ziele notwendigen personellen und finanziellen Ressourcen sowie die zu erwartenden Ergebnisse. Die Bewertung und Genehmigung ist die Phase, wenn der außenstehende Programmträger überprüft, ob das Programm geeignet, kostenwirksam ist und finanziert werden kann und soll. Danach folgt die Umsetzung und Evaluierung des Programms.

Die unterschiedlichen Merkmale der „top-down“ und „bottom-up“ Ansätze

Merkmal	„Top-down“ Ansatz	„Bottom-up“ Ansatz
Rolle der Akteure	Außenstehende Akteure definieren das Problem, entwickeln Strategien, klären das Problem und beteiligen die Gemeinschaft bei der Lösung des Problems.	Außenstehende Akteure unterstützen die Gemeinschaft bei der Definierung ihrer Probleme, die für ihr Leben wichtig und relevant sind und ermöglichen ihnen Strategien zu deren Lösung zu entwickeln.
Planung	Zeitrahmen, Etat u. Analyse durch den Auftraggeber werden kurz- bis mittelfristig festgelegt.	Langfristig angelegt ohne bestimmten Zeitrahmen.
Ziele	Ziele werden durch außenstehende Akteure festgelegt und umfassen in der Regel bestimmte Verhaltensänderungen zur Reduzierung von Krankheiten und der Verbesserung der Gesundheit.	Ziele werden von der Gemeinschaft identifiziert und mit außenstehenden Akteuren verhandelt. Diese können Krankheiten oder Verhaltensweisen betreffen, aber auch soziale und politische Veränderung durch Prozesse des Empowerments.
Umsetzung	Die Kontrolle über Entscheidungen liegt in erster Linie bei den außenstehenden Akteuren	Die Kontrolle über Entscheidungen wird mit der Gemeinschaft ständig neu verhandelt
Terminologie	Gemeindeorientierte und Sozialplanungsprogramme	Programme zum Empowerment, zur Gemeinwesenentwicklung und zum Aufbau von Kompetenzen und Kapazitäten in den Gemeinschaften
Evaluation	Befasst sich mit der Evaluierung der Ziele und Ergebnisse, die meistens von den außenstehenden Akteuren bestimmt werden	Befasst sich mit den Prozessen und Ergebnissen und der Einbeziehung der beteiligen Mitglieder der Gemeinschaft

Die Art und Weise wie ein Gesundheitsproblem in der Programmplanung definiert wird, ist einer der wichtigsten Punkte für die praktische Umsetzung des Empowermentprozesses. Bei den „top-down“ Programmen erfolgt die Definierung des Gesundheitsproblems von den Trägereinrichtungen hinunter zu den sozialen Gruppen und Gemeinschaften, während es bei den „bottom-up“ Programmen umgekehrt ist. In diesem Fall definieren die Gruppen und Gemeinschaften das Gesundheitsproblem und leiten es an die Trägereinrichtungen weiter. Die meisten Trägereinrichtungen für gesundheitsfördernde Programme orientieren sich an den „top-down“ Ansätzen und nur wenige nutzen den „bottom-up“ Ansatz. Projekte der Gemeinwesenentwicklung, selbst wenn sie von nicht-staatlichen Einrichtungen durchgeführt werden, von denen man mehr einen „bottom-up“ Ansatz vermuten könnte, werden diesen Einrichtungen jedoch häufig auferlegt und haben eher einen patriarchalischen Charakter, als dass sie wirklich versuchen Macht und Einfluss mit den anderen zu teilen (Petersen 1994).

„Top-down“ Programme der Gesundheitsförderung

Das bestimmende Merkmal für einen „top-down“ Programmansatz ist, dass die Gesundheitseinrichtung die Ziele des Programms allein bestimmt und die Prozesse der Planung, Umsetzung und Evaluierung selbst steuert. In diesem Kontext mobilisiert sie Individuen, Gruppen und Organisationen, die ihnen bei der Erreichung dieser Ziele, die in der Regel auf spezifische Krankheits- oder Verhaltensprobleme gerichtet, helfen sollen. „Top-down“ Programme stützen die bestehenden Machtverhältnisse zwischen den verschiedenen Trägern des Programms, den außenstehenden Akteuren bzw. den GesundheitsförderInnen und den jeweiligen Zielgruppen des Programms. D. h. es handelt sich dabei um eine Beziehung mit „Macht über Jemanden“, bei der die außenstehenden Akteure die Kontrolle über die Planung und Finanzierung des Programms haben und wo von den jeweiligen Zielgruppen erwartet wird, dass sie daran mitwirken, aber dabei nicht notwendigerweise auch aktiv involviert werden, was die Entscheidungen über das Programm angeht.

Die Ziele des Programms werden häufig aufgrund messbarer epidemiologischer Daten definiert und orientieren sich eher an einem eng gefassten medizinischen oder Verhaltensansatz, der die Gesundheit auf die Endpunkte der Krankheit reduziert. Die Evaluierung des Programms stützt sich in der Regel auf quantitative Daten und Ergebnisse, die von „Experten“ bewertet werden, die häufig von den außenstehenden Akteuren bzw. GesundheitsförderInnen damit beauftragt werden. Die „top-down“ Programme zielen für gewöhnlich auf eine spezifische Krankheit, wie z. B. den Herzkrankheiten und bestimmten mit dieser Krankheit verbundenen Risikofaktoren, wie z. B. Rauchen, Ernährung und körperliche Bewegung. Dazu nutzen sie solche Strategien wie z. B. das soziale Marketing, die Gesundheitsaufklärung und Bildung oder die Interessendurchsetzung über die Medien, welche die soziale Gemeinschaft nur als Medium oder Interventionsort benutzen. Die soziale Gemeinschaft wird dabei durch die außenstehenden Akteure als Ziel- oder Bevölkerungsgruppe definiert, die in die Programmplanung passt, wie z. B. bei einer Maßnahme zur Reduzierung sexuell übertragbarer Krankheiten, die sich dann vielleicht an bestimmte Jugendgruppen richtet. D. h. „top-down“ Programme zielen im allgemeinen weniger auf das Empowerment sozialer Gemeinschaften, sondern viel mehr auf die Durchsetzung bestimmter vorgegebener Normen für einen gesunden Lebensstil in den jeweiligen Gemeinschaften.

Eine Durchsicht der von VertreterInnen aus Australien, Kanada und den USA eingereichten Unterlagen im Zuge eines Seminars der Internationalen Union für Gesundheitsförderung und Erziehung im Jahre 1995 zeigte, dass sich fast alle gesundheitsfördernden Ziele direkt an der Prävention von Krankheiten und der Veränderung ungesunder Lebensweisen orientierten (Labonte 1998). Auch ein Aktionsbericht zur Gesundheitsförderung in Kanada (Canadian Public Health Association 1996), der sich auf Diskussionen mit über 1000 Gesundheitsberufen stützen konnte, kam zu dem Ergebnis, dass die meisten Ziele und Praktiken der Gesundheitsförderung in Kanada den „top-down" Programmen zugeordnet werden konnten und forderte deshalb einen Politikwandel hin zu mehr Ansätzen des Empowerments zur Unterstützung von Veränderungen der Lebens- und Arbeitsbedingungen der Menschen.

Die Erfolge von „top-down" Programmen

Angesichts der großen Popularität von „top-down" Programmen in der Gesundheitsförderung liegt es nahe, sich mit den Gründen für deren immer noch weiten Verbreitung zu befassen. Zu den international bemerkenswerten Beispielen für „top-down" Programme gehören das Nordkarelien Projekt zur Prävention von Herz-Kreislauferkrankungen (Puska et al. 1995), die multiple Risikofaktoren Intervention (Multiple Risk Factors Intervention Trail, MRFIT), die gemeindenahen Interventionen zur Aufgabe des Rauchens (Community Intervention Trials for Smoking Cessation, COMMIT, Syme 1997) und das Aktionsprojekt zur Gesundheit in den Gemeinden (Planned Action towards Community Health, PATCH, Braddy et al., 1992).

Trotz der Popularität dieser „top-down" Programmen wurden sie zunehmend wegen ihrer geringen Erfolge im Verhältnis zu den dafür eingesetzten Ressourcen kritisiert. Auch unter den GesundheitsförderInnen machte sich wachsende Ernüchterung im Zuge der Umsetzung solcher Programme breit sowie im Hinblick auf die damit von ihnen erreichten Erfolge (Labonte 1998). Nur relativ klein angelegte Programme zeigten Erfolge im Hinblick auf positive Verhaltensänderungen. Eine umfassende Zusammenstellung von wissenschaftlichen Untersuchungen zu diesem Thema (Hyndman 1998) kam zu dem Ergebnis, dass die Erfolge klein angelegter Programme auf ihre Nähe zu den Gemeinschaften zurückzuführen seien. Das heißt, solche kleinangelegten gemeindenahe Programme waren weniger zentralisierte „top-down" Programme und ähnelten damit eher den „bottom-up" Programmen. Von den groß angelegten „top-down" Programmen erreichte das Nordkarelienprojekt die größte Popularität und diente als Beispiel guter Praxis für viele andere Projekte.

In dem nachfolgenden Kasten werden wir deshalb nochmals kurz die Gründe für den Erfolg des Nordkarelien-Projekts zusammenfassen. Dabei vertreten wir jedoch den Standpunkt, dass selbst wenn man den Erfolg dieses Projektes anerkennt, die GesundheitsförderInnen daraus aber vielleicht die falschen Schlüsse für sich und ihre eigenen Projekte gezogen haben.

Das Nordkarelien-Projekt: eine Erfolgsgeschichte über 20 Jahre

Es wird behauptet, dass die Planung und Umsetzung des Nordkarelien-Projekts das Ergebnis der Forderung der Bürger und Bürgerinnen dieser Region bzw. dieser „Gemeinschaft“ zur Aufklärung über die Risikofaktoren der dort sehr verbreiteten Herz-Kreislauferkrankungen gewesen ist. Wirft man jedoch einen genaueren Blick auf die Vorgeschichte dieses Projekts, dann fällt auf, dass dabei die Bedeutung des Begriffs der „Gemeinschaft“ durch die nachfolgenden Programme vielleicht falsch interpretiert worden sein könnte. Ein vorangegangenes finnisches Projekt zur Reduzierung von Herz-Kreislauferkrankungen durch die Ersetzung von Milchfetten durch Sojabohnen und die Ersetzung von Butter durch pflanzliche Margarineprodukte erwies sich als ausgesprochen erfolgreich. Dies führte zu weiteren Untersuchungen und Maßnahmen sowie dem Aufbau eines regionalen Netzwerkes der „Finnischen Gesellschaft für Herzkrankheiten“.

Die wachsende Unterstützung für diese Maßnahmen bewegte den Regierungspräsidenten von Nordkarelien dazu, Mitglieder des Provinzparlamentes sowie Vertreter der Bundesregierung und nicht-staatlicher Einrichtungen zur Bildung einer Interessengruppe einzuladen. Diese Gruppe stellte 1971 einen Antrag an die Bundesregierung zur finanziellen Unterstützung der Reduzierung der Herz-Kreislauferkrankungen in Nordkarelien. Der Regierungspräsident selbst führte die Delegation an, die den Antrag selbst öffentlichkeitswirksam in die finnische Hauptstadt Helsinki brachte, um die dortige Regierung von der Ernsthaftigkeit ihres Engagements zu überzeugen. Es war deshalb diese „Gemeinschaft“, welche die Forderung zur Verbesserung der Herz-Kreislaufkrankheiten in Nordkarelien vorbrachte und nicht primär die „Gemeinschaft“ der in Nordkarelien lebenden BürgerInnen. Ich glaube, dass die GesundheitsförderInnen daraus die falschen Schlüsse gezogen haben. Sie haben das Thema der Herz-Kreislauf-Risikofaktoren und die in Nordkarelien durchgeführten Maßnahmen in den Mittelpunkt ihrer Überlegungen gestellt und nicht die politischen, historischen und kulturellen Gründe, warum und wodurch das Thema Herz-Kreislauferkrankungen so schnell zu einem Anliegen der „Gemeinschaft“ wurde.

Warum „top-down“ Programme häufig fehlschlagen

Nicholas Freudenberg (1997), einer der führenden US-Wissenschaftler im Bereich der Gesundheitsförderung, untersuchte 155 städtische Gesundheitsförderungsprogramme in den USA. Praktisch alle diese Programme erfüllten die Kriterien für „top-down“ Programme. Freudenberg stellte fest, dass diese von wenigen Ausnahmen abgesehen, nicht die gesetzten Ziele erreichten und in der Regel weder die Benachteiligten noch deren Beteiligung an den Programmen. Ein Teil des Problems war, dass diese Programme nur ein bestimmtes Gesundheitsproblem wie z. B. Aids oder den Missbrauch von Drogen aufgriffen, aber nicht die sozialen und ökonomischen Faktoren, die sowohl das spezifische Gesundheitsproblem, als auch die Gesundheit der jeweiligen Gemeinschaft insgesamt beeinflussten. Leonard Syme (1997), einer der führenden US-Sozialepidemiologen, untersuchte die Gründe für die mangelnden Erfolge von zwei populären „top-down“ Programmen in den USA: der multiplen Risikofaktoren Intervention (MRFIT) und der gemeindenahen Intervention zur Aufgabe des Rauchens (COMMIT).

Die multiple Risikofaktorenintervention (MRFIT) war ein Programm über 10 Jahre zur Reduzierung der Mortalität an Herzerkrankungen bei den zehn häufigsten Risikogruppen unter Männern. Es bestand aus einer umfangreichen Befragung von 400 000 Männern in 22 Städten und beruhte auf einer Zufallsstichprobe von 6000 Männern für die Intervention und 6000 Männern für die Kontrollgruppe. Diese Intervention war damit zu ihrer Zeit das ehrgeizigste, teuerste und intensivste Programm. Das Programm schlug fehl und nach sechs Jahren zeigten sich keine Unterschiede in den Mortalitäten der Männer in der Interventions- bzw. Kontrollgruppe.

Das gemeindenahe Interventionsprogramm zur Aufgabe des Rauchens (COMMIT) bestand aus landesweiten Programmen mit über 10 000 starken RaucherInnen in 11 Städten sowie den entsprechend zugeordneten Kontrollgruppen. Am Ende zeigten sich nur bescheidene Unterschiede bezüglich der Aufgabe des Rauchens zwischen den Interventions- und Kontrollgruppen. Das mehrere Millionen Dollar teure Programm mit einem Team von hochmotivierten und ausgebildeten „Experten“ schlug ähnlich fehl (Syme 1997).

Syme's Analysen verweisen auf die Rolle der „Experten“ als einen der Hauptfaktoren für das Fehlschlagen dieser Programme. Die Motivation zur Verhaltensänderung muss von der jeweiligen Gemeinschaft selbst kommen und kann nicht allein durch die Experten erreicht werden. Syme gab in diesem Zusammenhang zu, dass es vielen Gesundheitsberufen offenbar fremd ist, das Wissen, die Erfahrungen und die Expertise der „Laien“ in den jeweiligen Gemeinschaften zu akzeptieren, ihre eigene Expertise mit ihnen zu teilen, sodass sie diese zum Aufbau ihrer eigenen Kapazitäten mitnutzen können. Die Bereitstellung von Gesundheitsinformationen spielt zwar bei der Gesundheitsförderung eine Rolle, aber diese Informationen müssen die Fragen und Probleme unterstützen, die von den betreffenden sozialen Gemeinschaften als für sie relevant und wichtig erkannt wurden.

Marie Boutilier (1993) vertritt in ihrem Aufsatz über die kanadischen Gesundheitsförderungsprogramme die Ansicht, dass es einer der Hauptziele bei den „top-down“ Programmen ist, wie z. B. bei den beiden oben genannten Interventionsprogrammen, damit die eigene berufliche Praxis der gesundheitsfördernden AkteurInnen zu verbessern. Dabei argumentiert sie, dass die Rechenschaftspflicht gegenüber den Programmträgern, die Praxis- und Kostenwirksamkeit, die unausgesprochenen Ziele der „top-down“ Programme sind. Diese Fokussierung auf die Rechenschaftspflicht und den Nachweis der Wirksamkeit gegenüber den Programmträgern lenkt von dem ab was die betroffenen sozialen Gruppen und Gemeinschaften wirklich zu sagen haben, welches ihre Bedürfnisse sind und wie wir als Gesundheitsberufe bzw. GesundheitsförderInnen diese Anliegen der Menschen verstehen und entsprechend aufgreifen sollten.

Leonard Syme (1997) geht in diesem Zusammenhang noch einen Schritt weiter. Er glaubt, dass die meisten Menschen mit einem ausgeprägten hohem Risikoverhalten, dieses Verhalten in der Regel nicht ändern und jene die es ändern, tun dies aus Gründen, unabhängig von den Aktivitäten der „top-down“ Gesundheitsförderungsprogramme.

Die Stärken und Schwächen von „top-down" Programmen

Vielleicht ist einer der Hauptgründe für die weiterhin dominanten „top-down" Programme, dass sie den außenstehenden Akteuren ermöglichen, die Kontrolle über ihre Programme zu behalten. Außenstehende Akteure (z. B. GesundheitsförderInnen, Gesundheitsbehörden, Vereine und Verbände) müssen sich zunehmend um die Kostenwirksamkeit und ihre Rechenschaftspflichtigkeit gegenüber ihren Geldgebern kümmern, da Budgets gekürzt und die Mittel für Programme nicht mehr so leicht zu bekommen sind. Der Vorteil von „top-down" Programmen ist, dass sie den Akteuren erlauben im Voraus die Ziele, Ansätze und Umsetzungsformen sowie den finanziellen und zeitlichen Rahmen des Programms genau zu bestimmen. Durch die Nutzung messbarer Ergebnisindikatoren können die Akteure den Qualitätslevel und Programmablauf überwachen. Außenstehende Akteure stellen häufig den Projektleiter zur Umsetzung des Programms ein sowie ein Team von BeraterInnen zur Überwachung und Evaluierung der Fortschritte. Die Kontrolle über notwendige Entscheidungen verbleibt im wesentlichen bei den außenstehenden Akteuren und die Rolle der Gemeinschaften bzw. Zielgruppen des Programms liegt primär darin, die Umsetzung des vorgegebenen Programms aktiv zu unterstützen.

„Top-down" Programme sind damit das genaue Gegenteil zu einer gesundheitsfördernden Empowermentpraxis, wie wir sie in diesem Buch bereits beschrieben haben. Sie können ihrem Wesen nach sogar zu noch weniger Empowerment führen, insbesondere für jene die ohnehin schon sozial benachteiligt sind, obwohl sie paradoxerweise häufig die beabsichtigen Zielgruppen sind, die von dem Programm am meisten profitieren sollten. Solche Programme, die sich über die Anliegen und Bedürfnisse der Menschen hinwegsetzen, können bei ihnen das Gefühl der Machtlosigkeit weiter verstärken und damit indirekt die Botschaft vermitteln, dass ihre Probleme für jene die Macht und Einfluss haben, d. h. für die außenstehenden Akteure und Gesundheitsförderungsexperten nicht relevant sind.

„Top-down" Programme laufen auch Gefahr, dass sie Gemeinschaften indirekt dazu zwingen sich mit Problemen zu beschäftigen, die für sie nicht im Vordergrund stehen, aber von ihnen erwartet, sich daran zu beteiligen und zu deren Lösung beizutragen. Labonte und Robertson (1996) gehen noch einen Schritt weiter und argumentieren, dass Gemeinschaften dabei sogar wertvolle Ressourcen mobilisieren und organisieren für ein Programm, dass zu eng auf Veränderungen von Lebensweisen gerichtet ist, anstatt auf die dahinterstehenden Lebens- und Arbeitsbedingungen, die politische und strukturelle Veränderungen erfordern würden.

Ein Beispiel für die Schwächen von „top-down" Programmen liefern die „PATCH" Programme des US-Zentrums zur Krankheitsbekämpfung. Die „PATCH" Programme (Aktionsprogramme zur Verbesserung der Gesundheit in den Städten und Gemeinden) beginnen in der Regel mit einer Befragung von Repräsentanten einer Gemeinschaft über die vorrangigen Gesundheitsprobleme in ihrer Gemeinschaft. Diese nannten häufig Probleme in ihren Lebens- und Arbeitsbedingen wie z. B. Armut, schlechte Wohnverhältnisse, Rassismus und Arbeitslosigkeit. Teil des Planungsprozesses waren auch Befragungen zu den medizinischen Risikofaktoren, zur „Komplettierung der Meinungen“ der Gemeinschaft durch vermeintlich „objektivere“ Fakten. Diese Befragungen zeigten, dass die vorrangigen Gesundheitsprobleme die Herz-Kreislauf- und Krebserkrankungen sowie bestimmte ungesunde Verhaltensweisen betrafen, da diese Probleme die einzigen waren, die in den Befragungen enthalten waren. Die Vertreter der Gemeinschaften wurden dann mit diesen Daten konfrontiert um sie davon zu überzeugen, dass die Probleme die sie vorgebracht hatten nicht so wichtig seien wie die Ergebnisse, die sich aus den wissenschaftlichen Befragungen ergeben hätten. Den GemeindevertreterInnen wurde deshalb nahegelegt, dass die unmittelbaren Ziele des Programms auf die Förderung gesünderer Lebensweisen gelegt werden sollten sowie die Durchführung von Vorsorgeuntersuchungen zur Erfassung der Herz-Kreislauferkrankungen. Die mehr selbstbewussteren GemeindevertreterInnen verabschiedeten sich daraufhin aus dem Programm, da es weder ihre Erfahrungen noch ihre vorgebrachten Anliegen respektierte. Die Beteiligung der Gemeinden an diesem „umfrage-definierten“ und „experten-geleitetem“ Programmen war deshalb häufig sehr niedrig oder nicht existent, da sie nicht deren Interessen widerspiegelten.

Später durchgeführte PATCH-Programme lernten aus diesen Erfahrungen und führten keine medizinischen Risikobefragungen mehr durch, sondern führten Planungsstrukturen ein, die auf den von den Mitgliedern der jeweiligen Gemeinden vorgetragenen Anliegen und Problemen aufbauten. Obwohl ein solches Planungsverfahren z. B. unter Einbeziehung eines Komittees, dass die GemeindemitgliederInnen aktiv zu involvieren versucht, sehr zeitaufwendig sein kann, hat es seine Stärken, wie das folgende Beispiel zeigt.

Das „Dalby 2000 Gesundheitsprojekt“

Das „Dalby 2000 Gesundheitsprojekt“ wurde von dem australischen Gesundheitsministerium in Queensland initiiert und orientierte sich an den oben beschriebenen gemeindeorientierten PATCH-Programmen. Es wurde ein Planungskomitee etabliert, dass aus Vertretern von Vereinen, kommunalen Organisationen, Gesundheitsberufen und der Gemeinde von Dalby bestand.

Mithilfe verschiedener Methoden der Datenerfassung wurde ein Gesundheitsprofil der Gemeinde erstellt, das die Sterbe-, Erkrankungs- und Verletzungshäufigkeiten umfasste sowie die Ergebnisse einer Vorsorgeuntersuchung zu den chronischen Erkrankungen. Das Planungskomitee setzte auf dieser Grundlage drei Prioritäten für gesundheitliche Interventionen fest: ischämische Herzkrankheiten, Krebs und Fahrradunfälle.

Die Evaluierung zeigte, dass vor allem vier Faktoren zum Erfolg des Programms beitrugen:

1. Die hohe Sichtbarkeit durch ein Logo und die Berichterstattung in den Medien über die spezifischen Gesundheitsdaten zur Unterstützung der Maßnahmen.
2. Eine positive Resonanz durch die Mitglieder in der Gemeinde.
3. Die ständige Einbeziehung der Mitglieder des Planungskomitees.
4. Die Ressourcenteilung zwischen den verschiedenen Partnern des Programms.

Quelle: O'Connor and Parker, 1995, S. 89.

„Bottom-up“ Programme der Gesundheitsförderung

Die andere Hauptform bei der Planung von Gesundheitsförderungsprogrammen ist der sogenannte „bottom-up“ Ansatz. Wenngleich die meisten Programme „top-down“ angelegt sind, sind jene GesundheitsförderInnen, die mit einem „bottom-up“ Ansatz arbeiten, überzeugt davon, dass dieser Ansatz große Potenziale zum Empowerment von Individuen und Gemeinschaften bietet. Der Begriff „bottom-up“ beschreibt die Rolle der außenstehenden Akteure als eine, die den Individuen und Gemeinschaften die Identifizierung ihrer eigenen Probleme, Lösungen und Maßnahmen ermöglichen und sie aktiv in die Planung, Umsetzung und Evaluierung der Gesundheitsförderungsprogramme einbeziehen. Dazu müssen die außenstehenden Akteure ihre „Macht über Jemanden“ in eine Beziehung der Machteilung umwandeln, bei der die Gemeinschaft an Einfluss gewinnt und zunehmend die Kontrolle über das Programm übernimmt.

Der „bottom-up“ Ansatz als Gemeinwesenentwicklung wird vielfach als einer der zentralen Strategien der Gesundheitsförderung bezeichnet, da er in den Gemeinschaften Kapazitäten und Macht bzw. Empowerment aufbaut, das ihnen mehr Kontrolle über ihr Leben und ihre Lebensbedingungen ermöglicht. Um dies zu erreichen, müssen die Gruppen und Gemeinschaften in die Lage versetzt werden sich selbst zu Themen zu organisieren, die für ihr Leben relevant und wichtig sind und die sie selbst als solche erkannt haben (Raeburn 1993). „Bottom-up“ Ansätze berücksichtigen auch die spezifischen Lokalitäten, die von den „top-down“ Ansätzen nur wenig beachtet werden wie z. B. die Familien, informelle Gruppen, Aktionsgruppen, Freizeiteinrichtungen und viele andere Gelegenheiten, die Fisher (1993, S. 165) als „Freiräume“ bezeichnet, in denen die Menschen sich treffen, um ihre Bedürfnisse und ihre alltäglichen Probleme zu diskutieren, die ihr Leben beeinflussen.

Es besteht jedoch ein beträchtliches Durcheinander unter den Gesundheitseinrichtungen und GesundheitsförderInnen, was der „bottom-up“ Ansatz eigentlich bedeutet und wie er wirksam umgesetzt werden kann. Der Ansatz wird aber auch kritisiert wegen fehlender Nachweise aus Fallstudien, welche die Theorie des „bottom-up“ Ansatzes genau analysieren und Beispiele für dessen Erfolge und Misserfolge liefern. John Raeburn (1993) stellte dazu fest, dass einige überzeugende Erfolgsbeispiele unter den Projekten in den Entwicklungsländern zu finden sind. Diese Fallstudien zeigen einige gemeinsame Merkmale: es sind klein angelegte Projekte, die gewöhnlich von nicht-staatlichen und unbürokratischen Einrichtungen durchgeführt werden und dabei flexible und partizipatorische Umsetzungsformen nutzen. Solche Merkmale sind großen bürokratischen Einrichtungen in der Regel eher fremd, deren Anliegen sich zunehmend auf vorgegebene Ziele und Ergebnisse konzentrieren sowie auf Nachweise der Kostenwirksamkeit und Rechenschaftspflichtigkeit gegenüber ihren Geldgebern. Regierungseinrichtungen legen auf nationaler oder regionaler Ebene häufig „ökonomische Orientierungsmaßstäbe“ fest, die wenig Raum für notwendige Programmanpassungen lassen. GesundheitsförderInnen, die in staatlichen Einrichtungen tätig sind, erfahren solche Einschränkungen wahrscheinlich häufiger und dies umso mehr, je höher sie auf den Ebenen der lokalen, regionalen und nationalen Einrichtungen angesiedelt sind.

Führen „bottom-up“ Programme zum Erfolg?

„Bottom-up“ Programmansätze können zu mehr Empowerment führen und tun dies auch. Zwei Erfolgsbeispiele, die zugleich viele der bereits dargelegten Erfolgskriterien verdeutlichen, sollen dies belegen.

1. Das Programm zur Prävention des Alkoholmissbrauchs

Nina Wallerstein und Ed Bernstein (1988) analysierten dieses Programm, das 1982 von der Universität Neu-Mexiko durchgeführt wurde. Es orientierte sich an den Grundsätzen und Techniken des populären brasilianischen Erziehers Paulo Freire zur Erreichung eines „kritischen Bewusstseins“ bei den Menschen. Dazu gehört die Methoden des Zuhörens, des Dialogs und der Aktionsgruppen. Die Erreichung eines kritischen Bewusstseins ist ein gemächlicher Prozess den es zu fördern, gilt um den Mitglieder einer Gemeinschaft die Analyse ihrer Probleme zu ermöglichen und über neue mögliche Maßnahmen nachzudenken. Dies führt eine Gemeinschaft in einen Kreislauf von Maßnahmen – Reflektion - Maßnahmen und schließlich zu gemeinsamen und politischen Aktionen (Freire 1973).

Das Programm zu Prävention des Alkoholmissbrauchs versuchte jugendliche Hochrisikogruppen zu „empowern“ sich für gesündere Alternativen zu entscheiden und eine aktive soziale und politische Rolle in der Gesellschaft zu übernehmen. Das Programm führte kleine Gruppen von StudentInnen in die Notaufnahme eines Krankenhauses sowie eine Bezirksjugendstrafanstalt, damit sie sich mit den Patienten und jugendlichen Straftätern über deren Drogenprobleme unterhalten konnten. Die jugendlichen StudentInnen hatten keine Probleme sich direkt den Patienten bzw. Insassen dieser Einrichtungen auszutauschen, stellten Fragen und lernten so die Probleme auf unterschiedlichen Ebenen kennen.

Das Programm wurde gemeinsam von der außenstehenden Universitätseinrichtung und den StudentInnen unterstützt, die eine Ortsgruppe „Studenten gegen Alkohol am Steuer“ gründeten. Diese wurde nach dem Tod eines Studenten durch einen alkoholbedingten Verkehrsunfall initiiert. Im Verlauf von über zwei Jahren übernahmen die StudentInnen sukzessive eine führende Rolle und organisierten Treffen und Veranstaltungen in ihrer Gemeinde, um den Themen des Drogenmissbrauchs und Alkohols am Steuer mehr Gewicht zu verleihen. Die Evaluierung zeigte, dass die am Programm beteiligte StudentInnen bezüglich des Missbrauchs von Drogen und Alkohol am Steuer, ein signifikant höheres Bewusstsein hatten als die Personen in der Kontrollgruppe. Wallerstein und Bernstein (1988) führten den Erfolg dieses Programms auf folgende Faktoren zurück:

- Das Programm fühlte sich dem Empowerment der Individuen und Gemeinschaften verpflichtet, dies war sozusagen dessen grundlegende Ethik.
- Der Schwerpunkt lag auf der Beteiligung der Jugendlichen, Verantwortung zu übernehmen, Gedanken und Erfahrungen auszutauschen und für ihre Anliegen eigene Lösungsstrategien zu entwickeln.

- Es war ein gemeinsames Programm der außenstehenden Akteure und der Teilnehmer, bei dem die außenstehenden Akteure die Ressourcen einbrachten (Wissen, Geld, Möglichkeiten), die sie den Teilnehmern für deren eigenen Gebrauch zur Verfügung stellten.

- Es war ein relativ klein angelegtes Programm, das von den StudentInnen gut gemanagt werden konnte.

- Es förderte Verbundenheit, soziale Unterstützung, Führungsqualitäten und Organisationsstrukturen.

2. Das Seniorenprojekt in Tenderloin (San Francisco, USA)

Meredith Minkler (1997), eine der führenden Wissenschaftlerinnen im Bereich der Gesundheit und Gemeinwesenentwicklung, analysierte das Seniorenprojekt in Tenderloin, einem Stadteil von San Francisco. Das Projekt nutzte den „bottom-up" Ansatz der Gesundheitsförderung in einer armen Wohngegend mit SeniorInnen ohne große Einkünfte. Diese Gruppe von fast Obdachlosen und mittellosen Menschen, die in einfachen Beleghotels wohnten, wurden von der lokalen Behörde als nicht ansprechbar bzw. nicht organisierbar betrachtet. Diese Gruppe wurde von GesundheitsförderInnen und StudentInnen angegangen, um zu zeigen, dass das Organisieren von Gemeinschaften als Mittel zum Empowerment genutzt werden kann. Die Ziele des Projekts waren der Aufbau von Kompetenzen und Führungsqualitäten der BewohnerInnen der Seniorenheime zur Reduzierung deren Gefühl der sozialen Isolation und zur Stärkung von sozialen Netzwerken in dem Stadtteil von Tenderloin. Das Projekt nutzte zu seiner Umsetzung drei theoretische Konzepte: die soziale Unterstützung, Paulo Freire's Grundsätze zur Entwicklung eines kritischen Bewusstseins sowie Saul Alinsky's Theorie zur Organisierung von Gemeinschaften, dass Menschen sich aufgrund eines gemeinsamen Interesses oder Problems miteinander zu gemeinsamen Aktionen zusammenschließen (Alinsky 1972).

Initiiert wurde das Projekt durch außenstehende Akteure, die in einem der Seniorenheime eine Gruppe von SeniorInnen organisierten die sich regelmäßig trafen, um ihre Probleme der Einsamkeit, Gewalttätigkeiten und Mieterhöhung mit einander zu besprechen. Freire's Methoden wurden zur Formulierung der Fragen und Identifizierung der Lösungen benutzt und Alinsky's Ansatz zur Förderung sozialer Interaktionen, um den Prozess der Erfassung der Bedürfnisse der SeniorInnen in Gang zu bringen. Mehrere solcher Gruppen wurden etabliert und nach einiger Zeit der Vertrauensbildung und Entwicklung von Beziehungen, erkannten die Gruppen den Wert sich miteinander zu verbinden und an gemeinsamen Problemen zu arbeiten.

Minkler (1997) sah in der Errichtung und aktiven Weiterführung der Unterstützungsgruppen sowie in dem Zusammenschluss der BewohnerInnen der Seniorenheime den größten Erfolg des Projekts. Sie führt eine Reihe von greifbaren Erfolgen durch diese Gruppen auf wie z. B. die Einreichung eines Protests gegen die Mieterhöhungen, die Durchsetzung von Änderungen hinsichtlich der Kündigungspolitik der Hauseigentümer, die Verbesserung der Badezimmer für Behinderte sowie der Sicherheit der HeimbewohnerInnen. Qualitative Daten lieferten anekdotenhafte Belege für eine Verbesserung der Gesundheit und des Wohlbefindens, einschließlich eines besseren Gefühls für soziale Unterstützung sowie eine Abnahme des Alkohol- und Zigarettenkonsums. Quantitative Daten wurden im Zuge einer Befragung zur Ernährung in den vergangenen 24 Stunden erfasst und zeigten einen höheren Konsum an Früchten und Gemüse. Andere Indikatoren für eine verbesserte Lebensqualität betrafen den Rückgang der Gewalttätigkeiten und Berichte der SeniorInnen über ein mehr an Macht und persönlichem Einfluss.

Dieses SeniorInnenprojekt zeigt wie wichtig es ist, die Programmplanung auf den von den Gemeinschaften definierten Bedürfnissen aufzubauen. Die außenstehenden Akteure und die Seniorengemeinschaft waren in der Lage das Programm, das auf den Aufbau von Kompetenzen und Kapazitäten zielte (z. B. soziale Unterstützung und Führungsqualitäten) gemeinsam zu verhandeln und umzusetzen.

Minkler (1997) räumt zwar ein, dass der Erfolg des Programms relativ klein ausfiel, im Vergleich zur Größe der sozioökonomischen Probleme mit denen die SeniorInnen konfrontiert waren. Das heißt klein angelegte „bottom-up" Programme haben ihre Schwächen, wenn nicht zugleich auch die größeren gesellschaftlichen Ungleichheiten angegangen werden. Außerdem ist zu beachten, dass erfolgreiche Programme wie das oben genannte, zunehmend damit beginnen sich auf externe Mittel zu verlassen und eigenes Personal einzustellen. Je mehr Arbeiten dieses neue Personal dann übernimmt, desto stärker nimmt die Beteiligung der Gemeinschaft ab. Am Beispiel des SeniorInnenprojekts änderten die Geldgeber nach einigen Jahren ihre Prioritäten und stellten deren weitere Förderung ein, was dazu führte, dass auch das Projekt eingestellt wurde. Dies könnte als ein Misserfolg für den Empowermentansatz betrachtet werden. Es ist jedoch einfach nur eine Frage des längeren Zyklus von Gemeinschaften, den sie brauchen, um Programme nach ihren eigenen Bedingungen zu organisieren, zu formalisieren, Ressourcen zu mobilisieren und entsprechend umzusetzen.

Zusammenfassend lässt sich feststellen, dass im Mittelpunkt der „bottom-up" Programmansätze die Prozesse stehen, im Rahmen dessen die Mitglieder einer Gemeinschaft durch ihre aktive Beteiligung am Programm neue Fähigkeiten und Kompetenzen entwickeln sowie das Gefühl, dass dieses Programm ihr eigenes ist. „Bottom-up" Programme sind meistens kleiner angelegte Programme, die flexibel und über einen längeren oder gar unbestimmten Zeitraum angelegt sind. Bei „bottom-up" Programmen müssen die außenstehenden Akteure bereit sein, zumindest einen Teil ihrer Macht und Kontrolle über die Planung, Umsetzung und Evaluierung der Programme an die Gemeinschaft und ihre Gruppen abzugeben. Dies wird durch eine größere Aktivierung der Beteiligungspotenziale einer Gemeinschaft belohnt und ausgeglichen, die zu einer größeren Identifizierung der Gemeindemitglieder mit dem Programm führt und damit deren Dauerhaftigkeit entscheiden fördert und sicherer macht.

„Top-down“ oder „bottom-up“ Programmansätze in der Gesundheitsförderung?

Beide Ansätze sollten nicht als unvereinbare Alternativen angesehen werden, denn in der gesundheitsfördernden Praxis bewegt man sich häufig zwischen beiden Ansätzen. Die Herausforderung für die GesundheitsförderInnen ist deshalb in beiden Richtungen zu denken und zu arbeiten.

Die Bewegung von einer „top-down“ Programmplanung hin zu „bottom-up“ Ansätzen ist besonders für solche PraktikerInnen wichtig, die ihre Programme zur gesundheitlichen Aufklärung stärker am Empowerment der Individuen und Gemeinschaften ausrichten möchten. Dabei können sie am besten bei den Gruppen ansetzen, mit denen sie im Zuge eines „top-down“ Gesundheitsförderungsprogramms bereits zusammenarbeiten. Die damit ggf. verbundene Überschreitung des vorgegebenen Zeitrahmens und der vorgegebenen Inhalte und Ziele des Programms ist für die betreffenden PraktikerInnen sicherlich ein kritischer Punkt hin zu Initiierung eines Empowermentprozesses.

Dabei wäre es sehr hilfreich, wenn diese Initiierung ihren Ausgangspunkt im Umfeld der Zielgruppen bzw. Gemeinschaft hätte und nicht in den Räumen einer Gesundheitseinrichtung, die von den Mitgliedern der Zielgruppen und Gemeinschaften als eine ihnen unvertraute Umgebung angesehen werden könnte und bei den GesundheitsförderInnen durch die Arbeit in ihren eigenen vier Wänden, deren „Macht über jemanden“ nur noch verstärken würde. Die TeilnehmerInnen könnten als erstes ermutigt werden die Programminhalte durch Aktivitäten zu erweitern, die ihnen das Gefühl von mehr Macht und Einfluss geben, was letztlich zur Thematisierung breiterer Problemfelder führen könnte. Ein praktisches Beispiel hierfür ist die Arbeit einer Krankenschwester des öffentlichen Gesundheitsdienstes mit Frauen, die in finanziellen Nöten und einem schwierigen Wohnumfeld leben (siehe den Kasten auf der nächsten Seite zum „Empowerment von Frauen mit einem niedrigen Einkommen und die in einem entsprechend schwierigen Wohnumfeld leben“.)

Der Schritt von einem „top-down“ zu einem „bottom-up“ Ansatz ist in der Praxis zwar ein wichtiger, aber nicht unproblematischer Schritt. Er verlangt von den Gesundheitsberufen bzw. GesundheitsförderInnen, die bei der Initiierung eines Programms häufig die Führung in den Zielgruppen übernehmen, sich zunehmend auf eine Position von Gleichgestellten zurückzuziehen. Diese Fähigkeit untersuchte die englische Gemeinwesenarbeiterin Angela Kilian bei einer Reihe ihrer Kollegen und Kolleginnen im Zuge der Durchführung ihrer „top-down“ Gesundheitsförderungsprogramme mit verschiedenen Gruppen von Frauen. Viele dieser Frauen zögerten zunächst in den Gruppen eine Führungsrolle zu übernehmen. Dies spiegelte die Ansicht der Frauen wider, dass diese von den professionellen GesundheitsarbeiterInnen geleiteten Gruppen letztlich doch nur Teil oder verlängerter Arm des Nationalen Gesundheitsdienstes (NHS) seien. Man könnte diese Widerstände der Frauen zur Übernahme von mehr Verantwortung und Kontrolle als paradoxe Kontrollausübung gegenüber einer Einrichtung interpretieren, der sie nur wenig Vertrauen schenken, wie in diesem Fall dem NHS.

Nachdem dieses Problem jedoch langsam ausgeräumt werden konnte, übernahmen fast alle Gruppen eine gewisse Führungsrolle bei der Umsetzung der Aktivitäten.

Bei einer Gruppe, die von einer Vertreterin der Gesundheitsberufe geleitet wurde, war das allerdings nicht der Fall. Sie konnte sich nicht über das traditionelle Verständnis vieler Gesundheitsberufe hinwegsetzen, die Mitglieder der Gruppen als „KlientInnen" zu betrachten, die geführt und beurteilt werden müssen (Kilian 1988) und verhinderte damit die Initiierung von Prozessen zum Empowerment wie z. B. die Entwicklung von neuen Fähigkeiten und Kompetenzen durch die Übernahme neuer Führungsrollen in den Gruppen. Ein Schlüssel, um diesen Widerstand gegen die Übertragung von Macht aufzulösen, ist die Bereitschaft der Gesundheitsberufe und Behörden, sich auf die Anliegen und Probleme zu konzentrieren, die den jeweiligen Gruppen und Gemeinschaften auch wirklich „am Herzen" liegen.

Empowerment von Frauen mit einem niedrigen Einkommen, die in einem entsprechend schwierigem Wohnumfeld leben

In einem solchen Umfeld führte eine Krankenschwester die sechste und letzte Stunde ihres Programms zur Elternberatung durch. Die Frauen hätten diese Treffen gerne weitergeführt. Die Krankenschwester nutze diese Gelegenheit und regte unter den Frauen eine Diskussion an, zu welchen Themen sie sich gerne weiter treffen und austauschen möchten. Dazu gehörten die Themen Persönlichkeitstraining, Selbstbewusstsein, Fremdenfeindlichkeit, mit den Kindern über Sex reden sowie der Mangel an Fitnessprogrammen in ihrem direkten Wohnumfeld. Da das Fitnessthema unter den Frauen heiße Diskussionen auslöste, schlug die Krankenschwester vor, dass dies ein gutes Thema für weitere Treffen wäre. Es würde Aktivitäten und nicht nur Diskussionen involvieren. Außerdem wusste sie, dass die Frauen ihrer Gruppe sich Sorgen um ihr Aussehen und ihre Figur machten.

Trotz der vielen Broschüren, die das lokale Freizeitzentrum unter den Frauen verteilt hatte, wollten die Frauen dort nicht hingehen, da die meisten Nutzer dieses Zentrums Frauen aus der Mittelschicht waren, mit teuren Trainingsanzügen und einer besseren Figur. Da die Krankenschwester zugleich eine speziell ausgebildete Fitnesstrainerin für sozial benachteiligte Gruppen war, bot sie den Frauen an, das Fitnessprogramm direkt in ihrem Wohnumfeld durchzuführen. Dies sprach sich sehr schnell herum und führte dazu, dass sich unter diesen Bedingungen noch mehr Frauen an dem Programm beteiligten.

Fitness ist jedoch nicht das Ende des Programms. Die Krankenschwester drückte dies so aus: „Das Endziel ist die Verbesserung des Selbstbewusstseins der Frauen und deren Kontrolle über ihre schwierigen Lebensbedingungen. Man beginnt mit einem einfachen Anliegen und daraus entwickeln sich dann die anderen Dinge. Als nächstes werden wir uns dem Thema Fremdenfeindlichkeit zuwenden sowie der Entwicklung der Führungsqualitäten der Frauen. Und wir werden wahrscheinlich auch ein paar mal die Woche das Fitnessprogramm weiterführen, da sich die Frauen dabei sehr wohl fühlen und Spaß haben".

Quelle: Labonte 1998

Ähnliche Beispiele finden sich auch auf der politischen Arbeitsebene. Vor einigen Jahren regte eine kanadische Stadt ein internes Rauchverbot am Arbeitsplatz an, das als Testversuch für eine geplante Verordnung dienen sollte. Die Verhandlungen fanden zwischen der Leitung des Betriebes, den Gewerkschaften und der Gesundheitsbehörde statt.

Wie zu erwarten war, forderte jeder dieser Interessenvertreter unterschiedliche Dinge. Die Betriebsleitung wollte die Kosten niedrig halten und den Arbeitsfrieden erhalten, wenngleich sie auch etwas zum Wohlbefinden ihrer MitarbeiterInnen beitragen wollten. Die Gewerkschaften wollten nicht die Solidarität der Arbeitnehmer durch einen möglichen Konflikt zwischen den Rauchern und Nichtrauchern gefährden und schlugen mit der Verbesserung der generellen Luftqualität im Betrieb ein breiteres Anliegen vor. Die Gesundheitsbehörde wollte einfach nur, dass in den Betrieben niemand mehr dem Tabakrauch ausgesetzt werden sollte. Nach mehreren Verhandlungsmonaten wurde das Problem umformuliert, nämlich dass „keiner der Betriebsangehörigen irgendwelchen krebserregenden Stoffen ausgesetzt sein sollte". Diesem Ziel konnten schließlich alle Beteiligten zustimmen. Anstatt neue separate Raucherräume mit entsprechend teuren Belüftungen einzurichten, einigten sie sich jetzt darauf die vorhandenen Projektmittel für eine Generalüberholung der Belüftungssysteme im Betrieb zu verwenden und diesen auf weitere in der Luft befindliche Giftstoffe untersuchen zu lassen.

„Bottom-up" Ansätze lassen sich also durchaus in „top-down" Programme integrieren. Ein weiteres Beispiel dafür ist ein Projekt für Frauen, die in schlechten Wohnverhältnissen leben. Deren Anliegen wurde zunächst von MitarbeiterInnen der Gesundheitsbehörde aufgegriffen und zwar aufgrund von Untersuchungen die zeigten, dass deren soziale Unterstützungsleistungen nicht ausreichten, um sich nach Abzug der Mietkosten noch vernünftig ernähren zu können. Daraufhin entwickelten die ErnährungsberaterInnen der Gesundheitsbehörde ein „top-down" Programmpaket mit Kursen, „wie man sich trotz knapper Haushaltsmittel gesund ernähren kann", mussten aber leider feststellen, dass die Frauen an diesen Kursen kein Interesse hatten. Die Frauen waren es leid immer wieder gesagt zu bekommen, dass ihre Ernährungsprobleme nur eine Frage ihres mangelnden Wissens seien. Vielmehr wollten sie einen Gemeinschaftsgarten, gemeinsame Essen und etwas Unterstützung für ihre Anträge bei den Behörden für mehr finanzielle Hilfen. Mit der Unterstützung durch engagierte GesundheitsförderInnen konnten sie dies schließlich auch erreichen.

Ein paar Jahre später gingen die Frauen wieder auf die Ernährungsberaterin zu und baten sie, ihnen bei der Vorbereitung und Durchführung eines „top-down" Programmpakets mit Kursen „wie man sich trotz knapper Haushaltsmittel gesund ernähren kann" zu helfen. Der entscheidende Unterschied war dieses Mal, dass der Wunsch von den Frauen selbst kam, die aufgrund ihres zugenommenen Selbstvertrauens und ihrem neu gewonnen Gefühl an Einfluss- und Gestaltungsmöglichkeiten das Problem zur ihrer Zeit und zu ihren Bedingungen vorbrachten. Auf diesem Wege wurde das „top-down" Programm von den Frauen zu einem „bottom-up" Programm umgewandelt.

Im nächsten Kapitel werden wir einen Planungsrahmen vorstellen, wie „bottom-up“ Programme zum Empowerment in ursprünglich als „top-down“ angelegte Programme integriert werden können. Jedes Gesundheitsförderungsprogramm involviert bestimmte Formen der Planung, Umsetzung und Evaluierung, aber nicht alle diese Formen sind darauf angelegt Prozesse des Empowerments bei den jeweiligen Zielgruppen des Programms mit zu berücksichtigen. Wie dies im Zuge der Programmplanung geschehen kann, werden wir im folgenden Kapitel untersuchen und aufzeigen.

7. Empowerment und die Planung von Programmen zur Gesundheitsförderung

Wir haben im vorherigen Kapitel den Standpunkt vertreten, dass die Gesundheitsförderung den Empowermentprozess meistens als Teil des „bottom-up“ Programmansatzes betrachtet aber auch herausgestellt, dass sich die „top-down“ und „bottom-up“ Ansätze nicht gegenseitig ausschließen müssen. In diesem Kapitel werden wir deshalb eine neues und relativ einfaches Planungskonzept vorstellen, dass den GesundheitsförderInnen bei ihrer Programmplanung helfen kann, die beiden Ansätze miteinander zu verbinden.

Wenngleich es wichtig ist, dass die GesundheitsförderInnen den Unterschied zwischen den „top-down“ und „bottom-up“ Ansätzen kennen, ist diese häufig dargestellte Dichotomie zwischen den „top-down“ Präventions- und Verhaltensänderungsprogrammen und den „bottom-up“ Empowermentprogrammen in der Praxis so nicht gegeben. Feather und Labonte (1995) zeigen, dass viele GesundheitsförderInnen in der Praxis mit beiden Ansätzen arbeiten, d. h. den Möglichkeiten des sozialen Marketings und der Veränderung von Lebensweisen als auch mit der Organisation und Unterstützung von Gemeinschaften zur Veränderung der Gesundheitsrisiken in ihren physischen und sozialen Lebens- und Arbeitsbedingungen. Zwar mögen die Gesundheitsbehörden immer noch die Kontrolle über die Programme halten und nicht auf alle Anliegen der Zielgruppen bzw. Gemeinschaften eingehen, aber die Prioritäten sind nicht mehr die gleichen, wie bei einem strikten „top-down“ Programmansatz.

Die beiden kanadischen GesundheitsförderungsexpertInnen Ronald Labonte und Ann Robertson (1996) liefern ein Beispiel zur Kombinierung beider Ansätze. Die Aktivitäten eines Herzkreislaufprogramms in einem einkommensschwachen Stadtteil waren ursprünglich als Tagesveranstaltungen konzipiert, wie z. B. die Durchführung von Picknicks, Lauftreffs und gesunden Büffets und weniger auf den breiteren Kontext der Armut und Arbeitslosigkeit in diesem Stadtteil. Die BewohnerInnen waren von diesen komplexeren Themen anfangs wenig begeistert, sondern bevorzugten vielmehr die von dem Projektteam vorgeschlagenen überschaubaren Tagesveranstaltungen, die Spaß machten. Indem sie bei der erfolgreichen Organisation dieser Veranstaltungen mithalfen, erwarben sie zugleich ein verstärktes Gefühl ihrer persönliche Macht (power-from-within). Die Themen der Armut, Arbeitslosigkeit und anderer relevanter Gesundheitsdeterminanten kamen dann jedoch bei der Planung der zukünftigen Aktivitäten zur Sprache. Obwohl diese Themen nicht Teil des vorgegebenen Projektauftrags waren und von einigen sogar als Problem betrachtet wurden, die im Gegensatz zu den Projektzielen standen, begannen die außenstehenden Akteure (die Mitglieder des Herzbündnisses) zu überlegen, wie sie die StadtteilbewohnerInnen dabei unterstützen könnten, diese komplexeren Themen der Gesundheitsdeterminanten aufzugreifen und entsprechende Aktivitäten zu entwickeln. Obwohl die Ziele des Herzbündnisses in erster Linie auf die Veränderung der Verhaltensweisen der Risikogruppen gerichtet waren, waren sie dennoch bereit den „bottom-up“ Ansatz aufzugreifen, um die Anliegen der StadtteilbewohnerInnen weiter zu verfolgen.

Typische „top-down" Programme der Gesundheitsförderung sind Ausdruck der „Macht über Jemanden", bei denen die außenstehenden Akteure die Kontrolle über die finanziellen und anderen Ressourcen haben, die eigentlich für die jeweiligen Zielgruppen bzw. Gemeinschaften zur Förderung ihrer Gesundheit bereitgestellt wurden. Dennoch behalten die außenstehenden Akteure durch die Kontrolle der Planung, Umsetzung und Evaluierung die Dominanz und Autorität über diese Programme. Dabei wird häufig davon ausgegangen, dass den Gruppen und Gemeinschaften Empowerment doch dadurch gegeben wird, indem man ihnen Möglichkeiten der Gesundheitsbildung, Ressourcen oder Unterstützungen durch „Experten" anbietet. Wenngleich dies wichtige Elemente zum Empowerment sein können, so können sie für sich allein genommen auch zu einer größeren Abhängigkeit von den außenstehenden AkteurInnen führen. Ohne Berücksichtung des gesamten Prozesses des Empowerments von Individuen und Gemeinschaften, haben die Programme nur wenig Aussicht auf Erfolg, vor allem im Hinblick auf deren Dauerhaftigkeit und Nachhaltigkeit.

Dazu ist vielmehr notwendig, dass die außenstehenden AkteurInnen ihre „Macht über Jemanden" mit ihren Zielgruppen und Gemeinschaften teilen, damit sie von diesen selbst genutzt werden kann. GesundheitsförderInnen haben in der Regel eine stärkere Machtposition gegenüber ihren Gruppen und Gemeinschaften mit denen sie zusammenarbeiten, insbesondere wenn sie sich zur Verbesserung der Gesundheit der sozial benachteiligten Gruppen verpflichtet fühlen.

Der erste Schritt zur Übertragung und Teilung ihrer Macht ist die Erkennung ihrer eigenen Einfluss- und Machtpotenziale sowie das Wissen darüber, wie diese Potenziale einzusetzen sind, damit ihre Zielgruppen mehr Macht und Einfluss über ihr Leben gewinnen können. Beispiele für diese Machtpotenziale der GesundheitsförderInnen sind deren größerer Wissens- und Ausbildungsstand, ihr höheres Einkommensniveau und ihr höherer professioneller und sozialer Status. Sie geben den GesundheitsförderInnen eine Position der Macht und Autorität. Außerdem haben sie für gewöhnlich einen besseren Zugang zu Informationen und Ressourcen, können auf Entscheidungsträger einwirken, sind mit den Organisations- und Bürokratiesystemen besser vertraut und haben vielleicht sogar die Entscheidungsgewalt über die Verteilung von Haushaltsmitteln. Diese Faktoren bilden die Basis der professionellen Praxis und die GesundheitsförderInnen müssen wissen, wie sie diese Macht- und Einflusspotenziale zur Förderung und Stärkung der Machtpositionen ihrer KlientInnen und Zielgruppen einsetzen können.

Die Empowermentrolle der GesundheitsförderInnen sollte jedoch zunehmend abnehmen und zwar bis zu dem Punkt, ab dem die Zielgruppen und Gemeinschaften genügend Einfluss und Macht bekommen haben, um ihre Interessen selbst zu vertreten und über ihre Aktionen selbst bestimmen zu können. Dabei können die außenstehenden AkteurInnen zwar immer noch unterstützend mitwirken, z. B. durch die zusätzliche Bereitstellung von Ressourcen oder Expertise, aber dies sollte dann auf Wunsch der betreffenden Zielgruppen geschehen und nicht als etwas, was den Gruppen von oben als „top-down" Maßnahme aufgedrängt wird.

Integrierung von Empowermentansätzen in „top-down“ Programme

Viele erfahrene GesundheitsförderInnen haben bereits die Fähigkeit die „top-down“ und „bottom-up“ Ansätze miteinander zu verbinden. Dabei erfahren sie jedoch auch Rückschläge, im Hinblick auf die dem Empowerment gegenläufigen Tendenzen, bei den Kollegen und Vorgesetzten in ihren Einrichtungen und Organisationen, da es kaum formalisierte Verfahren zur Umsetzung des Empowerment fördernden „bottom-up“ Ansatzes in der gesundheitsfördernden Programmplanung gibt.

In dem Kasten auf der nächsten Seite stellen wir deshalb einen Planungsrahmen vor, der in einem mehrstufigen Ansatz die Spannungen zwischen den „top-down“ und „bottom-up“ Programmansätzen in der Gesundheitsförderung auf ganz andere Weise betrachtet. Dieser Planungsrahmen hilft die gängige „bottom-up/top-down“ Dichotomie zu überwinden und die „bottom-up“ Ziele und Prozesse des Empowerments von Individuen und Gemeinschaften in die konventionellen „top-down“ Programme der Gesundheitsförderung zu integrieren. In diesem Planungsrahmen wird der Prozess des Empowerments sozusagen als „Parallelspur“ zu den „top-down“ Programmplanungen betrachtet. Das heißt, er verteilt die Spannungen zwischen dem „top-down“ und „bottom-up“ Ansatz auf die einzelnen Stufen des Planungsablaufes und erleichtert damit deren Lösung.

Dieser Planungsrahmen sollte von allen Trägern und Interessengruppen gesundheitsfördernder Programme genutzt werden, wird aber wohl in der Regel von den GesundheitsförderInnen eingebracht werden, denen das Empowerment von Individuen, Gruppen und Gemeinschaften sowie die Nachhaltigkeit ihrer Programme ein besonderes Anliegen ist. Der Anreiz zur Nutzung des Empowermentansatzes liegt zum einen darin, bei den Individuen, Gruppen und Gemeinschaften Kompetenzen und Kapazitäten aufzubauen, damit sie die Programme dann als primäre Programmträger und Interessengruppen auch selbst weiterführen können. Zum anderen sollen mit dem Empowermentansatz die Fähigkeiten der Individuen, Gruppen und Gemeinschaften gestärkt werden, damit sie mehr Kontrolle, Einfluss und Macht über wichtige Arbeits- und Lebensbedingungen gewinnen, die maßgeblich ihre Gesundheit mitbestimmen, selbst wenn dies nicht Teil der ursprünglich gesetzten Programmziele war.

Im Mittelpunkt dieses Planungsrahmens steht immer wieder die Frage, wie die beiden „Parallel- bzw. Programmspuren“ des „top-down“- und „bottom-up“-Satzes im Zuge der Planung, Umsetzung und Evaluierung eines Programms zur Förderung des Empowerments miteinander verbunden werden können. Diese Frage stellt sich an allen Stellen des Planungs- und Programmablaufs und hilft den GesundheitsförderInnen auf jeder dieser spezifischen Stufen die möglichen Spannungen zwischen den beiden Programmspuren leichter zu erkennen und entsprechend zu lösen.

In den folgenden Abschnitten werden wir auf die Fragen bzw. möglichen Spannungen auf allen wichtigen Stufen des Programmablaufes separat eingehen, d. h. der Entwicklung, Zielsetzungen, Strategien, Umsetzung und Evaluierung eines Programms.

Planungsrahmen zur Integration des Empowermentansatzes in die „top-down“ Programme der Gesundheitsförderung

Programmentwurf ◄------------------------► **Empowermentkriterien**

↓

Entwurf, Beurteilung und Genehmigung des Programms	Zeitplan und Umfang des Programms Beachtung sozial benachteiligter Gruppen Konfliktlösungsmanagement

„Top-down-Programmspur“ ◄--------------------► **„Empowerment-Programmspur“**

↓

Ziele

Zum Beispiel Reduzierung der Erkrankungs- und Sterbefälle	Zum Beispiel mehr Einfluss und Macht der Zielgruppen über Gesundheitsdeterminanten

Strategien

Zum Beispiel soziales Marketing oder Gesundheitskommunikation zur Änderung der Lebensweisen	Zum Beispiel Beteiligung und Mobilisierung von Ressourcen und Organisationsstrukturen der Zielgruppen und die Gewinnung von neuen Bündnispartnern und Akteuren

Umsetzung

Programmpaket wurde bereits vorgeschnürt und wird primär von außenstehenden Akteuren organisiert und kontrolliert	Die Zielgruppen/Gemeinschaften werden zum Aufbau ihrer Kompetenzen und Kapazitäten systematisch an der organisatorischen Umsetzung u. Kontrolle des Programms beteiligt

Evaluierung

Zum Beispiel der erreichten Verhaltensänderungen oder Reduzierungen von Erkrankungen durch den Vergleich epidemiologischer Daten	Zum Beispiel der Empowermentprozesse oder der damit erreichten Veränderungen an Einfluss, Macht und Kapazitäten in den Zielgruppen bzw. Gemeinschaften durch geeignete partizipatorische Methoden

1. Phase des Programmentwurfs

Die erste Gelegenheit zum Abbau der Spannungen zwischen „top-down“ und „bottom-up“ Ansätzen bietet sich beim Entwerfen des Programms. Hier können bereits Empowermentansätze integriert werden, indem man Verfahren zur Beteiligung der anvisierten Zielgruppen anwendet. Eine solche Beteiligung kann helfen, frühzeitig Konflikte zu lösen, die sonst später bei der praktischen Umsetzung und Evaluierung des Programms auftauchen würden. Der frühzeitige Einbau solcher Beteiligungs- bzw. Empowermentverfahren führt zugleich zu Veränderungen bei der Entwicklung und den Inhalten des Programms. Anstatt einer einmaligen Aufklärungs- oder Marketingmaßnahme wird es vielmehr zu einem Mittel, das den GesundheitsförderInnen ermöglicht, eine längerfristige Beziehung zwischen dem Programmträger und den jeweiligen Zielgruppen des Programms aufzubauen. Durch diese Beziehung werden den Zielgruppen bzw. Mitgliedern der sozialen Gemeinschaften die verschiedenen finanziellen, materiellen und „know-how“ Ressourcen zugänglich gemacht. Diese Hilfen fördern die Kompetenzen und Kapazitäten der Gemeinschaften, um sich an den spezifischen kurzfristigen Aufklärungs- oder Marketingaktivitäten zu beteiligen oder sich zu organisieren, um die tieferliegenden Probleme der Gesundheitsdeterminanten wie z. B. Armut oder Wohnverhältnisse aufzugreifen und anzugehen.

In der Phase des Programmentwurfs sollten GesundheitsförderInnen vor allem auf die Einbeziehung folgender Programmmerkmale achten: den Zeitrahmen und Umfang des Programms, die angemessene Berücksichtigung sozial benachteiligter Gruppen und das Konfliktlösungsmanagement. Auf alle vier Bereiche werden wir jetzt gesondert eingehen.

a) Zeitrahmen des Programms

Dabei ist wichtig, dass sich GesundheitsförderInnen über die relativ gemächlich ablaufenden Prozesse des Empowerments von Individuen und Gemeinschaften bewusst sind. Mehrere AutorInnen betonen die Vorteile des Einbaus eines längeren Zeitrahmens in ein Programm zum Empowerment (Eisen 1994, Kelly & Van Vlaenderen 1996). Andere weisen auf die Misserfolge von Empowermentprogrammen hin, wenn deren Zeitrahmen zu kurz angesetzt wurde, um die längerfristigen Prozesse der Kompetenz- und Kapazitätenentwicklung erreichen zu können (Serrano-Garcia 1984, Korsching & Borich 1997).

In der Literatur findet man unterschiedliche Erfahrungen für die notwendige Zeit, damit relativ machtlose Zielgruppen ein höheres Niveau an Macht und Einfluss erreichen. AutorInnen mit einer sozialpolitischen und strukturellen Perspektive des Empowerments sind der Ansicht, dass relativ machtlose Individuen in engen Gemeinschaften häufig 12 bis 24 Monate brauchen, bevor sie in der Lage sind, ihre interpersonalen Beziehungen und externen Aktivitäten über den Einflussbereich ihrer Gruppen hinaus selbst managen zu können. Gemeindepsychologen vertreten eher den Standpunkt, dass zum Empowerment der Aufbau von Kompetenzen gehört, für deren Entwicklung bis zu sieben oder mehr Jahre erforderlich sein können (Raeburn 1993). Es ist sehr schwierig einen genauen Zeitrahmen für den Empowermentprozess anzugeben, da dieser von den Kapazitäten der

Gemeinschaft und deren Fähigkeiten abhängt, diese zu bewältigen und zu durchlaufen. In jedem Fall ist es vorteilhafter, dafür einen eher längeren, als kürzeren Zeitrahmen anzusetzen, um den Gemeinschaften zu ermöglichen, ihre Kapazitäten in einem von ihnen gesetztem Tempo zu entwickeln. Eine zu kurze Zeitspanne birgt die Gefahr, dass gesundheitsfördernde Veränderungen in den Gemeinschaften angestoßen werden, bevor diese den notwendigen Level zur Eigendynamik erreicht haben, die deren Weiterführung durch die Gemeinschaft und damit die Nachhaltigkeit des Programms sicherstellt. Ansonsten kann dies geradezu zu einem gegenläufigen Effekt führen, nämlich zu einer Zunahme des Gefühls der Machtlosigkeit und des Zynismus unter den Mitgliedern der Gemeinschaft hinsichtlich ihrer Einschätzung, die zur Verbesserung ihrer Lebens- und Arbeitsbedingungen notwendigen Veränderungen auch erreichen zu können.

Auf der unteren Ebene des Empowermentprozesses von Individuen und Gemeinschaften geht es zunächst um einen Übertragungsprozess, durch den die Menschen lernen, ihre Gefühle der Machtlosigkeit zu überwinden und in die Lage versetzt werden, sich den sozialen Ungleichheiten zuzuwenden, die ihr Leben und ihre Gesundheit beeinflussen. Dieser Prozess entwickelt sich in der Praxis durch die Förderung des Nachdenkens der Menschen über ihre eigenen Erfahrungen. Auf der nächsthöheren Ebene befasst sich der Prozess des Empowerments mit der Veränderung der sozialen, ökonomischen und politischen Rahmenbedingungen zur Verbesserung der Lebensqualität der Individuen und Gemeinschaften. Solche Veränderungen erfordern in der Regel ihre Zeit. Letztlich ist der Prozess des Empowerments ein fortlaufender Prozess, der nicht an einem bestimmten Tag endet. Zum einen ändern sich fortlaufend die Beziehungsgeflechte in den Gemeinschaften und zum anderen führt die Erreichung einer spezifischen politischen Veränderung dazu, dass von den Gemeinschaften dann weitere Veränderungen angestrebt werden, die entsprechend neue Mobilisierungen und Aktionen erfordern.

Das heißt, Dauerhaftigkeit und Langlebigkeit müsen in die Planungsentwürfe gesundheitsfördernder Programme eingebaut werden, wenn ein Empowerment der Individuen und Gemeinschaften erreicht werden soll. Deshalb sollte auf Programme, die den vorgegebenen Zeitrahmen überschreiten, nicht negativ reagiert werden, sondern dies vielmehr als Erfolg betrachtet werden bzw. als sichtbares Zeichen für das weitere Interesse der Gemeinschaft an dem Programm und damit der weiteren Beteiligung ihrer Mitglieder.

b) Größe und Umfang des Programms

Die Erfahrungen mit Programmen zum Empowerment von Individuen, Gruppen und Gemeinschaften legen nahe, zunächst mit Problemen der Gemeinschaften zu beginnen, deren Lösungen realistisch und machbar sind und kurzfristig zu greifbaren, wenn auch kleinen Erfolgen führen, um das Interesse der Mitglieder der Gemeinschaften für die weitergehenden komplexeren Themen und Initiativen zur Förderung der Gesundheit aufrechtzuerhalten (Eisen 1994, Shrimpton 1995, Korsching & Borich 1997). Das Programm sollte so geplant werden, dass man sich zunächst kritisch mit den internen Machtverhältnissen und Dynamiken der jeweiligen Gruppen oder Gemeinschaften befasst, und dies lässt sich am besten durch Kleingruppen erreichen. Danach brauchen die Gruppen Zeit zur Entwicklung von Partnerschaften und Netzwerken, um die gewünschten Veränderungen in ihrer Umwelt zu erreichen. Die Größe eines Programms sollte so angelegt sein, dass es von den Zielgruppen bzw. Gemeinschaften auch verstanden und organisiert werden kann, die damit in der Regel weniger Erfahrungen und anfangs auch noch nicht die dafür notwendigen Kompetenzen haben. Dies alles lässt sich leichter erreichen, wenn man sich zunächst auf relativ wenige Menschen in kleinen Programmen konzentriert und damit erst mal viele Probleme vermeidet, die mit großen unpersönlichen Organisationen und Einrichtungen verbunden sind (Gruber & Trickett 1987, Barr 1995).

c) Beachtung der sozial benachteiligten Gruppen

Dabei ist es wichtig, dass die GesundheitsförderInnen einfühlsam auf die Gruppendynamiken achten, die die Beteiligung sozial benachteiligter Bevölkerungsgruppen an dem Programm beeinflussen könnten. Die soziale Benachteiligung ist ein historisch gewachsener und komplexer Prozess. Sozial benachteiligte Bevölkerungsgruppen sind jene Gruppen, die Hilfe am nötigsten brauchen, die noch nicht in der Lage sind ihre Bedürfnisse zu befriedigen und nur begrenzten Zugang zu den vorhandenen Ressourcen haben oder größtenteils außerhalb bestehender Machtstrukturen leben. Solche Gruppen beteiligen sich in der Regel kaum an Programmen, es sei denn, dass sie aktiv darin einbezogen werden. Die Frage ist deshalb, wie dies erreicht werden kann. Die Erfahrungen zeigen, dass ein wichtiger Schritt dazu der Aufbau von Vertrauen ist, z. B. durch ein persönliches Gespräch, Beratungskontakte oder durch überzeugende Dienstleistungen der primären Gesundheitsversorgung. Dabei zeigte sich immer wieder die besondere Rolle der Frauen in diesem Prozess, vor allem bei jenen, die Kulturen angehören in denen die Frauen traditionell die Hauptlast der gesundheitlichen Versorgung und Erziehung tragen (Vindhya & Kalpana 1988). Der Schlüssel zur Einbeziehung sozial benachteiligter Gruppen in gesundheitsfördernde Programme ist letztlich ein genaues Verständnis der Ursachen sozialer Benachteiligung. Dazu gehört auch das Wissen, dass die materielle Machtlosigkeit von den Benachteiligten häufig so internalisiert wird, dass sie zusätzlich noch zu einer psychologischen Machtlosigkeit führt, d. h. die Menschen sich mit ihrer Benachteiligung abfinden bzw. diese als für sie nicht veränderbar ansehen.

d) Konfliktlösungsmanagement

Die Prozesse des Empowerments können sehr langsam und schwierig ablaufen und zu Widerständen zwischen den Machtlosen und den Mächtigeren führen sowie zu internen Konflikten zwischen den einzelnen Gruppenmitgliedern. Solche Konflikte können zwar Empowermentprozesse behindern (Vindhya & Kalpana 1988, Barr 1995), sie können aber auch als ein positives Element betrachtet werden, wenn sie richtig angepackt bzw. gemanagt werden (Flynn 1994). In die Planung gesundheitsfördernder Empowermentprogramme sollten deshalb Ausbildungseinheiten zur Erkennung und Analyse kontroverser Themen eingebaut werden sowie dessen Umgang damit, also Methoden des Konfliktlösungsmanagements.

2. Formulierung der Programmziele

Bei der traditionellen Programmentwicklung werden die Ziele im Zuge der Planungsphase formuliert und betroffen sind dabei in der Regel die Prävention von Krankheiten oder Änderung der Lebensweisen. Dabei stellt sich die Frage, wie man den Zielen des Empowerments das gleiche Gewicht wie den Präventionszielen geben kann.. Die Empowermentziele betreffen in der Regel die Stärkung von Macht und Einfluss der Zielgruppen bzw. Gemeinschaften über die Gesundheitsdeterminanten, die ihr jeweiliges Lebensumfeld bestimmen. Im folgenden Kasten zeigen wir am Beispiel des Rauchverhaltens von neu eingewanderten Männern in einer großen kanadischen Stadt, wie sich Präventions- und Empowermentziele zum gegenseitigen Nutzen miteinander verbinden lassen.

Programm zum Rauchverhalten lateinamerikanischer Migranten

In den 80ger-Jahren kam es in einer großen kanadischen Stadt zu einem Zustrom von Immigranten und politisch Verfolgten aus Lateinamerika. Die eingewanderten Familien standen unter dem Stress in einer ihnen fremden Kultur Unterkunft und Arbeit zu finden, häufig in der Ungewissheit, ob sie dort auch dauerhaft bleiben könnten. Besonders die Männer unter ihnen waren starke Raucher. Dies griff eine Gesundheitsbehörde auf, die zu jener Zeit geradezu mit Projektmitteln gegen den Tabakkonsum überhäuft wurde. Die traditionellen Programmziele waren Informations- und Aufklärungskampagnen, die gezielt auf die lateinamerikanische Kultur und Sprache ausgerichtet waren und unter anderem über die Kirchen und die Unterstützungsgruppen für politisch Verfolgte verbreitet wurden.

Die GemeindesozialarbeiterInnen wussten jedoch, dass für die Männer das Rauchverhalten kein Thema sein würde, solange nicht ihre neuen Lebens- und Arbeitsbedingungen in geregelten Bahnen verliefen. Die spanisch sprechenden GesundheitsarbeiterInnen arbeiteten zwar weiterhin an der Entwicklung von Aufklärungsprogrammen zum Rauchen, fragten aber zugleich die lateinamerikanischen Männer, was denn ihre größten gesundheitlichen Sorgen seien. Dabei zeigte sich, dass es ihnen weniger um sie, sondern vielmehr um ihre Kinder bzw. Teenager ginge. Die wussten nicht wo sie nach der Schule noch hingehen sollten oder nachdem sie ihre verschiedenen kleinen Dienstbotenjobs erledigt hatten. Die Männer hatten Angst, dass ihre Kinder entfremdet und unbeaufsichtigt zu „Straßenkindern" werden könnten, verführt durch Drogen und Kleinkriminalität. Sie wollten deshalb den Aufbau eines Gemeindezentrums für spanisch sprechende Jugendliche mit Angeboten und Programmen, die ihren Kindern dabei helfen würden, in ihrer neuen Umgebung zurecht zu kommen. Zusammen mit anderen Sozialeinrichtungen, Gesundheits- und SozialarbeiterInnen und Mitteln zur Bekämpfung des Rauchens wurde den Männern geholfen genau so ein Zentrum aufzubauen.

Die „traditionelle Programmspur" bemühte sich weiter um die Aufklärung über Risiken des Rauchens und sorgte z. B. dafür, dass während der Planungstreffen zur Entwicklung des Zentrums nicht geraucht wurde. Außerdem wurden aufgrund der „Empowermentspur" die Ziele auf Anstrengungen zur Prävention des Rauchens unter den Teenagern erweitert und gesundheitsbezogene Angebote wurden Teil der Programme des Gemeindezentrums. Neu eingebaute Programmziele betrafen die unterschiedlichen Planungsschritte für den Aufbau des Zentrums und umgekehrt befassten sich die Empowermentziele mit der Entwicklung der Führungsqualitäten in der Planungsgruppe, ihren Fähigkeiten interne und externe Ressourcen zu mobilisieren sowie mit dem Ausmaß der gewonnenen Entscheidungsmacht der Männer bei der Planung und Umsetzung des Zentrums (Labonte 1998).

Die Empowermentziele für die TeilnehmerInnen der jeweiligen Programme werden sich in der Regel ändern und zwar entsprechend den Erfahrungen und dem Einfluss, den die TeilnehmerInnen im Verlauf des Programms neu hinzugewinnen. Dieser Prozess des „learning by doing“ ist ein Merkmal, dass mehr die am „bottom-up“ bzw. Empowerment orientierten Programme der Gesundheitsförderung kennzeichnet. Änderungen in den Empowermentzielen können sich aber auch ergeben, wenn sich die TeilnehmerInnen anfangs für sehr breite Gesundheitsthemen entschieden haben wie z. B. die Reduzierung der Armut in ihrem unmittelbarem Umfeld. Im Zuge ihrer Aktivitäten, Diskussionen und Analysen zur Erreichung dieses langfristigen Ziels, kann es dann durchaus sein, dass sie sich dafür entscheiden erst mal enger gefasste und leichter erreichbare Ziele anzupacken wie z. B. die Verbesserung ihrer Wohnverhältnisse.

3. Auswahl der Strategien

Bei der Auswahl der Strategien ist es wichtig, dass sie zur Stärkung des Empowerments der Zielgruppen bzw. Gemeinschaften beitragen. Im Kapitel 5 haben wir gezeigt, wie der dynamische Prozess des Empowerwents entlang eines 5-Punkte Kontinuums gestärkt werden kann. Die Aufgabe der GesundheitsförderInnen ist dabei dafür zu sorgen, dass dieser Prozess in Gang kommt. Dies kann zum einen geschehen, indem man auf die Dynamiken achtet, die den verschiedenen Stufen auf dem Empowerment-Kontinuum zugrunde liegen und zum anderen durch die Sicherstellung, dass die ausgewählten Strategien auch die entsprechenden Impulse für diese Empowermentstufen bzw. Prozessdynamiken setzen.

Der größte Teil der möglichen Strategien zur Erreichung der einzelnen Stufen auf dem Empowerment-Kontinuum liegt jedoch weder in der Verantwortung der GesundheitsförderInnen noch irgendeines Programmträgers. Die Erreichung dieser Stufen erfordert von den GesundheitsförderInnen allerdings häufig Abstimmungsarbeiten mit KollegInnen in der eigenen Einrichtung und die Zusammenarbeit mit anderen GemeinwesenarbeiterInnen, Vereinen und Organisationen. Das heißt, die Aufgabe der GesundheitsförderInnen liegt vor allem darin darauf zu achten, dass der Empowermentprozess ohne Bevormundung in Gang kommt und in diesem Unterstützungsprozess die richtige eigene Rolle zu finden und entsprechend auszufüllen.

Am Beispiel des oben dargestellten Programms zum Rauchverhalten der lateinamerikanischen Männer würde dies bedeuten, die Männer zu ermutigen, dass sie sich in kleinen Unterstützungsgruppen engagieren, dass diese Gruppen Strategien zum Aufbau ihrer Kapazitäten und Organisation ihrer Gemeinschaft aufbauen und diese Organisationseinheiten Strategien für Bündnisse und Partnerschaften entwickeln, die in der Lage sind soziale und politische Veränderungen herbeizuführen, z. B. im Hinblick auf die politische Unterstützung der lateinamerikanischen Männer und die entsprechende Bereitstellung von Ressourcen, die sie zur Umsetzung ihrer Ideen, Anliegen und Programme benötigen.

Die Erreichung dieser Empowermentziele würde nicht nur die Qualität ihrer sozialen Beziehungen untereinander verbessern (soziale Unterstützung), sondern auch ihre individuelle und kollektive Erfahrung über die Möglichkeiten der Erweiterung ihrer Kapazitäten (Eigenständigkeit, Selbstbewusstsein, wahrgenommene Gefühle von Macht und Einfluss) sowie ihre Wahrnehmung der Anerkennung durch andere Einrichtungen und Akteure (politische Anerkennung, sozialer Status). Alle diese Faktoren sind eng mit der Dauerhaftigkeit und Nachhaltigkeit von Programmen der Gesundheitsförderung verbunden.

4. Praktische Umsetzung des Programms

GesundheitsförderInnen benötigen für die Beurteilung und strategische Planung zum Empowerment von Individuen, Gruppen oder Gemeinschaften sowohl das Wissen über die praktischen Vorgehensweisen, als auch über vorhandene Modelle guter Praxis. Im Kapitel 8 werden wir hierzu neun wichtige Bereiche beschreiben, die den Empowermentprozess beeinflussen. Verbesserungen in jedem dieser Bereiche bedeuten zugleich eine verbesserte Empowermentpraxis, die den betreffenden Gemeinschaften mehr Einfluss auf die Determinanten ihrer Gesundheit verschaffen. Der folgende Kasten fasst diese neun Einflussbereiche schon vorab kurz zusammen.

Einflussbereiche auf die Praxis des Empowerments

Einflussbereich	**Beschreibung**
Beteiligung der Bürger und Bürgerinnen	Beteiligung ist die Grundlage des Empowerments. Nur durch ihre Teilnahme und Mitarbeit in Kleingruppen oder größeren Organisationseinheiten können die einzelnen BürgerInnen die Probleme bestimmen, analysieren und konkret anpacken, die in ihrer Gemeinschaft, Gemeinde oder Stadt von breiterem Interesse sind.
Führung	Beteiligung und Führung sind eng miteinander verbunden. Führung erfordert eine starke Teilnehmerbasis und die Beteiligung die Leitung durch eine überzeugende Führung. Beide Faktoren spielen eine große Rolle bei der Entwicklung von Kleingruppen hin zu größeren Organisationseinheiten.
Organisationsstrukturen in den Gemeinschaften	Zu den Organisationsstrukturen in den Gemeinschaften gehören Kleingruppen wie Vereine, Kirchengemeinden oder Jugendgruppen. Sie sind die Orte in denen die Menschen sich treffen, um sich auszutauschen und ihre Probleme zu besprechen. Das Vorhandensein solcher Strukturen und die Ebene auf denen sie agieren ist für den Empowermentprozess von entscheidender Bedeutung.

Problembeurteilung	Empowerment geht davon aus, dass die Definierung der Probleme und die Maßnahmen zu deren Lösung durch die Mitglieder und Mitgliederinnen der jeweiligen Gruppen und Gemeinschaften durchgeführt werden. Dieser Prozess hilft ihnen Kompetenzen und Kapazitäten aufzubauen und ein Gefühl der Selbstbestimmung zu entwickeln.
Ressourcenmobilisierung	Die Fähigkeit einer Gruppe oder Gemeinschaft sowohl aus ihren eigenen Reihen Ressourcen zu mobilisieren, als auch durch Verhandlungen mit anderen Einrichtungen, ist ein wichtiger Faktor für den Erfolg ihrer Anstrengungen.
Die Frage nach dem Warum?	Die Fähigkeit einer Gemeinschaft zur kritischen Beurteilung der sozialen, politischen, ökonomischen und anderen Ursachen ihrer Benachteiligung ist ein entscheidender Faktor zur Entwicklung geeigneter Strategien zu deren Beeinflussung bzw. Veränderung.
Die Verbindung mit anderen	Die Verbindung mit anderen Menschen, Organisationen und Einrichtungen durch die Bildung von Partnerschaften, Bündnissen, Allianzen oder Netzwerken kann den jeweiligen Gruppen und Gemeinschaften helfen, ihren Anliegen mehr Sichtbarkeit und Geltung zu verschaffen.
Die Rolle der außenstehenden AkteurInnen	Im Rahmen eines Programms nehmen die außenstehenden AkteurInnen häufig eine wichtige Vermittlerrolle ein, zwischen den jeweiligen Gemeinschaften und ihrem Zugang zu externen Ressourcen und Organisationen. Diese Rolle ist besonders zu Beginn eines Programms gefragt, um den Empowermentprozess in Gang zu bringen. Dabei gilt es deren Macht und Einfluss auf die jeweilige Gemeinschaft zu übertragen, damit diese in zunehmendem Maße die Kontrolle und Verantwortung für das Programm selbst übernehmen kann.
Umsetzung des Programms	Empowerment der jeweiligen Gemeinschaft im Zuge der Umsetzung des Programms, umfasst deren Kontrolle über die Programmentscheidungen in bezug auf die Planung, Finanzierung, Durchführung, Verwaltung und Evaluierung sowie die Berichterstattung und Konfliktlösungsstrategien. Der erste Schritt zum Programm-Management durch die jeweilige Gemeinschaft ist die klare Festlegung der Rollen und Verantwortlichkeiten aller an dem Programm beteiligten Einrichtungen, Organisationen und Interessengruppen.

Ein praktisches Beispiel zur Sicherstellung, dass die Umsetzung eines Programms zugleich zu einer prägenden Empowermentpraxis und Erfahrung für die Gruppen und Gemeinschaften wird, liefern Jan Smithies und Georgina Webster (1998, S. 94) in ihrer „Hutson Street Health Project" Fallstudie in der Stadt Bradford (England). Das Projekt fand in einem sozial benachteiligten innerstädtischen Bereich statt, zur Verbesserung der Gesundheit der dort lebenden Menschen durch die Zusammenführung einer Reihe von Aktivitäten wie z. B. die Initiierung von Gruppenaktivitäten und die Bildung von sozialen Netzwerken.

Die Evaluierung dieses Projekts ergab, dass die Beteiligung der Bürger und Bürgerinnen am Projekt vielmehr durch die „Mundpropaganda" als durch die offiziellen Kommunikationskanäle gefördert wurde. Das Vertrauen der Bürger und Bürgerinnen in das Projekt wurde durch die Arbeit mit kleinen Gruppen aufgebaut, z. B. durch Koch- und Fitnesskurse, eine Kreditgenossenschaft und die Organisation von Kinderspielgruppen. Das Projekt wurde gesteuert durch die von der Gemeinschaft vorgetragenen Anliegen und Bedürfnisse und deren Beteiligung daran, die von einem verständnisvollen Gesundheitsförderer unterstützt wurde, der den Bürgern und Bürgerinnen ermöglichte, ihre eigenen Strategien und Maßnahmen zu entwickeln. Die Evaluierung zeigte, dass das Projekt zu einem erheblichen Zuwachs an Vertrauen unter den Mitgliedern und Gruppen der Gemeinschaft führte, die zugleich betonten, dass diese Maßnahmen auch einen positiven Einfluss auf ihre Gesundheit hatten.

Eine zweite Fallstudie durch die oben genannten AutorInnen (Smithies & Webster 1998, S. 165) zu einem Projekt einer Gesundheitsbehörde (Western Isles Health Board) in Schottland fasste zusammen, dass ein wirksames Programm-Management durch die Gruppen und Gemeinschaften Zeit braucht, deren frühzeitige Beteiligung an dem Programm sowie die fortlaufende Einbeziehung und Unterstützung durch vielfältige Einrichtungen, einschließlich der jeweiligen Gruppen und Gemeinschaften. Insbesondere gehörten dazu:

- ein kleines Komitee als Führungsgruppe mit Bürgern und Bürgerinnen, die bereit waren, Zeit und Kompetenzen zu den Prozessen der Strategie- und Gemeinschaftsentwicklung beizutragen,
- die ständigen Kontakte und Rückmeldungen an die Gruppen und Gemeinschaften (feedback),
- die Bereitstellung von Gelegenheiten, über die gemachten Erfahrungen nachzudenken und das dabei neu erlangte Wissen auch gleich wieder praktisch anzuwenden bzw. umzusetzen,
- Bürger- und Bürgerinnen, die durch die Prozesse des Empowerments genügend Zuversicht, Vertrauen, Macht und Einfluss gewonnen haben und bereit sind die vorgebrachten Anliegen dementsprechend weiter zu verfolgen.

5. Evaluation

Der letzte Schritt im Kontext des vorgestellten Planungsrahmens ist die Evaluierung des Programms und der Ergebnisse des Empowerments der am Programm beteiligten Gruppen und Gemeinschaften. Empowermentprozesse laufen in der Regel sehr langsam ab und benötigen deshalb einen entsprechend langen Zeitrahmen. Spezielle Ergebnisse können sich möglicherweise erst nach einigen Jahren der Programmabwicklung zeigen. Deshalb ist es sinnvoll sich zunächst auf die Evaluierung der Ergebnisse der abgelaufenen Prozesse des Empowerments zu konzentrieren. Das heißt, der Prozess wird zum wichtigsten Kriterium der Evaluation der Empowermenterfolge. Am Beispiel des oben dargestellten Projekts zur Reduzierung des Rauchens unter den Migranten aus Lateinamerika würde dies bedeuten, dass die erreichten Erfolge von den am Projekt beteiligten Männern selbst definiert werden würden. Die Kriterien des Erfolges wären dann, inwieweit diese Männer und ihre Familien größeren Einfluss auf die für sie wichtigen Themen bekommen haben bzw. deren Fähigkeit, ihre Ziele und gewünschten Ergebnisse selbst zu bestimmen und die erbrachten Leistungen aus ihrer Sicht zu bewerten.

Empowerment befasst sich mit den Erfahrungen, den Ansichten und dem Wissen der Menschen. Es ist eine Deutung der individuellen und kollektiven Ansichten und „Wahrheiten" vor Ort. Die Auswahl geeigneter Methoden zur Evaluierung von Empowermentprogrammen sollte deshalb den unterschiedlichen subjektiven Erfahrungen der involvierten Gruppen und Gemeinschaften Rechnung tragen und ermöglichen, dass auf diese zurückgegriffen werden kann und zu einem Teil der Gesamtbewertung des Programms werden.

Wie in diesem Kapitel bereits betont, kann die Einbeziehung partizipatorischer Planungs- und Evaluationsansätze bei der Programmentwicklung dazu beitragen, dass Programme der Gesundheitsförderung dem Konzept des Empowerments stärker Rechnung tragen. Jan Smithies und Geogina Webster (1998) haben in einer Reihe von Fallstudien zu Projekten der Gemeinwesenentwicklung im Vereinigten Königreich herausgearbeitet, welche Lehren aus der Evaluation dieser Projekte zum Empowerment gewonnen werden konnten. Dazu gehörten:

- die Notwendigkeit von Anfang an die Methoden der Evaluation sowie die Mittel zu deren Finanzierung in die Programmplanung einzubauen,
- die Sicherstellung, dass die Evaluation auch Teil der Arbeitsbeschreibungen der ProjektmitarbeiterInnen ist,
- die Entwicklung der Fähigkeiten und Expertise der Projekträger,
- die Notwendigkeit für eine geeignete Operationsbasis vor Ort,
- die Notwendigkeit für eine klare Managementstruktur innerhalb des Projektteams,

- die Notwendigkeit zur Festlegung klarer Verantwortlichkeiten und Pflichten, einschließlich der Pflicht auf eine Partnerschaft mit den Bürgerinnen und Bürgern vor Ort hinzuarbeiten,

- die Notwendigkeit für einen genügend langen Zeitrahmen, um messbaren Veränderungen im Zuge des Projekts auch noch Rechnung tragen zu können.

Smithies und Webster haben auch die Methoden aufgezeigt, die von verschiedenen Projekten zur besseren Einbeziehung der Gruppen und Gemeinschaften in die Projektevaluation genutzt wurden, wie zum Beispiel mündliche Erzählungen, Geschichten und Bilder. Die bildhafte Darstellung solcher Erzählungen ist ein bereits etablierter partizipatorischer Ansatz, der auf den Arbeiten von Paulo Freire basiert und entsprechende Anwendungsbeispiele wurden von Wang und Burris (1994) untersucht. Zu den weiteren Methoden gehören Tonbandaufzeichnungen von Gesprächen mit Mitgliedern der einzelnen Gruppen und Gemeinschaften, Berichte über Tagesabläufe, Ereignisse bzw. Events sowie das mündliche Feedback.

Im nächsten Kapitel werden wir im nochmals im Einzelnen die neun Einflussbereiche auf das Empowerment von Individuen, Gruppen und Gemeinschaften eingehen und deren Bedeutung für eine gesundheitsfördernde Empowermentpraxis aufzeigen.

8. Die wichtigsten Einflussbereiche zum Empowerment von Individuen, Gruppen und Gemeinschaften

In diesem Kapitel werden wir in separaten Abschnitten jeden dieser neun Einflussbereiche beschreiben und dabei deren Relevanz für eine erfolgreiche Empowermentpraxis aufzeigen. Zu diesen neun Bereichen gehören:

1) die Beteiligung der Bürger und Bürgerinnen
2) die Leitung und Führung
3) die Organisationsstrukturen in den Gemeinschaften
4) die Problembeurteilung
5) die Mobilisierung von Ressorucen
6) die Frage nach dem „Warum"?
7) die Verbindung mit anderen Menschen und Organisationen
8) die Rolle der außenstehenden AkteurInnen
9) die Umsetzung des Programms

Die Auswahl dieser Einflussbereiche basiert auf den Ergebnissen umfassender Literaturrecherchen zur Gemeinwesen- und Kapazitätenentwicklung sowie zum Empowerment von Individuen, Gruppe und Gemeinschaften, die von Experten erstellt und in verschiedenen Ländern und gesundheitsfördernden Settings praktisch erprobt wurden. Es handelt sich dabei um jene Aspekte des Empowermentprozesses, die es Individuen, Gruppen oder Gemeinschaften ermöglichen, sich so zu organisieren, dass sie selbst auf soziale und politische Veränderungen hinarbeiten und Einfluss nehmen können. Alle neun Bereiche stehen natürlich in enger Wechselwirkung miteinander und ergeben zusammen eine erfolgreiche Empowermentpraxis (Laverack 2001).

1. Die Beteiligung der Bürger und Bürgerinnen

Die Beteiligung der Bürger und Bürgerinnen an kleinen oder größeren Gruppen und Organisationen ist die Grundlage zum Empowerment. Sie charakterisiert praktisch jede Stufe auf dem Kontinuum des Empowermentprozesses. David Zakus und Catherine Lysack (1998, S.2) liefern eine umfassende und nützliche Definition zur Beteilung der BürgerInnen, Gruppen oder Gemeinschaften an Programmen zur Gesundheitsförderung:

> „Es ist der Prozess, durch den die Mitglieder einer Gemeinschaft, entweder als Einzelne oder als Gruppen, mit unterschiedlichen Graden ihres Engagements die Fähigkeiten entwickeln mehr Verantwortung zur Beurteilung ihrer Gesundheitsbedürfnisse und Probleme übernehmen, die Maßnahmen zu deren Lösung selbst planen und durchführen, zu deren Unterstützung Organisationen schaffen und aufrechterhalten, die damit erreichten Veränderungen bewerten und ggf. notwendige Änderungen ihrer Ziele und Maßnahmen herbeiführen, die eine erfolgreiche Weiterführung ihrer Aktivitäten sicherstellen."

Diese Definition umfasst viele Merkmale des Empowerments einer Gemeinschaft, insbesondere deren Mitgliedern die Beteiligung an Aktivitäten zu ermöglichen, die ihr Leben und ihre Gesundheit beeinflussen. Roger Shrimpton (1995) unterscheidet in diesem Zusammenhang zwischen der „sozialen Beteiligung" zur Gewinnung von mehr Kontrolle und Einfluss über die Determinanten der Gesundheit und der „direkten Beteiligung" durch die Mobilisierung von Ressourcen.

Es gibt beträchtliche Überschneidungen zwischen dem Konzept der Beteiligung und dem des Empowerments und beide Konzepte finden sich in einer Reihe von Modellen zur Erklärung basisdemokratischer Ansätze wieder. Eine der am häufigsten herangezogenen Stufen der Beteiligung ist die von Sherry Arnstein. Diese Stufenleiter unterscheidet die Praxisformen der „Nicht-Beteiligung" bzw. der Manipulation und Therapie (diejenigen, die die Macht haben, klären auf oder heilen, wobei die BürgerInnen dabei nur die Empfänger sind), die Formen der „Alibifunktion" bzw. Information, Konsultation, Besänftigung (die BürgerInnen habe eine Stimme, die aber keine besondere Beachtung findet) und die Formen der „Bürgermacht" bzw. der Delegation von Macht und Kontrolle (die BürgerInnen sind in die Planung und Entscheidungsfindung einbezogen durch gemeinsame Ausschüsse, Delegierte oder die vollständige Kontrollmacht.) Die wirksame Beteiligung an der Planung und Umsetzung eines Programms bedeutet für sich allein aber noch kein Empowerment. Empowerment hat das ausdrückliche Ziel soziale und politische Veränderungen herbeizuführen und zwar durch die Beeinflussung der öffentlichen Politiken, Entscheidungsträger und Ressourcenverteilung. Damit die Beteiligung zu einem Instrument des Empowerments wird, muss sie nicht nur die Entwicklung der Fähigkeiten und Kompetenzen der BürgerInnen miteinbeziehen, sondern auch das politische Ziel ihnen zu ermöglichen, dass sie selbst entscheiden können, welche Maßnahmen sie durchführen möchten.

Die Überschneidungen zwischen den Konzepten der Beteiligung und des Empowerments betreffen deshalb die Frage, inwieweit die Menschen „beteiligt" oder „empowert" werden. Robert Goodman und seine KollegInnen (1998) gingen der Frage nach wie die Menschen beteiligt werden. Sie kamen zu dem Ergebnis, dass es eine Kombination ihrer Einbeziehung in Entscheidungsmechanismen ist, ihrer Zugangsmöglichkeiten zu Aktivitäten auf der Gemeinde- bzw. Gemeinschaftsebene (soziale Netzwerke, Initiativgruppen, soziale Bewegungen, Partnerschaften, Vereinen und Programmen zur Entwicklung ihrer Gemeinde bzw. Gemeinschaft) sowie ihres Zugangs zu Fähigkeiten der Gemeinwesenentwicklung (Planung, Ressourcenmobilisierung, Organisationsentwicklung und Interessenvertretung).

Susan Rifkin (1990) befasste sich speziell mit der Frage der Beteiligung im Kontext von Gesundheitsförderungsprogrammen und kommt zu dem Ergebnis, dass dies auf fünf unterschiedlichen Ebenen geschieht: der Programmplanung, bei den Programmaktivitäten, während der Umsetzungsphase, bei der Programmüberwachung und Evaluierung sowie dem Nutzen des Programms. Viele dieser Merkmale lassen sich auch im Zuge der Empowermentprozesse bei gesundheitsfördernden Programmen beobachten. Im folgenden Kasten stellen wir die wichtigsten Merkmale der Beteiligung als Teil eines Programms zum Empowerment heraus.

Merkmale der Beteiligung bei Programmen zum Empowerment

- Eine starke Beteiligungsbasis, die alle Träger, Interessenvertreter und Randgruppen mit einschließt, aber sensibel gegenüber kulturellen und sozialen Faktoren ist, z. B. dass es falsch sein kann, Frauen an den Treffen mit Männern zu beteiligen und umgekehrt.
- Die Beteiligung an der Definierung der Probleme, Lösungen und Umsetzungsmaßnahmen.
- Die Beteiligung an den Entscheidungsprozessen im Zuge der Planung, Umsetzung und Evaluierung des Programms.
- Die Beteiligung geht über die Aktivitäten und den Nutzen des spezifischen Programms hinaus und erstreckt sich auch auf die breiteren Themen wie z. B. die Ursachen der Armut.
- Es gibt Mechanismen, die den freien Informationsfluss zwischen den unterschiedlichen Trägern und Interessengruppen des Programms ermöglichen.
- Die Vertreter der Gruppen und Gemeinschaften werden von den jeweiligen Mitgliedern der Gemeinschaften nominiert und stellen keine Elitegruppen dar.

2. Die Leitung und Führung

Goodman betont den engen Zusammenhang zwischen der Beteiligung und der Leitung bzw. Führung. Führung erfordert eine starke Basis der Beteiligung und die Beteiligung erfordert eine straffe Leitungs- und Führungsstruktur. Führungspersonen spielen eine wichtige Rolle bei der Entwicklung von Kleingruppen und größeren Organisationseinheiten. Beteiligung ohne jemanden der Verantwortung übernimmt, dass die Dinge auch getan werden, Konflikte gelöst und der Gruppe eine Richtung gibt, kann sehr schnell zu organisatorischem Durcheinander und Chaos führen. Im Kontext eines Programms werden Führungspersonen häufig als externe OrganisatorInnen eingeführt, denen man die dazu notwendigen Fähigkeiten und Kompetenzen zutraut. In vielen Gemeinschaften rekrutieren sich aber die Führungspersonen vielmehr aus historisch gewachsenen sozialen und kulturellen Traditionen und Programme die dies nicht beachten, haben wenig Aussicht auf Erfolg. Sie brauchen unbedingt die Unterstützung dieser traditionellen Führungspersonen und müssen sich um die Entwicklung deren Fähigkeiten kümmern (Rifkin 1990).

Rifkin (1990) und Goodmann (1998) warnen aber zugleich davor, dass solche historisch oder kulturell gewachsenen Führungsstrukturen bestimmte Randgruppen ausschließen können und nur bestimmte Eliten darstellen. Bestimmte Gruppen in einer Gemeinschaft mögen vielleicht die Ziele des Programms nicht unterstützen oder stehen untereinander in Konflikt. Deren Ausschluss kann zu Störungen bei der Planung und Umsetzung des Programms führen und die Erreichung der gesetzten Ziele erschweren. Der Ausschluss bestimmter Gruppen ist jedoch undemokratisch und verhindert die notwendige Beteiligung aller Gemeinschaftsmitglieder. Viele Programme haben sich an einem Modell orientiert, das die Vorstellungen einer charismatischen Führungsperson vor Ort fördert, um damit entsprechend den soziokulturellen Tendenzen eine starke Führungspersönlichkeit aufzubauen. Norman Uphoff (1990), ein Experte der Entwicklung ländlicher Gegenden, bezeichnete dies als „Anführertum" (leaderitis), die eine dominierende Rolle einnehmen, weil sie das Gefühl von Macht und Prestige lieben und sich gerne darin sonnen oder glauben, dass niemand anders diese Führungsrolle übernehmen könnte. Solche Führungspersonen mögen effektiv sein, aber es begrenzt deren Zahl und macht die Gemeinschaft entsprechend anfälliger. Denn sobald solche Führungspersonen nicht mehr da sind oder deren Vorstellungen nicht von der ganzen Gemeinschaft geteilt werden, verliert das Programm seine treibende Kraft und entsprechend an Schwung. Deshalb brauchen Programme Mechanismen zur Sicherstellung ihrer Kontinuität, auch wenn bestimmte charismatische Führungspersonen, aus welchen Gründen auch immer aus dem Programm aussteigen. Als Lösung des Problems der Auswahl geeigneter Führungspersonen aus der Gemeinschaft schlägt Goodmann (1998) vor, dass ein Mix aus unterschiedlichen Führungspersonen die Chancen der Kapazitätenbildung in den Gemeinschaften und deren Empowerments vergrößern würde.

Karina Constantino-David (1995) untersuchte die Erfahrungen mit der Nutzung sogenannter „lokal integrierter" Führungspersonen bei Gemeinwesenprojekten auf den Philippinen. Dort wählten die Projektträger Führungspersonen aus den ärmeren Schichten der Bevölkerung aus, in der Annahme, dass diese Personen ein größeres Verständnis für die Probleme und Kultur der Gemeinschaft haben würden. Es zeigte sich jedoch, dass deren mangelnde Ausbildung und spezifische Vorerfahrungen mit Führungsaufgaben ihre Rolle als Führungspersonen für die Gemeinwesenprojekte begrenzte. Führungsstile und Führungsfähigkeiten können sehr stark die Wege beeinflussen, auf denen sich die Gemeinschaften entwickeln und dies kann wiederum den Empowermentprozesss beeinflussen.

Programme haben das Potential viele der Fähigkeiten zu entwickeln, die für eine effektive Leitung und Führung notwendig sind. Karol Kumpfer, eine US-amerikanische Psychologin und ihre KollegInnen fanden heraus, dass erfolgreiche Führungspersonen sich durch solche Merkmale auszeichnen wie den Führungsstil, die Art und Weise wie sie Entscheidungen treffen, ihre Fähigkeiten zur Vernetzung und Öffentlichkeitsarbeit sowie ihre politische Wirksamkeit. Andere Führungsqualitäten umfassen:

- Die Teilung von Macht und Einfluss und Institutionalisierung demokratischer Abläufe in den nicht-staatlichen Einrichtungen und Gemeinschaften.

- Ein Führungsstil, der sich an den Zielen des Empowerments orientiert und die Ideen und Anstrengungen der Gemeinschaft unterstützt, auf demokratische Entscheidungsprozesse setzt und bereit ist Informationen zu teilen.

- Die Fähigkeit, bei den Beteiligten Vertrauen aufzubauen und ihnen das Gefühl geben, dass sie ihre Ziele erreichen können.

- Die Fähigkeit, die Potenziale und Dynamiken der Gruppen und Gemeinschaften unmittelbar bzw. direkt zu beeinflussen

- Die Fähigkeit, Daten und Fakten zu sammeln und zu analysieren, Problem- und Konfliktlösungen zu erleichtern, Interessen zu vertreten und durchzusetzen und sich mit anderen Führungspersonen und Organisationen zur Gewinnung von neuen Ressourcen und Partnerschaften zu verständigen und zusammenzuschließen.

Solche Führungsqualitäten sind für eine erfolgreiche Leitung durch lokale Führungspersonen in den Gemeinschaften von großer Bedeutung und die außenstehenden Träger und Akteure des Gesundheitsförderungsprogramms können und müssen zur Stärkung dieses Einflussbereiches auf den Empowermentprozess maßgeblich beitragen.

3. Die Organisationsstrukturen in den Gemeinschaften

Die Organisationsstrukturen in den Gemeinschaften umfassen solche Kleingruppen wie Ausschüsse, Vereine, Kirchengemeinden oder Jugendgruppen. Sie sind die Orte in denen die Menschen sich treffen um sich auszutauschen und ihre Probleme zu besprechen. Im Kontext eines Programms zur Gesundheitsförderung sind dies auch die Orte, an denen man sich mit den jeweiligen Zielgruppen treffen kann, um ihnen dabei zu helfen ihre Probleme zu definieren, Lösungswege zu finden und Maßnahmen zu deren Umsetzung zu planen. Das Vorhandensein solcher Strukturen und der Grad ihrer Organisiertheit ist für das Empowerment von zentraler Bedeutung.

Eine Durchsicht von über 150 Gesundheitsprojekten (Rifkin 1990) ergab, dass erfolgreiche Projekte sich vor allem dadurch auszeichneten, dass sie auf bestehende Organisationsstrukturen in den Gemeinschaften zurückgreifen konnten, die allen Projektträgern, Interessengruppen und AkteurInnen entsprechend gute Möglichkeiten zur Zusammenarbeit und Unterstützung der jeweiligen Zielgruppen bzw. Gemeinschaften gaben. Ähnliche Ergebnisse ergaben sich auch bei der Durchsicht von Projekten in ländlichen Gemeinschaften, bei denen die erfolgreicheren unter ihnen, durch die bestehenden formellen und informellen Organisationsstrukturen in den Gemeinschaften entwickelt und durchgesetzt wurden (Shrimpton 1995). Gab es solche Organisationsstrukturen nicht, dann haben außenstehende Projektträger und AkteurInnen auf Organisationseinheiten in anderen Bereichen zurückgegriffen oder haben mit Hilfe einflussreicher Führungspersonen in den Gemeinschaften entsprechende Komitees eingerichtet.

Organisationsstrukturen wie Ausschüsse oder Komitees garantieren für sich allein noch nicht die Mobilisierung und Organisation der Gemeinschaften. Dazu muss auch ein bestimmtes Gemeinschaftsgefühl vorhanden sein. Dies ist gekennzeichnet durch die Sorge um die Probleme der Gemeinschaft, freundschaftliche Beziehungen mit Personen und Familien der Gemeinschaft sowie dem Gefühl der Zugehörigkeit zu dieser Gemeinschaft aufgrund von gemeinsamen Bräuchen, Plätzen und Traditionen. Das heißt zu einer wirksamen Organisationsstruktur gehört nicht nur die organisatorische Dimension des Aufbaus von lokalen Arbeitsgruppen und Komitees, sondern auch die soziale Dimension der Zugehörigkeit zu dieser Gemeinschaft mit entsprechenden Verbindungs- und Beziehungsstrukturen untereinander (Weglin-Schuringa 1992).

Im folgenden Kasten beschreiben wir ein Beispiel für Organisationsstrukturen im Zuge eines Projektes zur Reduzierung der Selbstmordraten unter englischen Farmern.

Organisationsstrukturen zur Reduzierung der Selbstmordraten unter Farmern

Zur Reduzierung der Selbstmordraten unter den Farmern wurde in der englischen Grafschaft North Yorkshire ein entsprechendes Projekt gestartet (North Yorkshire Rural Initiative). Etwa 1 % aller Todesfälle in England sind Selbstmorde, wobei unter allen Berufsgruppen die höchsten Raten bei den Farmern liegen mit durchschnittlich 48 Selbstmorden im Jahr. Selbstmorde werden häufig als Zeichen vieler dahinterliegender Probleme und Störungen gesehen wie z. B. Stress, Ängste, Depressionen und anderer psychischer Erkrankungen.

Das Projekt wurde von einer Allianz aus unterschiedlichen Interessengruppen aus dem öffentlichen und privaten Bereich sowie den Farmern initiiert. Ziel des Projekts war es, das öffentliche Bewusstsein auf die Probleme der Farmer zu lenken sowie die Risikofaktoren für Selbstmorde und die Farmer in der Grafschaft, auf die für sie zur Verfügung stehenden Unterstützungshilfen aufmerksam zu machen. Die Mitglieder der Allianz mussten zuerst dafür sorgen, dass ihre Arbeitgeber ihnen erlaubten alle zwei Monate an den entsprechenden Treffen teilzunehmen. Auf einem dieser Treffen wurde dann ein Aktionsplan entwickelt, der im darauffolgenden Jahr auch umgesetzt wurde. Die damit verbundenen Aufgaben wurden unter den Mitgliedern der Allianz aufgeteilt und die Aktivitäten gemeinsam durchgeführt.

Das Projekt initiierte eine Reihe von Maßnahmen zu denen auch die Entwicklung einer „Helpcard" gehörte, die über die in der Grafschaft zur Verfügung stehenden Unterstützungshilfen informieren sollte. Der Druck dieser Karten wurde von der Privatwirtschaft unterstützt, die Ziele und Inhalte der „Helpcard" wurden ausgiebig in den Medien vorgestellt und unter den Farmern sowie den Klubs der Jungfarmer und Frauenvereinigungen verteilt. Die Allianz sorgte für die Verbindungen mit anderen Organisationen, Klubs, Gruppen und der Privatwirtschaft, um sich an den Aktionen auf Märkten und Kirchenfesten, in den lokalen Zeitschriften und Pfarrgemeinden zu beteiligen.

Die Stärke des Projekts lag in ihrer breiten Mitgliedschaft, durch die vielfältige Fähigkeiten, Informationen und Ressourcen in die Organisationsstrukturen eingebracht wurden. Dies führte allerdings auch zu Konflikten über die Ziele des Projekts, da jeder seine Vorstellungen berücksichtigt sehen wollte. Z. B. stimmten nicht alle der Nützlichkeit der „Helpcard" zu. Die Lösung dieses Konflikts war zeitraubend und barg die Gefahr, dass darüber die eigentlichen Projektziele vergessen wurden.

Die Breite der Mitgliedschaft führte auch zu Problemen bei der Auswahl der Führungspersonen, der Teamarbeit, der Kommunikation und der Gewinnung von Freiwilligen. Letztlich war das Projekt aber in der Lage, die meisten dieser Probleme zu lösen und die Evaluierung der „Helpcard" Initiative führte zu deren Aufnahme in eine nationale Preisverleihung (Hatfield 1998).

4. Die Problembeurteilung

Wir haben bewusst den Begriff der Problembeurteilung gewählt, da es die Gruppen und Gemeinschaften sind, welche die Probleme auswählen, die für sie von besonderem Interesse sind und nicht die außenstehenden Akteure, die in der Regel nur in den Kategorien der „Bedarfsermittlung" denken. Die Problembeurteilung wird dann zu einem mächtigen Instrument zur Förderung des Empowermentprozesses, wenn die Auswahl der Probleme, deren Lösungsvorschläge und Maßnahmen zu ihrer Umsetzung von den Individuen, Gruppen und Gemeinschaften selbst durchgeführt werden. Um dies zu erreichen kann es, aber muss es nicht immer sein, dass die betreffenden Gruppen und Gemeinschaften zur Umsetzung des Programms zusätzliche Fähigkeiten und Kompetenzen brauchen. Dies ist dann ein Bereich bei dem die Unterstützung durch die Gesundheitsförderer und Gesundheitsförderinnen gefragt und notwendig ist.

Die Bedeutung der Problembeurteilung für die Empowermentpraxis wurde in vielen Programmen zur Gesundheitsförderung festgestellt (Pelletier und Jonsson 1994; Plough und Olafson 1994, Purdey et al. 1994). Die meisten Programme zielen auf eine möglichst breite Beteiligung der von ihnen ausgewählten Zielgruppen bzw. Gemeinschaften ab und begrenzen dadurch ihre Chancen zu deren aktiven Einbeziehung in das Programm. Solche Programme verlieren absichtlich oder unabsichtlich schnell die Möglichkeit die Mitglieder der Gemeinschaft in ihre Entscheidungsprozesse einzubeziehen. Insbesondere hinsichtlich möglicher breiterer Probleme, die für die Gemeinschaften vielleicht von viel größerem Interesse sind. Dies ist weiterhin einer der größten Mängel vieler Programme zur Gesundheitsförderung. Außenstehende Träger und AkteurInnen von Gesundheitsförderungsprogrammen müssen akzeptieren, dass die Erfolge ihrer Programme zum größten Teil von der Einbeziehung und aktiven Mitarbeit ihrer jeweiligen Zielpopulationen und Partner abhängen und dass deren Engagement um so größer ist, wenn sie das Gefühl haben, dass die im Programm formulierten Probleme und Lösungsvorschläge auch ihre Eigenen sind.

Allerdings haben die außenstehenden Akteure und Akteurinnen häufig neue und hilfreiche Informationen für die Mitglieder der Gemeinschaften wie z. B. Zugänge zu neuen Projektmitteln oder Möglichkeiten der organisatorischen, technischen und politischen Unterstützung. Diese Informationen sollten jedoch nicht einfach über das gewachsene Wissen in den Gruppen und Gemeinschaften gestellt werden, sondern vielmehr im Dialog mit ihnen geschehen. Die Problembeurteilung durch die Mitglieder der Gemeinschaft führt in der Regel zu einer Stärkung ihrer Rolle bei der Programmplanung. Programme, die dies nicht beachten und die Mitglieder der Gemeinschaft nicht aktiv in die Problembeurteilung einbeziehen, insbesondere die sozial benachteiligten Gruppen, erreichen erfahrungsgemäß nicht ihr Ziel.

Im folgenden Kasten werden wir hierzu wieder ein Beispiel liefern wie Menschen in einem sozial benachteiligten Wohnviertel in der englischen Stadt Bournville in ein entsprechendes Entwicklungsprojekt eingebunden wurden.

Das Gemeindeentwicklungsprojekt in der Stadt Bournville (England)

Von 1991 bis 1993 wurde in einem benachteiligten Wohnviertel der Stadt Bournville ein Projekt zum Thema „Achte auf Dein Herz" durchgeführt. Im Zuge des Projektverlaufs wurden spezifische Ergebnisse zur Beteiligung der BewohnerInnen dieses Wohnviertels gesammelt und aufgezeichnet sowie über deren Wissensstand und Zugang zu gesundheitsfördernden Angeboten und Diensten. Die Evaluierung des Projekts zeigte die wichtigsten Elemente für dessen Erfolg auf:

1. Das Projekt startete mit dem Aufgreifen der Probleme, welche die in dem Wohnviertel lebenden Menschen als die für sie wichtigsten Probleme ansahen.

2. Die ProjektmitarbeiterInnen hatten in dem Wohnviertel ein Büro, das für die dort lebenden Menschen leicht zugänglich war, ein kleines Budget und eine genaue Vorstellung darüber wie staatliche Einrichtungen und Organisationen agieren.

3. Das Projekt erhielt über einen Zeitraum von fünf Jahren Unterstützung von anderen lokalen und nationalen Organisationen und verband dies mit entsprechender Öffentlichkeitsarbeit. Dies gab dem Projekt zusätzliche Impulse und Kraft.

4. Das Projekt war in der Lage ein Netzwerk aus Individuen und Organisationen aufzubauen, die die Projektaktivitäten unterstützten.

5. Eine sorgfältig durchgeführte Evaluierung verschaffte dem Projekt Glaubwürdigkeit und weitere Unterstützung

Die wichtigsten Projektergebnisse waren der verbessere Zugang zu den gesundheitsfördernden Angeboten und Diensten, z. B. den Mütterberatungsgruppen, einem Spritzenaustauschsystem in der Drogerie des Wohnviertels, einem Gesundheitszentrum vor Ort sowie Verbesserungen im Wohnumfeld z. B. durch neue Kinderspielplätze und eine sichere Straßenüberquerung. Dies alles waren Anliegen der in dem Wohnviertel lebenden Menschen und die Einbeziehung dieser Anliegen in die Planung und Durchführung des Projekts führte letztlich dazu, dass sich daraus ein stärkeres Gemeinschaftsgefühl entwickelte und ein Platz, wo die Menschen auch gerne lebten (Simnett 1995, S. 213-214).

5. Die Mobilisierung von Ressorucen

Die Fähigkeit von Gruppen und Gemeinschaften, sowohl aus ihren eigenen Reihen Ressourcen zu mobilisieren als auch durch Verhandlungen mit anderen Einrichtungen oder Organisationen, ist ein Zeichen für einen hohen Grad an Kompetenzen und Organisationsfähigkeiten. Resourcenmobilisierung aus den eigenen Reihen der Gemeinschaften kann Essen, Gebäude, Geld, Menschen, Kompetenzen und das lokale Wissen umfassen. Externe Ressourcen sind jene, die durch Initiativen von Mitgliedern der Gemeinschaft von außen in die Gemeinschaft eingebracht wurden oder durch außenstehende Akteure z. B. in Form von Projektmitteln, technischer Expertise und Ausrüstung. Goodmann et al. (1998) unterscheiden zudem zwischen dem „traditionellen Kapital" (Eigentum und Geld) und dem „Sozialkapital“, das solche Dinge wie Vertrauen oder die Fähigkeit der Kooperation untereinander oder mit anderen Gruppen und Gemeinschaften umfasst. John McKnight bezeichnet dies als die „Kapazitäten einer Gemeinschaft“ und fordert die GemeinwesenarbeiterInnen eindringlich dazu auf, zuerst damit zu beginnen den Mitgliedern der jeweiligen Gruppen oder Gemeinschaften dabei zu helfen ihre internen bzw. eigenen Ressourcen zu erkennen und aufzulisten. Dies zeigt ihnen nicht nur einige Formen der Macht auf die sie bereits besitzen, sondern hilft ihnen zugleich von einer gewissen Position der Stärke zu starten (Kretzmann und McKnight 1993). Außenstehende AkteurInnen versuchen in der Regel die für das Programm notwendigen Ressourcen bereit zu stellen und übersehen dabei häufig, welches traditionelle und soziale Kapitel die Zielgruppen und Gemeinschaften bereits besitzen.

Eine Durchsicht der Fallstudien zur Gemeinwesenentwicklung (Rifkin 1990) zeigte, dass außenstehende AkteurInnen zu Beginn eines Programms die Ressourcenmobilisierung häufig unterstützen mussten. Diese Ressourcenmobilisierung und vor allem die Entscheidungen über deren Verteilung, müssen aber zunehmend auf die Gruppen und Gemeinschaften übertragen werden, ansonsten kann schnell eine patriarchalische Beziehung zwischen den außenstehenden AkteurInnen und der Gemeinschaft entstehen. Die Erfahrungen aus vielen Programmen zeigen, dass die Fähigkeiten einer Gemeinschaft zur Mobilisierung und Gewinnung von Ressourcen einen wichtigen Empowermentfaktor darstellen (Fawcett 1995; MaCallan 1994; Barrig 1990; Hildebrandt 1996). Diese Fähigkeiten sind sicherlich ein wichtiger Indikator für die Organisationsfähigkeiten einer Gemeinschaft, aber dies allein reicht bei weitem noch nicht für deren Empowerment aus.

6. Die Frage nach dem Warum?

Ein weiterer wichtiger Einflussbereich auf den Empowermentprozess sind die Fähigkeiten der Mitglieder einer Gemeinschaft, die Ursachen für ihr „Dis-Empowerment“ zu erkennen und zugleich kritisch zu beurteilen und dementsprechende persönliche, soziale und politische Veränderungsstrategien zu entwickeln. Die Fähigkeit nach dem „Warum“ zu fragen, kann als die Fähigkeit beschrieben werden „die eigenen Beurteilungen und Aktivitäten sowie die der Anderen zu hinterfragen und über alternative Lebensbedingungen nachzudenken“ (Goodman et al. 1998, S. 272). Dieser Diskussions-, Reflektions- und Aktionsprozess wird als „kritisches Bewusstsein“, „kritisches Denken“ und „dialektisches Denken“ bezeichnet. Es ist der Prozess der Emanzipation durch Lernen und Bildung wie er ursprünglich von Paulo Freire entwickelt wurde. Die Ursprünge dieses pädagogischen Empowerments werden im einzelnen von Carey (2000) aufgegriffen und dargestellt.

Nina Wallerstein und Edward Bernstein (1988) weisen auf den zentralen Punkt von Freire hin, dass Erziehung und Bildung keine neutralen Prozesse sind, sondern durch die Lebenszusammenhänge der jeweiligen Person beeinflusst werden. Die Ziele der Erziehung und Bildung sind die „Selbstbestimmung“ und das Empowerment. Die Person wird zum Gegenstand ihres eigenen Lernens, das zum kritischen Denken und zur Analyse ihrer persönlichen Lebensverhältnisse führt. Um dies zur erreichen schlägt Freire den Dialog in der Gruppe zur Förderung des Austausches von Ideen, Erfahrungen und kritischen Nachdenkens vor, indem Probleme aufgegriffen werden, die den Gruppenmitgliedern ermöglichen, die Ursachen ihres „Dis-Empowerments“ aufzudecken. Sobald ihnen diese bewusster werden, sind sie auch in der Lage wirksamere Aktivitäten zur Veränderung der Gründe ihres „Dis-Empowerments“ zu planen und zu entwickeln. Im folgenden Kasten liefern wir im Kontext eines Gesundheitsprogramms für Frauen ein Beispiel für ein Empowerment durch Bildung und Erziehung.

Empowerment durch Bildung und Erziehung im Rahmen eines Programms zur Gesundheit von Frauen

Nancy Rudner-Lugo (1996) berichtet über ein Programm der „Ressource Sisters/Companeras“, das den Ansatz von Freire benutzte, um die Fähigkeiten einer Gruppe von Frauen zu entwickeln, indem sie mit der Hilfe von Peergruppen die Probleme der Frauen aufgriffen und kritisch hinterfragten. Das Programm wurde in einem innerstädtischen Bereich durchgeführt (Florida, USA), in dem überwiegend Amerikaner afrikanischer Herkunft lebten und in dem der Anteil der Neugeborenen mit geringem Geburtsgewicht sowie die Kindersterblichkeit sehr hoch waren. Es wurden Unterstützungsgruppen bzw. „Mütterzirkel“ eingerichtet als Foren, in denen die Frauen ihre Anliegen und Probleme vorbringen konnten. Dabei wurden die Frauen ermutigt ihre Probleme offen zu diskutieren und ihre diesbezüglichen Erfahrungen miteinander auszutauschen. Die Moderatorinnen der Gruppen brachten zudem Themen ein, die geeignet waren die Frauen dazu anzuregen über die Ursachen ihrer Armut sowie die hohen Erkrankungs- und Sterberaten ihrer Kinder nachzudenken.

Die einzelnen Frauengruppen waren gut besucht und vermittelten durch eine Atmosphäre des aktiven Zuhörens und der gegenseitigen Unterstützung ein zunehmendes Gefühl der Zugehörigkeit. Die teilnehmenden Frauen beschäftigten sich vor allem mit denjenigen Problemen, die ihren unmittelbaren Alltag bestimmten und taten sich schwer, die tieferen Ursachen ihrer Armut und ihres „Dis-Empowerments“ zu verstehen. Die Entwicklung eines kritischen Bewusstseins ist ein langwieriger Prozess und erfordert eine sorgfältige und geduldige Vermittlerrolle, um die daran teilnehmenden Personen in einen Prozess des Nachdenkens und gemeinsamer Aktionen zu führen. Auf diesem Weg von „Versuch und Irrtum“ lernen Gruppen und Gemeinschaften aus ihren Erfahrungen und gewinnen sukzessive ein Gefühl für Selbstbestimmung und Empowerment.

7. Die Verbindung mit anderen Menschen und Organisationen

Dazu gehören unter anderem Freundschafts- und Arbeitsbeziehungen, Partnerschaften, Bündnisse und Allianzen. Diese Verbindungen, die wir in diesem Abschnitt der Einfachheit halber als Partnerschaften bezeichnen werden, betreffen den vierten Schritt in unserem Kontinuum des Empowerments von Gruppen und Gemeinschaften. Partnerschaften sind ein Zeichen für die Fähigkeit einer Gemeinschaft mit unterschiedlichen Gruppen oder Organisationen Beziehungen einzugehen und zwar auf der Basis sich überschneidender Interessen und des gegenseitigen Respekts. Partnerschaften sind auch ein Zeichen für die Fähigkeit der Vernetzung, Kooperation und Zusammenarbeit sowie der Entwicklung einer zunehmenden wechselseitigen Abhängigkeit unter den Partnern. Sie können den Austausch von Diensten umfassen, die Verfolgung gemeinschaftlicher Unternehmungen oder eine gemeinsame Interesseninitiative zur Veränderungen bestimmter Politiken im öffentlichen oder privatwirtschaftlichen Bereich. Der folgende Kasten liefert ein Beispiel für die Bildung einer Partnerschaft zwischen einem „Asiatischen Gesundheitsforum" und den Freizeitzentren in Liverpool (England).

Das Schwimmbad-Projekt asiatischer Frauen

Das „Asiatische Gesundheitsforum" in Liverpool (England) stellte eine hohe Zahl von Fällen der Isolation und Depression unter ihren in Liverpool lebenden Frauen fest. Eine Gemeinwesenmitarbeiterin des Forums diskutierte dieses Problem mit den asiatischen Frauen, die vorschlugen ein Freizeitzentrum anzusprechen über die Möglichkeit Schwimmstunden ausschließlich für Frauen asiatischer Herkunft anzubieten. Dies würde die gewünschte private Atmosphäre sicherstellen (z. B. abgedeckte Fenster und eigene Schwimmlehrerinnen). Die Partnerschaft zwischen dem Forum und dem Freizeitzentrum ermöglichte die Durchführung wöchentlicher Schwimmstunden mit einer entsprechenden Schwimmlehrerin.

Die Schwimmstunden waren bei den asiatischen Frauen sehr beliebt und die Uhrzeiten wurden so geändert, dass auch ihre Kinder daran teilnehmen konnten. Die Stunden mit jeweils 20 Frauen wurden über den ganzen Sommer hindurch durchgeführt. Dabei gelang es der Gemeinwesenmitarbeiterin einen Teil der Organisationsaufgaben in die Verantwortung des „Asiatischen Gesundheitsforums" zu legen, dass sich dann langsam auch für andere sportliche Aktivitäten für Ihre Mitgliederinnen interessierte. Die Gemeinwesenmitarbeiterin nutze ihre neu gewonnene Zeit dazu Partnerschaften mit anderen Freizeitzentren zu arrangieren, um die Sportmöglichkeiten für die asiatischen Frauen weiter auszudehnen (Jones und Sidell 1997, S. 41).

In diesem Zusammenhang sollte nicht unerwähnt bleiben, dass Partnerschaften aufgrund gleicher Interessen bzw. Nutzenabwägungen zwischen unterschiedlichen Kulturen nicht immer angebracht sein mögen, wenn diese z. B. von den traditionellen Führungspersonen der Gemeinschaft als Bedrohung ihrer Autorität aufgefasst werden (Laverack 1999).

Die beiden US-Agrarökonomen Peter Korsching und Timothy Borich (1997) beschreiben eine neue und nützliche Form der Partnerschaft zum Empowerment. Kleine ländliche Städte in Iowa haben damit begonnen ihre „Gemeinschaften zu bündeln" (cluster communities). Dies sind Gründungen von „freiwilligen Interessengemeinschaften zwischen zwei oder mehreren Kleinstädten zur Lösung gemeinsamer Probleme und Bedürfnisse". Diese Kleinstädte waren mit den gleichen Problemen konfrontiert wie mangelnde Ressourcen, Abnahme der Beschäftigung und der Bevölkerung sowie der Schließung vieler Geschäfte und Einrichtungen durch drastische ökonomische und soziale Veränderungen. Zur Bewältigung dieser Probleme haben viele Kleinstädte solche Allianzen gebildet, um ihre Ressourcen zu bündeln, ihre Probleme gemeinsam zu besprechen und gemeinsame Aktivitäten zu planen. Die Entstehung dieser Allianzen basiert auf Entwicklungsprozessen, die dem „Empowerment-Kontinuum" sehr ähnlich sind: Anstoß durch eine Person oder Organisation, Arrangierung von Treffen mit anderen Gemeinschaften, Aufbau von Organisationsstrukturen, Entwicklung von weiteren Kontakten und Partnerschaften und letztlich die Ausdehnung der Interessen der neuen Gemeinschaft auf die breiteren und tieferliegenden ökonomischen und sozialen Ursachen ihrer Probleme. Die bisher dargestellten sieben Einflussbereiche auf den Empowermentprozess sind genereller Natur und lassen sich auf jede Art von Gemeinschaft anwenden. Die beiden restlichen Einflussbereiche, die der Rolle der außenstehenden AkteurInnen und der Programmumsetzung, betreffen speziell die Entwicklung von Ansätzen des Empowerments im Rahmen eines Programms.

8. Die Rolle der außenstehenden AkteurInnen

Im Rahmen eines Programms sind die außenstehenden AkteurInnen ein wichtiges Verbindungsglied bei der Unterstützung der Gruppen und Gemeinschaften zur Mobilisierung ihrer eigenen Ressourcen und zur Gewinnung von neuen Ressourcen. Diese Vermittlerrolle ist besonders zu Beginn eines Programms wichtig, um den Empowermentprozess in Gang zu bringen bzw. durch spezifische Dienste zu unterstützen. Ein Beispiel für die Rolle außenstehender AkteurInnen in einem Gesundheitsprojekt liefert der folgende Kasten.

Die Rolle außenstehender AkteurInnen in einem Gesundheitsprojekt

Die Gesundheitsbehörde in Oldham (England) richtete eine Arbeitsgruppe zur Erfassung der „Stimme vor Ort“ (local voices) ein, um herauszufinden wie die BürgerInnen am besten in Aktivitäten zur Gesundheit eingebunden werden können. Die Gruppe bestand aus VertreterInnen verschiedener Behörden und kommunaler Wohlfahrtseinrichtungen in einem sozial benachteiligten Stadtteil von Oldham. Die Gruppe beschloss einen außenstehenden Akteur als unabhängigen Berater einzustellen, um die Beteiligungswünsche der BürgerInnen vor Ort zu erfassen und zwar indem alle BürgerInnen in ihren Häusern besucht und zu Versammlungen eingeladen wurden, um dort ihre Vorstellungen und Anliegen einzubringen. Um ihnen die Beteiligung an diesen Versammlungen zu erleichtern wurden spezielle Kinderbetreuungsgruppen und Transportgelegenheiten zur Verfügung gestellt und die Versammlungen zu geeigneten Zeiten für die BürgerInnen angesetzt. Größere Versammlungen wurden häufig durch Treffen mit kleinen Gruppen ergänzt, um durch sie noch konkretere Informationen über ihre Vorstellungen zu erhalten, die ihre Gesundheit beeinflussen. Die Ergebnisse aus diesen Diskussionen führten zur Entwicklung eines Fragebogens, mit dessen Hilfe alle BürgerInnen des Stadteils durch qualifizierte Interviewer im Rahmen von Hausbesuchen befragt wurden. Dieser Prozess führte zu einer Beziehung zwischen den unterschiedlichen Repräsentanten der in diesem Stadtteil arbeitenden und lebenden Menschen zur Koordinierung der organisatorisch-technischen Arbeit der außenstehenden AkteurInnen bzw. des unabhängigen Beraters.

Der wichtige Punkt dabei war, dass die AkteurInnen die Informationen in einer Art und Weise gesammelt haben, die für alle am Projekt beteiligten Personen annehmbar war und den BürgerInnen neue Handlungsmöglichkeiten eröffneten. Diese Bedarfserhebung, die alle Gruppen in dem Stadtteil einschloss, konnte dann als solide Grundlage genutzt werden, um die Unterstützung und das Engagement weiterer Entscheidungsträger in der Stadt Oldham zu gewinnen (Smithies und Webster 1998, S. 156-157).

Partnerschaftsprogramme zwischen der primären Gemeinschaft und den sekundären Trägern des Programms basieren jedoch häufig auf Beziehungsstrukturen vertikaler Natur, in denen sich die Träger der Programme am „top-down" Ansatz orientieren. Die Schwierigkeiten bei solchen vertikalen Beziehungsstrukturen werden umso größer, wenn die außenstehenden AkteurInnen im Rahmen eines multikulturellen Programms agieren. Der Transfer von Fähigkeiten, Wissen und Ressourcen in multikulturellen Gemeinschaften ist kein einfaches Unterfangen und scheitert häufig daran, dass die außenstehenden AkteurInnen entweder die Stabilität der kulturspezifischen Wertvorstellungen, Widerstände, Ängste und Eifersüchteleien unter den etablierten Einrichtungen der kulturellen Gruppen unterschätzen (Leach 1994) oder kein ausreichendes Verständnis für das in diesen Kulturen bereits vorhandene Wissen bzw. deren Stärken und Kapazitäten mitbringen.

Andererseits spielen außenstehende AkteurInnen bei der Förderung von Veränderungen eine entscheidende Rolle, indem sie z. B. Infrastrukturen unterstützen (Constantino-David 1995), zur Weiterentwicklung der Fähigkeiten unter den Zielgruppen bzw. Gemeinschaften beitragen (Minkler und Cox 1980), deren kritisches Bewusstsein fördern helfen (O'Gorman 1995), organisatorisch-technisches „know-how" beisteuern (Hildebrandt 1996) oder zusätzliche finanzielle Mittel in das Programm einbringen (Wheat 1997). Die wichtigste Aufgabe der außenstehenden AkteurInnen ist jedoch die Übertragung von Macht, Entscheidungsgewalt und Ressourcen, damit die jeweiligen Gruppen und Gemeinschaften ein höheres Maß an Selbstbestimmung und Kontrolle über ihre Lebens- und Arbeitsbedingungen erreichen und ihre eigenen Stärken besser erkennen und nutzen.

Zu den Qualitäten der AkteurInnen zum Empowerment gehört ein zwangloser Dialog mit den Gemeinschaften zur Erkennung und Lösung deren Probleme, in dessen Verlauf sie ihren professionellen Status und die damit verbundene „Macht über Jemanden" zur Stärkung der Autonomie der Gemeinschaften einsetzen. Die wichtigsten Merkmale dieser Aufgabe der Vermittlung und Ermöglichung fasst der folgende Kasten zusammen.

Die Vermittlung und Ermöglichung als Aufgabe der außenstehenden AkteurInnen

- Die Programmziele leichter erreichbar machen.
- Die Promotion des Programms in der Öffentlichkeit und bei den potenziellen Geldgebern.
- Die Förderung der Unterstützung durch die Entscheidungsträger und Gemeinschaften.
- Die Vermittlung neuer Bündnisse und Partnerschaften.
- Die klare Definierung seiner/ihrer Rolle gegenüber anderen Trägern und Interessengruppen.
- Die Erleichterung von Veränderungen durch Aktivitäten wie z. B. die Ausbildung von Fähigkeiten und Kompetenzen oder das Konfliktmanagement.
- Die Stärkung aller Einflussbereiche auf das Empowerment von Individuen u. Gemeinschaften.
- Die Erleichterung der Einbeziehung sozial benachteiligter Gruppen und Gemeinschaften.

9. Die Umsetzung bzw. das Management des Programms

In diesem Buch wird unterstellt, dass GesundheitsförderInnen an der Dauerhaftigkeit bzw. Nachhaltigkeit ihrer Programme interessiert sind und dass der Anreiz zur Nutzung von Empowermentansätzen darin liegt Kapazitäten aufzubauen, die zumindest teilweise zu einer Weiterführung der Programme durch die Mitglieder der jeweils daran beteiligten Gruppen und Gemeinschaften führen. Die Aufgaben der außenstehenden AkteurInnen bzw. GesundheitsförderInnen sind eng mit der Frage der Umsetzung bzw. des Programmmanagements verbunden, da die GesundheitsförderInnen und ihre Arbeitgeber die Kontrolle über das Programm und seine Ressourcen zunehmend mit den Zielgruppen bzw. Gemeinschaften des Programms teilen müssen.

Die Umsetzung eines Programms mit dem Ziel des Empowerments der Zielgruppen bzw. Gemeinschaften erfordert deren Kontrolle über Entscheidungen der Planung, Umsetzung, Evaluierung und Verwendung der Geldmittel sowie über die Verwaltung, Berichterstattung und Konfliktlösung. Die Zielgruppen bzw. Gemeinschaften müssen davon überzeugt sein, dass sie das Programm steuern können und dieses sich letztlich auch mit ihren Anliegen und Problemen befasst. Einer der ersten Schritte dafür ist die klare Definierung der Rollen, Verantwortlichkeiten und Managementfunktionen aller Programmträger und Interessengruppen. Die Aufgabe der außenstehenden AkteurInnen ist die Übertragung von Macht durch die sukzessive Verlagerung der Verantwortung auf die Gruppen bzw. Gemeinschaften entsprechend dem Zeitrahmen des Programms. Im folgenden Kasten nennen wir einige Merkmale des Empowerments im Zuge der Durchführung bzw. des Managements eines Programms.

Merkmale des Empowerments bei der Umsetzung eines Programms

- Das Programm wird primär von der Zielgruppe bzw. Gemeinschaft durchgeführt mit eingeschränkten Möglichkeiten der Überwachung durch die Außenstehenden.
- Das Konzept des Programms wurde in Zusammenarbeit mit der Gemeinschaft entwickelt.
- Die Umsetzung des Programms umfasst die Einbeziehung der Gemeinschaft bei den Entscheidungen der Planung, Administration, Verwendung der finanziellen Mittel sowie der Überwachung und Evaluierung des Programms.
- Die Entscheidungsmechanismen wurden von allen Beteiligten akzeptiert und festgelegt.
- Den Gruppen bzw. Gemeinschaften wurden die notwendigen Fähigkeiten zur Umsetzung des Programms vermittelt.
- Die Aufgaben und Verantwortlichkeiten aller Programmträger wurden dokumentiert.
- Die Gemeinschaft ist den anderen Programmträgern gegenüber rechenschaftspflichtig.

Dieses Kapitel hat die Notwendigkeit aufgezeigt, dass sich die GesundheitsförderInnen darüber im Klaren sein müssen, dass sich jeder der neun Einflussbereiche auf den Empowermentprozess direkt auf den Erfolg oder Misserfolg ihrer Programme auswirken kann. Diese neun Einflussbereiche zeigen einen einfachen Weg zur Definierung und Messung der Empowermentprozesse und können deshalb als konkrete Hilfen zur Stärkung der Empowermentpraxis in der Gesundheitsförderung dienen.

Die Nutzung dieser neun Bereiche bzw. Domänen des Empowerments wirft dennoch einige Fragen auf:

- Sind irgendwelche der genannten neun Einflussbereiche auf die Prozesse des Empowerments wichtiger als andere? Es lässt sich nicht genau sagen, ob überhaupt und wenn ja, welche Bereiche einen größeren Einfluss auf den Empowermentprozess haben. Haben z. B. qualifizierte Führungspersonen einen größeren Einfluss auf den Empowermentprozess als die Fähigkeit der Gruppen oder Gemeinschaften zur Ressourcenmobilisierung oder zur kritischen Beurteilung der tieferen Gründe für ihre relative Machtlosigkeit?

- Ist es für das Empowerment von Gruppen oder Gemeinschaften unbedingt notwendig, dass alle neun Einflussbereiche gleichermaßen gestärkt werden müssen? Diese Frage lässt sich nicht eindeutig beantworten. Können zum Beispiel Gruppen oder Gemeinschaften „empowert" werden ohne deren volle Partizipation oder ohne das Vorhandensein geeigneter Führungspersonen?

- Können alle Einflussbereiche gleichermaßen von den außenstehenden Akteuren und Akteurinnen eines Programms unterstützt werden? Einige Einflussbereiche, wie zum Beispiel das Training der Führungspersonen zum Aufbau von geeigneten Organisationsstrukturen, lassen sich leichter unterstützen als die Entwicklung eines kritischen Bewusstseins unter den Mitgliedern der Gruppen oder Gemeinschaften oder das Training der außenstehenden Akteure und Akteurinnen, wie sie im Rahmen eines Gesundheitsförderungsprogramms Macht und Einfluss auf die jeweiligen Gruppen und Gemeinschaften übertragen können.

- Wie sind die neun Einflussbereiche auf das Empowerment miteinander verbunden? Es ist nicht einfach zu sagen, inwieweit sich die einzelnen Bereiche gegenseitig unterstützen und welche synergetischen Effekte auf den Empowermentprozess sich ggf. daraus ergeben können. Stärkt z. B. die Partizipation die Führungspersonen und/oder die Organisationsstrukturen der Gruppen und Gemeinschaften und wenn ja, führt dies dann zu mehr Empowerment? Unklar ist auch, welcher der neun Einflussbreiche bzw. welche spezifische Kombination von ihnen den größten Einfluss hat.

Die Einflussbereiche auf den Empowermentprozess existieren nicht unabhängig voneinander. Jeder Bereich kann für sich allein oder im Zusammenwirken die Wirksamkeit gesundheitsfördernder Maßnahmen und deren gesundheitsfördernde Empowermentpraxis beeinflussen. Es ist schwer zu sagen, inwieweit es eine Hierarchie der Wichtigkeit unter den neun Einflussbereichen gibt oder welche Kombination von ihnen den größten Einfluss hat. Dies sind Fragen, die wissenschaftlich weiter untersucht werden müssen. Trotz all dieser offenen Fragen basieren die genannten Einflussbereiche auf einem Fundus theoretischer und empirischer Untersuchungen, die in vielen Ländern durchgeführt wurden und von vielen GesundheitsförderInnen entsprechend genutzt werden.

Im nächsten Kapitel werden wir einige Praxisbeispiele aus Deutschland und Österreich vorstellen. Dabei empfiehlt es sich zur eigenen Beurteilung dieser Beispiele, die hier vorgeschlagenen neun Einflussbereiche für das Empowerment von Individuen, Gruppen oder Gemeinschaften heranzuziehen.

9. Projektbeispiele zum Empowerment in der Gesundheitsförderung aus Deutschland und Österreich

9.1 Die Quartiersdiagnose: Daten und Ansätze für ein stadtteilorientiertes Präventionsprogramm des Öffentlichen Gesundheitsdienstes - ausgewählte Ergebnisse eines Forschungsprojektes

Karin Mossakowski, Stefan Nickel, Waldemar Süß, Alf Trojan.
Korrespondierender Autor: Dipl. Soz. Waldemar Süß. Universitätsklinikum Hamburg-Eppendorf, Zentrum für Psychosoziale Medizin, Institut für Medizin-Soziologie. AG Gesundheitsförderung und Prävention. Martinistraße 52, 20246 Hamburg.
E-mail: suess@uke.uni-hamburg.de

Das Forschungsprojekt

Die in einer Kurzfassung vorgestellte Quartiersdiagnose „Lenzgesund – mehr Gesundheit ins Quartier! Daten und Ansätze zur Gesundheitsförderung in der Lenzsiedlung in Hamburg-Eimsbüttel“ (8) entstand als erste von zwei Quartiersdiagnosen im Rahmen eines Forschungsprojektes des Institutes für Medizin-Soziologie am Universitätsklinikum Hamburg-Eppendorf[1]. Das Vorhaben war als ein Wissenschaft-Praxis-Projekt angelegt und wurde in enger Zusammenarbeit mit dem Gesundheitsamt Hamburg-Eimsbüttel durchgeführt. Das Gesundheitsamt hat für das benachteiligte Quartier Lenzsiedlung ein Präventionsprogramm („Lenzgesund“) entworfen, das gemeinsam mit dem „Runden Tisch Lenzgesund“ und weiteren Kooperationspartnern aus dem Sozial-, Bildungs- und Gesundheitswesen umgesetzt und weiterentwickelt wird. Für diesen Prozess der Entwicklung, Erprobung und Umsetzung eines systematischen Handlungskonzeptes für ein benachteiligtes Quartier hatte und hat das Institut für Medizin-Soziologie die Begleitforschung übernommen. In diesem Zusammenhang wurde in mehreren Schritten für die Lenzsiedlung eine erste Quartiersdiagnose erstellt, die als kleinräumige Gesundheitsberichterstattung versucht, einerseits die gesundheitliche Situation zu beschreiben und andererseits die Strukturen und Kapazitäten für Gesundheitsförderung (Capacity Building) abzubilden. Damit hat die Quartiersdiagnose als kleinräumige bzw. stadtteilorientierte Gesundheitsberichterstattung eine zentrale Bedeutung für die Weiterentwicklung des Präventionsprogramms, ganz im Sinne des „Public Health Action Cycle“(siehe Abbildung unten). Dieser Steuerungs- und Planungszyklus umfasst als idealtypisch gedachtes Modell vier aufeinanderfolgende Phasen der Gestaltung politischen Handelns, die auf die unterschiedlichen sozialräumlichen und fachpolitischen Ebenen übertragbar und anwendbar sind:

---

[1] Das Projekt trägt den Titel „Strukturbildung (Capacity Building) für Prävention und Gesundheitsförderung bei Kindern und Eltern in einem benachteiligten Quartier“ und wird im Rahmen des Schwerpunktes „Präventionsforschung“ vom Bundesministerium für Bildung und Forschung (BMBF) für die Dauer von drei Jahren (5/2005 bis 2/2009) gefördert (Förderkennzeichen: 01 EL 04 14).

- Situationsanalyse (Beschreibung und Bewertung der Situation),
- Politikformulierung (Strategie- und Programmentwicklung),
- Implementation (strategische Programmumsetzung) und
- Evaluation (Überprüfung der Ergebnisse der Implementation durch erneute Situationsanalyse und Re-Formulierung der Politik).

Gesundheitspolitischer Aktionszyklus
(Public Health Action Cycle)

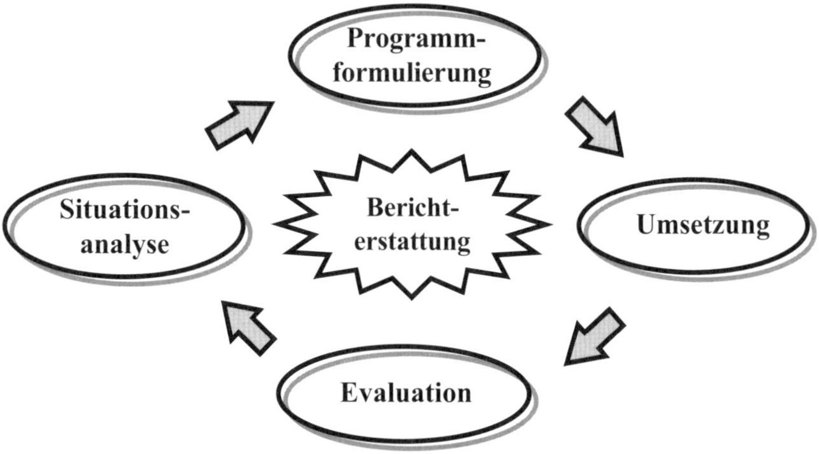

Quelle: nach Institute of Medicine, The Future of Public Health, Washington 1988

In diesem Modell ist die Berichterstattung zunächst der ersten Phase zu zuordnen, kann aber theoretisch in allen Phasen wieder zum Zuge kommen, besonders wenn es im Rahmen der Evaluation zu einer handlungsorientierten Neubewertung der Situation kommen soll. Berichterstattung ist damit eine wissenschaftlich fundierte Situationsanalyse der vorgefundenen (Sekundärdaten) und/oder durch die Berichterstatter selbst erhobenen Fakten und Hintergründe (Primärdaten). Somit bildet Berichterstattung die zentrale Planungsgrundlage für die aufeinander folgenden Phasen im Politikzyklus, liefert die entscheidenden Daten für die Prioritätensetzung in der Politikentwicklung und zeigt die Ansatzpunkte für die Implementierung von Programmen und Projekten. In diesem Sinne sollte die erste Quartiersdiagnose ihre Wirkung im Umsetzungsprozess entfalten. Sie wurde an die Hauptakteure vor Ort verschickt und am „Runden Tisch Lenzgesund" diskutiert. Neben der Diagnosestellung für das Quartier durch die einzelnen Teilstudien, die im anschließenden Text kurz vorgestellt werden, enthält die Quartiersdiagnose Handlungsempfehlungen für die weitere Umsetzung des Präventionsprogramms.

Das Präventionsprogramm „Lenzgesund“ und der „Runde Tisch Lenzgesund“

Das Gesundheitsamt Hamburg-Eimsbüttel hat im Jahre 2001 mit ersten gesundheitsförderlichen Aktivitäten in der Lenzsiedlung in Kooperation mit dem Quartiersmanagement der sozialen Stadtteilentwicklung und Trägern der sozialen Arbeit begonnen. Im Herbst 2003 wurde auf Initiative des Gesundheitsamtes der erste „Runde Tisch Lenzgesund“ in der Lenzsiedlung durchgeführt, der bis heute kontinuierlich stattfindet. An diesem Runden Tisch finden sich die vielfältigen Organisationen, Einrichtungen und Einzelpersonen, die im Gesundheits-, Sozial- und Bildungsbereich arbeiten, zusammen: Gesundheitsamt, Ärztinnen und Ärzte, Jugendamt, Familienhebamme, Mütterzentrum, Stadtteilbüro, Bürgerhaus, Kindertagesstätten, Erziehungsberatung und viele mehr. Das Präventionsprogramm „Lenzgesund“ mit dem Untertitel „Vernetzte frühe Hilfen rund um Schwangerschaft, Geburt und die ersten Lebensjahre“ wurde dem „Runden Tisch Lenzgesund“ im Januar 2005 vorgestellt und verfolgt folgende Ziele:

- Verbesserung der gesundheitlichen Lage im Quartier, besonders für Kinder und ihre Eltern,
- Erschließung der guten gesundheitlichen Versorgungsstruktur im Umfeld der Siedlung für die Bewohnerschaft,
- Aufbau und Sicherung von Brückenstrukturen zwischen dem medizinisch-sozialen Angebot und dem Gesundheitsbedarf der Bewohnerschaft,
- Förderung der Vernetzung im Rahmen einzelner Handlungsfelder des Programms,
- Zusammenarbeit von Einrichtungen der gesundheitlichen und sozialen Versorgung und der Gesundheitsförderung
- sowie (mittlerweile) die Einbindung des Forschungsprojektes zur wissenschaftlichen Begleitung für Datenbeschaffung, Analyse und Evaluation.

Das Präventionsprogramm „Lenzgesund“ gliedert sich aktuell in die folgenden sieben Handlungsfelder (mit einzelnen Teilzielen und Zielgruppen) und zwei Querschnittsaufgaben, in denen bisher vielfältige Schritte, Projekte und Maßnahmen zur Umsetzung unternommen wurden:

1. Geburtsvorbereitung
2. Schwangerschaft /Elternschaft Minderjähriger (Angebote für Jugendliche)
3. Versorgung nach der Geburt und im ersten Lebensjahr
4. Impfen
5. Frühe Hilfen, Frühförderung und Sprachförderung
6. Zahngesundheit
7. Ernährung, Bewegung und Sucht

Zu integrierende Querschnittsaufgaben:

- Erziehungs- und Gesundheitskompetenz der Eltern
- Gewaltprävention

Nicht alle Handlungsfelder können gleichzeitig zufriedenstellend bearbeitet werden. Dafür fehlen die personellen und finanziellen Ressourcen. Deshalb wurde auf einer Sitzung des „Runden Tisches Lenzgesund“ im Januar 2005 nach eingehender Diskussion und Bewertung der Priorität der Handlungsfelder beschlossen, sich zunächst nur mit den Handlungsfeldern „Frühförderung“, „Versorgung nach der Geburt und im ersten Lebensjahr“ sowie „Ernährung“ und „Bewegung“ zu befassen. Dazu wurden Arbeitsgruppen gebildet, die verschiedene Projekte bereits konzipierten und derzeit konzipieren, die vorrangig der Aktivierung, Förderung und Verbesserung der Gesundheitskompetenz der Bewohnerschaft dienen. Der Prozess der Diskussion und Umsetzung wurde durch die Auseinandersetzung mit der vorliegenden Quartiersdiagnose unterstützt und gefördert, so dass in den Folgejahren für weitere Handlungsfelder Maßnahmen und Projekte entwickelt werden konnten.

Ergebnisse der Teilstudien aus der ersten Quartiersdiagnose

Für die Quartiersdiagnose wurden verschiedene Primärerhebungen und Sekundäranalysen durchgeführt. Dazu gehörten die folgenden Analysen:

- Zusammenstellung der verfügbaren Daten zu Demographie und Sozialstruktur,
- Analyse der vorhandenen Berichte, Protokolle und sonstiger Dokumente von Akteuren im Sozial- und Gesundheitsbereich,
- Auswertung der Schuleingangsuntersuchung,
- Durchführung einer Bewohnerbefragung,
- Ermittlung des Standes der Kapazitätsentwicklung im Quartier („Capacity Building“) durch eine Befragung von professionellen Akteuren im Gesundheits- u. Sozialbereich.

Im Folgenden sollen die einzelnen Teile vorgestellt werden.

(1) Demographie und Sozialstruktur

Die Lenzsiedlung liegt im Stadtteil Lokstedt in Hamburg-Eimsbüttel. Sie besteht aus einem Hochhauskomplex mit 9 bis 13 Geschossen und mehreren Klinkerbauten mit 3 bis 5 Stockwerken. Die Lenzsiedlung verfügt über ca. 1.200 Wohnungen und wenige kleine Gewerbeeinheiten. In den Jahren von 2000 bis 2006 war das Wohnquartier zudem ein Programmgebiet des Hamburger Senatsprogrammes zur „Sozialen Stadtteilentwicklung“ (seit 2005: „Aktive Stadtteilentwicklung“.) Gegenwärtig ist das Quartier Nachsorge- und Verstetigungsgebiet der Hamburger integrierten Stadtteilentwicklung.

Nach den aktuellsten Daten (Stand 2008) leben in der Lenzsiedlung insgesamt 3.027 Menschen. Der Anteil von Menschen unter 18 Jahren an der Gesamtbevölkerung beträgt 27,1 % (zum Vergleich: Bezirk Eimsbüttel 14,2 %, Hamburg gesamt 15,6 %). Zudem wohnen in der Lenzsiedlung überwiegend Menschen mit Migrationshintergrund. Der Anteil ausländischer Bürgerinnen und Bürger an der Gesamtbevölkerung beträgt 36,8 % (zum Vergleich: Bezirk Eimsbüttel 11,1 %, Hamburg gesamt 14,1 %). Hinzukommen nach Schätzungen der Akteure vor Ort weitere 20 % von Menschen mit Migrationshintergrund und deutschem Pass, so dass man davon ausgehen kann, dass fast 60 % der Gesamtbevölkerung MigrantInnen sind. Eine Besonderheit des Quartiers besteht außerdem darin, dass jeder dritte Einwohner der Lenzsiedlung „Hartz IV"-Leistungen erhält. Der Anteil von Personen mit Sozialleistungsbezug nach SGB II (ALG II, Sozialgeld) an der Gesamtbevölkerung liegt bei 34,1 % (zum Vergleich: Bezirk Eimsbüttel 7,8 %, Hamburg gesamt 11,9 %). Aus früheren wie aktuellen Armutsstudien ist bekannt, dass Kinder in der Armutsbevölkerung überproportional vertreten sind. Es ist deshalb anzunehmen, dass ihr Anteil deutlich über 34 % liegt.

(2) Dokumentenanalyse der Angebote zur Gesundheitsförderung

Ein Teil der ersten Quartiersdiagnose bestand in der systematischen Auswertung der vorhandenen Dokumente zur Gesundheitsförderung in der Lenzsiedlung. Für die Analyse standen drei Quellen zur Verfügung. Erstens wurden die Konzepte und Berichte der Lawaetz-Stiftung zur Quartiersentwicklung der Lenzsiedlung im Rahmen des Programms „Soziale Stadtteilentwicklung" aus den Jahren 2000 bis 2005 ausgewertet. Eine zweite Quelle waren die insgesamt 11 Protokolle des „Runden Tisches Lenzgesund", der seit 2003 zusammenkommt. Zusätzlich wurden die Praxisberichte unterschiedlicher Akteure ausgewertet wie z. B. Berichte der Familienhebamme oder Dokumente über die Gesundheitsgespräche für Frauen.

Mit der Dokumentenanalyse sollte einerseits herausgefunden werden, welche gesundheitlichen Probleme von Schwangeren, Kindern im Alter von 0 bis 6 Jahren und ihren Eltern in der Lenzsiedlung eine Rolle spielen. Andererseits sollte ermittelt werden, welche Maßnahmen zur Verbesserung der gesundheitlichen Lage ergriffen wurden und wie erfolgreich diese waren. Hinsichtlich gesundheitlicher Probleme der Zielgruppe wurde in den Praxisberichten der Akteure u. a. Folgendes hervorgehoben:

- Viele Kinder sind durch passives Rauchen belastet, ebenso ist in einigen Familien eine Gewalt- und Alkoholproblematik bekannt.
- Frühe Elternschaft und Schwangerschaft Minderjähriger spielen eine Rolle, insgesamt gibt es wenig Aufklärung und Wissen über Sexualität, Verhütung, Schwangerschaft und kindliche Entwicklungsabläufe.
- Viele Kinder sind schlecht mit Mahlzeiten versorgt.
- Teilweise gibt es motorische Bewegungsdefizite, zudem haben einige Kinder eine verzögerte Sprachentwicklung.

Bezogen auf die Angebote zeigte die Dokumentenanalyse, dass einige Projekte für die Zielgruppe der Schwangeren, Kinder und Eltern intensiv von den Bewohnern der Lenzsiedlung genutzt werden. Projekte wie z. B. die Familienhebamme, Gesundheitsgespräche für Frauen, Krabbeltreff und Pädagogischer Mittagstisch haben teilweise den Charakter eines Regelangebotes und konnten als erfolgreich bewertet werden. Andere Projekte wie z. B. Informationssprechstunde oder Familien-Sport-Tage mussten aufgrund mangelnder Beteiligung nach ein- bis zweimaliger Durchführung wieder eingestellt werden.

(3) Auswertung der Schuleingangsuntersuchung

Schuleingangsuntersuchungen sollen dazu dienen, die „Schulreife" von Schülern festzustellen und mögliche schulrelevante Defizite aufzudecken, damit noch vor Schulbeginn eine entsprechende Behandlung erfolgen kann. Die Untersuchung erstreckt sich auf den allgemeinen körperlichen Entwicklungsstand sowie die bisherigen Erkrankungen, Impfstatus, Früherkennungsuntersuchungen und bereits eingeleitete Fördermaßnahmen. Außerdem werden soziodemographische Merkmale erfasst. Schuleingangsuntersuchungen sind in Hamburg gesetzlich vorgeschrieben. Durchgeführt werden sie durch den schulärztlichen Dienst der Gesundheitsämter.

Die Auswertung wurde für Kinder aus der Lenzsiedlung und aus zwei weiteren Gebieten im Hamburger Bezirk Eimsbüttel vorgenommen. Hierbei handelte es sich um Schnelsen-Süd, ebenfalls ein Quartier der Aktiven Stadtteilentwicklung und den Stadtteil Hoheluft-West, der bezirksintern zu den Stadtteilen mit „besserer" Sozialstruktur zählt. Insgesamt wurden vom Schulärztlichen Dienst 53 Kinder des Einschulungsjahrganges 2005 aus der Lenzsiedlung, 32 gleichaltrige Kinder aus Schnelsen-Süd und 54 Kinder aus Hoheluft-West untersucht. Die Datensätzte wurden nach Rücksprache mit dem Datenschutzbeauftragten der Stadt Hamburg vom Gesundheitsamt Eimsbüttel zur Verfügung gestellt. Nicht eingeschlossen wurden Kinder, die aufgrund eines besonderen Förderungsbedarfs eine Behindertenschule besuchten.

Bei der Auswertung der Schuleingangsuntersuchungen mussten besondere datenschutzrechtliche Bestimmungen befolgt werden, da bei solchen Sonderauswertungen die Zustimmung des Datenschutzbeauftragten erforderlich ist. Dies hat zu zeitlichen Verzögerungen geführt, die die Analyse erschwerten. Bei kleinräumigen Analysen wie der hier vorgenommenen, sind die Ergebnisse auf Grund der geringen Fallzahlen nur eingeschränkt interpretierbar. Außerdem muss beachtet werden, dass beim Vergleich von Quartieren ein Untersuchereffekt durch die unterschiedlichen Schulärzte nicht ausgeschlossen werden kann.

Die Ergebnisse der Schuleingangsuntersuchungen zeigten, dass bei Schulanfängerinnen und Schulanfängern aus der Lenzsiedlung Handlungsbedarf in unterschiedlichen Bereichen besteht. Früherkennungsuntersuchungen, v.a. U6 bis U8, wurden deutlich weniger wahrgenommen als in den Vergleichsquartieren. Der Impfstatus ist dagegen auf durchweg hohem Niveau, das liegt aber auch daran, dass Impfungen bzw. Auffrischungsimpfungen im Rahmen der Schuleingangsuntersuchungen erfolgten. Bei 19 % der Kinder aus der Lenzsiedlung wurde Übergewicht festgestellt, in Hoheluft-West war dies nur bei 2 % der Kinder der Fall (Schnelsen-Süd: 21 %). Auch sprachliche Auffälligkeiten wurden bei 8 % der Schulanfänger der Lenzsiedlung im Vergleich zu 2 % in Hoheluft-West sehr häufig vorgefunden (Schnelsen-Süd: 9 %). Lediglich bei Neurodermitis wurde mit 4 % bzw. 3 % in der Lenzsiedlung und Schnelsen-Süd ein geringerer Anteil gefunden als in Hoheluft West mit 6 %.

(4) Bewohnerbefragung

Mit der Befragung einer Bewohnerschaft sollte erhoben werden, wie die Bürger laufende Aktivitäten zu Gesundheitsförderung und Prävention im Quartier wahrnehmen, nutzen und einschätzen. Außerdem sollten Ansatzpunkte für zukünftige Projekte gewonnen werden.

Die Face-to-Face-Interviews kamen zu zwei Dritteln durch eine Passantenbefragung zustande. Um auch MigrantInnen mit schlechten Deutschkenntnissen zu erreichen wurde etwa ein Drittel der Interviews von vier engagierten Bewohnerinnen der Lenzsiedlung durchgeführt, die ihre Freunde, Verwandten und Nachbarn befragt haben. Zum Teil wurden diese Interviews auf Türkisch, Farsi oder Urdu geführt. Insgesamt wurden 157 Personen zwischen 14 und 58 Jahren befragt. Dies entspricht etwa einem Zehntel der Bewohner in dieser Altersgruppe. Unter den Befragten waren 60 % MigrantInnen mit deutschem Pass, viele Jugendliche und junge Erwachsene sowie viele Eltern. Mehr als zwei Drittel der Interviewten waren Frauen, außerdem war die Altersgruppe der 30- bis 39-Jährigen unterrepräsentiert.

Die bestehenden Angebote waren den Befragten zu einem relativ großen Teil bekannt; durchschnittlich kannte jeder befragte Bewohner etwa fünf der 15 Angebote. 10 Angebote wurden von mindestens 90 % der interviewten Bewohnerschaft auf einer Viererskala als 'sehr gut' oder 'gut' bewertet. Auch die übrigen 5 Angebote wurden nur von 13 % bis 28 % der Befragten als 'mäßig' oder 'schlecht' eingestuft. Die antwortenden Bewohner wünschten sich mehr Bewegungsangebote und zusätzlich neue Angebote zur gesunden Ernährung und Suchtprävention. Eine weitere Frage beschäftigte sich mit der Mitwirkungsbereitschaft der Befragten: Hier gaben 40 % der befragten Bewohner an, sich die aktive Mitwirkung an gesundheitsfördernden Angeboten vorstellen zu können.

Von Interesse war außerdem die Einschätzung der Befragten, warum Angebote von einem Teil der Bewohnerschaft nicht genutzt werden (vgl. Abbildung 2). Hierbei handelte es sich um eine offene Frage, bei der auch Mehrfachantworten möglich waren. Als größte Nutzungsbarriere wurde von 40 % der Befragten Informationsmangel angenommen. Desinteresse und Motivationslosigkeit wurden von 31 % der befragten Bewohner vermutet, Zeitmangel von 19 %. Dass eine unsichere Umgebung oder mangelndes Zugehörigkeitsgefühl eine Rolle spielten, wurde von 12 % der Befragten angegeben. In diese Kategorie gingen Antworten wie „Isolierung“, „Misstrauen“ oder „Ist nicht die beste Gegend“ ein. Sprache wurde nur von 6 % als Barriere vermutet, Geldmangel oder schlechte (räumliche) Erreichbarkeit spielten aufgrund von jeweils nur zwei Nennungen nach Ansicht der Befragten keine Rolle.

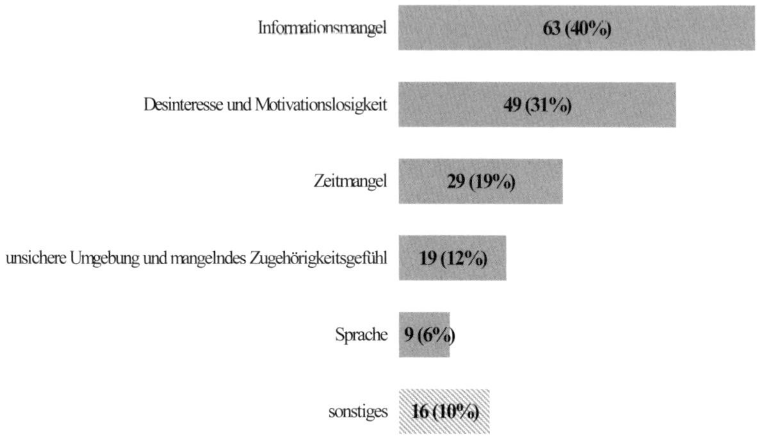

Abb. 2: Barrieren für die Nutzung der Angebote (n=157; Mehrfachnennungen möglich) (Befragung 2006)

(5) Kapazitätsentwicklung im Quartier (KEQ)

Ein Schwerpunkt der Quartiersdiagnose lag in der Beschreibung der Entwicklung von gesundheitsfördernden Kapazitäten („Capacity Building“, auch „Strukturbildung“ genannt) in der Lenzsiedlung in den letzten fünf bis sieben Jahren. Kapazitätsentwicklung ist in Deutschland bisher weder wissenschaftlich noch praktisch als Konzept genutzt worden. Gleichwohl wird es seit einiger Zeit explizit als intermediäre Ziel- und Erfolgsgröße für Prävention und Gesundheitsförderung aufgeführt, auch weil direkte Effekte auf die Gesundheit kaum nachweisbar sind (11, S. 205). Dieser relativ neue – in der Literatur noch unterschiedlich weit gefasste – Indikator bezieht sich im wesentlichen auf die Bereitschaft und Befähigung von Einrichtungen oder Professionen, geeignete Strukturen zu entwickeln, um eine spezifische Maßnahme erfolgreich anzubieten und aufrecht-zuerhalten, bis hin zu der Nutzung und Mobilisierung geeigneter Ressourcen und Ko-operationsstrukturen und der Entwicklung adäquater Strategien zur Umsetzung und Evaluation von Maßnahmen (ebd., S. 206). Kapazitätsentwicklung ergänzt somit andere Erfolgsparameter (z. B. Sekundärdaten zur gesundheitlichen Versorgung, programm-spezifische Indikatoren etc.) und gilt darüber hinaus als Schätzer für die Nachhaltigkeit und Verstetigung von Aktivitäten im Quartier.

Bei dem verwendeten Erhebungsinstrument handelte es sich um eine Neuentwicklung auf der Basis einer empirisch erprobten Einteilung von Labonte und Laverick (6) (7) sowie weiterer internationaler Studien und Übersichtsarbeiten (1) (2) (3) (5). Nach einer vertiefenden Diskussion der Literatur im Forscherteam und einer explorativen Beurteilung durch Experten aus Wissenschaft und Praxis (Forschungsbeirat) wurde eine erste Version des Instruments erstellt und im Forschungsprozess weiterentwickelt. Die Anpassungen an deutsche Verhältnisse sind vor allem als Konkretisierung, Bündelung und Akzentuierung der ursprünglichen Themenbereiche wie auch deren Anwendbarkeit auf die Quartiersebene zu sehen. Der so entstandene Fragebogen zur „Kapazitätsentwicklung im Quartier" (KEQ) umfasst fünf Themenkomplexe bzw. Dimensionen, die mit 54 Items (5-Punkte-Skalen) operationalisiert wurden:

- Bürgerbeteiligung (Ausmaß der Bürgerbeteiligung, Eigeninitiative der Bewohner, Förderung der Bürgerbeteiligung),
- lokale Führung (Ausmaß lokaler Führung, soziale Kompetenzen und Steuerungskompetenzen der lokalen Führung),
- vorhandene Ressourcen (materielle Ressourcen, Wissen und Informationen, soziale Ressourcen),
- Vernetzung und Kooperation (örtliche und überörtliche Vernetzung und Kooperation, Qualität der Vernetzung und Kooperation),
- Gesundheitsversorgung (Ausmaß der Gesundheitsangebote, Abbau von Zugangsbarrieren, Angebote für spezielle Zielgruppen)[2]

Die Durchführung der ersten Erhebung erfolgte zwischen Juni und Juli 2006. Neben der Einschätzung der aktuellen Situation (T1) sollte auch eine retrospektive Einschätzung der Situation vor der Einführung einzelner Gesundheitsförderungsangebote im Mai 2001 (T0) erfolgen. Ausgehend von einer Liste, die gemeinsam mit unseren Praxispartner erstellt wurde, haben wir 48 professionelle Akteure aus dem Gesundheits- und Sozialbereich (u.a. Stadtteilentwicklung, Gemeinwesenarbeit, Bildung und Erziehung) im Umfeld der Lenzsiedlung zur Mitwirkung an der Befragung aufgerufen. Nach Zusendung bzw. Aushändi-

---

[2] Die Hauptdimension „Gesundheitsversorgung" hatte in der ursprünglichen Version, wie sie auch für die Befragungen 2001 und 2006 genutzt worden ist, folgende inhaltliche Bedeutung: Unterstützung der Bewohner (Unterstützung durch Ämter/Behörden, „Brückeneinrichtungen" und professionelle Dienste). Im Rahmen der Diskussionen im Forscherteam und im Forschungsbeirat wurde es für notwendig gehalten, eine gesundheitsbezogene Dimension einzuführen, damit auch in diesem Bereich Strukturbildung und Kapazitätsentwicklung gemessen werden können. Die Items der ursprünglichen Dimension (Unterstützung der Bewohnerschaft) wurden größtenteils in alle Dimensionen integriert.

gung der Befragungsunterlagen kamen aufgrund von nachträglichen Absagen und/oder kurzfristiger Nichterreichbarkeit tatsächlich nur 27 Fragebögen in die Auswertung (56 % Ausschöpfungsquote). Der Versuch, auch sozial engagierte Bewohner zu dieser Thematik zu befragen, hat sich indes angesichts ihrer geringen Beteiligung als nicht praktikabel herausgestellt. Zudem fühlten sich die Bewohner oft nicht kompetent genug, alle Fragen zu beantworten. Eine zweite Erhebung im Sinne einer begonnenen Langzeitmessung zum Ausmaß der Kapazitätsentwicklung im Quartier erfolgte im Juni 2008.

Abb. 3: Dimensionen der Kapazitätsentwicklung im Überblick zwischen Mai 2001 und Juni 2008(Mittelwerte: 1 = schlechtester, 5 = bester Wert)°

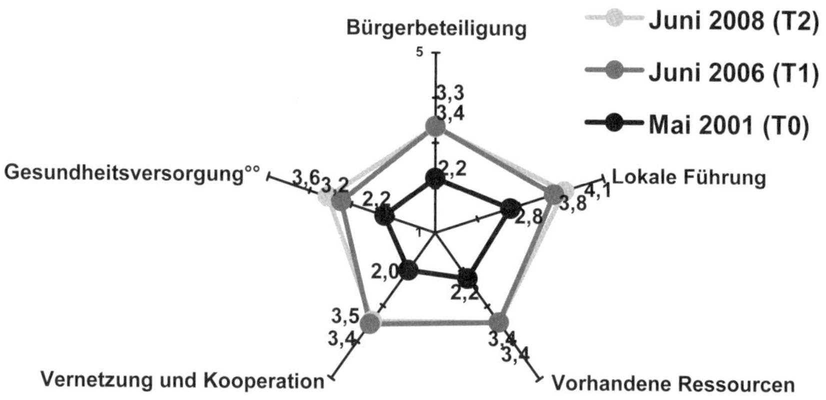

° Alle Veränderungen zwischen Mai 2001 und Juni 2006 sind stark ausgeprägt (Effektstärke d ≥ 0,8) und hoch signifikant ($p \leq 0{,}001$; t-Test für abhängige Stichproben).

Im Folgenden sind die Ergebnisse für unsere fünf Dimensionen der Kapazitätsentwicklung in einem Netzdiagramm zusammengefasst (vgl. Abbildung 3). Dargestellt werden die durchschnittlichen Punktwerte pro Dimension in 2001, 2006 und 2008, die jeweils von 1 bis 5 (=Bestwert) reichen können. Für die Stadtteilentwicklung und Gesundheitsförderung im Quartier sind die insgesamt äußerst positiven Ergebnisse zu betonen, und zwar insbesondere diejenigen zwischen den Jahren 2001 und 2006. Diese führen wir vor allem auf das allgemeine Klima der Quartiersentwicklung und Gesundheitsförderung zurück sowie auf das starke Engagement und die Beharrlichkeit einzelner Akteure aus dem gesundheitlichen und sozialen Bereich. Die positiven Beurteilungen in z. B. in den Bereichen „lokale Führung" (4,1) oder der „Vernetzung und Kooperation" (3,4) lassen sich darüber hinaus sicher vorwiegend auf die geleistete Informations-, Koordinations- und Aktivierungsarbeit der beiden Infrastruktursäulen Lenzgesund e.V. und Stadtteilbüro der „Sozialen Stadtteilentwicklung" (seit 2005 „Aktive Stadtteilentwicklung") zurückführen, aber auch sicherlich auf die Aktivitäten des Gesundheitsamtes.

Der Erfolg des Vorhabens besteht neben der praktischen Anwendung der Ergebnisse im Quartier selbst vor allem darin, dass ein deutschsprachiges Instrument zur Evaluation der Kapazitätsentwicklung auf Quartiersebene entstand, dessen psychometrischen Eigenschaften gemäß verschiedener Überprüfungen und der Empfehlungen des Forschungsbeirats die Weiterarbeit mit dem Instrument rechtfertigen. Einschränkend muss allerdings darauf hingewiesen werden, dass das Ausmaß der Kapazitätsentwicklung hier von den verantwortlichen Akteuren selbst eingeschätzt wurde, so dass die Gefahr subjektiver Verzerrungen besteht. Auch andere wissenschaftliche Anforderungen an eine exaktere Erfolgskontrolle (z. B. prospektive Vorher-Nachher-Messung, Bildung einer Kontrollgruppe, Zurechenbarkeit von Erfolgen bzw. Misserfolgen) lassen sich unter den gegebenen Bedingungen dynamischer Quartiersentwicklung nicht verwirklichen.

Ausblick: Weiterentwicklung des Präventionsprogramms und Handlungsempfehlungen

Die hier in Auszügen vorgestellte Quartiersdiagnose hat als kleinräumige Gesundheitsberichterstattung mit ihren Teilstudien wesentliche handlungsorientierte Informationen für die Weiterentwicklung und Umsetzung des Präventionsprogrammes „Lenzgesund" für die Hauptakteure geliefert. Die Diagnose, die für das Quartier gestellt werden konnte, machte auf unterschiedlichen Ebenen auf verschiedene besondere Merkmale aufmerksam, zum Beispiel auf:

- die besondere Zusammensetzung der Bevölkerung (hoher Anteil junger Menschen, sehr hoher Anteil von Menschen mit Migrationshintergrund, hoher Anteil von Beziehern sozialer Leistungen nach SGB II etc.),
- erfolgreiche Ansätze für Prävention und Gesundheitsförderung (Familienhebamme, Krabbeltreff, pädagogischer Mittagstisch, Nachimpfung während der Schuleingangsuntersuchung durch den Öffentlichen Gesundheitsdienst etc.),
- zusätzlichen Handlungsbedarf für die Gesundheitsförderung von Kindern und Jugendlichen (Impfen, Frühförderung, Ernährung, Bewegung, gesundheitsförderliches Verhalten etc.),
- Umsetzungsdefizite durch Rückzug von Akteuren oder Informationslücken etc.,
- Barrieren bei der Aktivierung der Bewohnerschaft (Informationsdefizite, Desinteresse, Motivationslosigkeit etc.),
- mangelnde Beteiligung von Ärzten, insbesondere die unzulängliche Kommunikation zwischen Kindertagesstätten und Kinderärzten,
- unzureichende Bündelung der Ressourcen und mangelnde nachhaltige Sicherung der Finanzierung

Die Ergebnisse aus allen Einzelanalysen unterstrichen die Bedeutung des Handlungsfeldes „Gesundheitliche Handlungskompetenz“, insbesondere der Erziehungs- und Gesundheitskompetenz der Eltern. Der Aufbau gesundheitlicher Handlungskompetenz ist eine Querschnittsaufgabe für die Aktivitäten in allen Handlungsfeldern des Präventionsprogramms. Gesundheitskompetenz entsteht durch Information, Aktivierung und möglichst breite Partizipation der Bevölkerung im Quartier. Die erste Quartiersdiagnose zeigte, dass es in diesen Bereichen noch erhebliche Entwicklungspotenziale gibt.

Nach der Diagnose folgt die Therapie, zumindest aber Vorschläge für eine Therapie. In diesem Sinne werden am Ende der Quartierdiagnose für alle neun Handlungsfelder des Präventionsprogramms konkrete Handlungsempfehlungen entwickelt, die hier nicht im Einzelnen vorgestellt werden sollen. Die Empfehlungen betreffen beispielsweise eine Veränderung in der Prioritätensetzung von einzelnen Handlungsfeldern, die Zusammenlegung von Handlungsfeldern, um auf Akteursebene Synergieeffekte erzielen zu können oder die Auflösung eines Handlungsfeldes, weil dafür keine statistischen Belege erbracht werden konnten.

Die Quartiersdiagnose wurde an alle Akteure des „Runden Tisches Lenzgesund“ und darüber hinaus an weitere für die Umsetzung des Präventionsprogramms wichtige Kooperationspartner in den Ämtern und der ambulanten Versorgung verschickt. Beim „Runden Tisch Lenzgesund“ wurde die Quartiersdiagnose ausführlich diskutiert. Vielfältige Schritte im Hinblick auf zukünftige Verantwortlichkeiten der Hauptakteure für die jeweiligen Handlungsfelder wurden dabei unternommen. Ob die Quartiersdiagnosen tatsächlich zu verstärktem Engagement der beteiligten Organisationen, Einrichtungen und Einzelpersonen führen, lässt sich noch nicht endgültig beurteilen. Zumindest aber haben sie ganz im Sinne des gesundheitspolitischen Aktionszyklus wichtige Informationen für eine aktualisierte Situationsanalyse auf unterschiedlichen Ebenen (Sozialdaten, Handlungsbedarf, Vernetzungsstrukturen etc.) für die Akteure und Akteurinnen zur Verfügung gestellt.

Die hier präsentierten Ausführungen bezogen sich im wesentlichen auf die erste Quartiersdiagnose. Im Lauf des Forschungsprozesses wurde eine zweite Quartiersdiagnose erstellt, die mit ihren Ergebnissen aus qualitativen Interviews mit Experten der Kinder- und Jugendarbeit die erste Quartiersdiagnose um wichtige Informationen ergänzt (12).

Fazit für die Praxis

Für die Entwicklung und Umsetzung lokaler Präventionsprogramme in benachteiligten Gebieten sind eine Reihe von Daten und Informationen im Sinne einer Situationsanalyse erforderlich, die die sozialen und gesundheitlichen Belastungen sowie die Ressourcen für Gesundheitsförderung und Prävention abbildet. Der komplexe Ansatz der Quartiersdiagnose liefert für die Akteure aus dem Öffentlichen Gesundheitsdienst und ihre Kooperationspartner notwendige Erkenntnisse über den Entwicklungsstand der Aktivitäten und Maßnahmen (Zielgruppen, Handlungsfelder, Akzeptanz, Zugangsbarrieren, Strukturbildung und Kapazitätsentwicklung). Allerdings wirft die Komplexität der Herangehensweise die Frage auf, ob dem Öffentlichen Gesundheitsdienst gegenwärtig überhaupt genügend personelle und finanzielle Ressourcen zur Verfügung stehen, um einen solchen Ansatz umzusetzen, damit er dem von vielen Seiten formulierten Anspruch der empirischen Fundierung kommunaler Gesundheitsförderung und Prävention gerecht werden kann.

Literatur

1. Bush R, Dower J, Mutch A (2002) Community Capacity Index, Version 2. Centre for Primary Health Care, University of Queensland

2. Goodman RM et al. (1998) Identifying and Defining the Dimensions of Community Capacity to Provide a Basis for Measurement. Health Educational & Behavior 25 (3): 258-278

3. Hawe P, King L, Noort, M (2000) Indicators to Help with Capacity Building in Health Promotion. Sidney, NSW Health

4. Homfeldt HG, Steigleder S (2003) Gesundheitsvorstellungen und Lebenswelt. Subjektive Vorstellungen von Bewohnern benachteiligter Wohngebiete über Gesundheit und ihre Einflussfaktoren. Juventa Verlag. Weinheim und München

5. Kwan B. et al. (2003) A Synthesis Paper on the Conceptualization and Measurement of Community Capacity. Institute of Health Promotion Research, UBC

6. Labonte R, Laverack G (2001a) Capacity Building in Health Promotion, Part 1: For whom? And for what Purpose? Critical Public Health 11 (2): 111-127

7. Labonte R, Laverack G (2001b) Capacity Building in Health Promotion, Part 2: Whose Use? And with what Measurement? Critical Public Health 11 (2): 129-138

8. Mossakowski K, Nickel S, Schäfer I, Süß W, Trojan A, Werner S (2006) Quartiersdiagnose: Lenzgesund – mehr Gesundheit ins Quartier! Daten und Ansätze zur Gesundheitsförderung in der Lenzsiedlung in Hamburg-Eimsbüttel. Hamburg

9. Rosenbrock, R (1995) Public Health als soziale Innovation. Das Gesundheitswesen. 57.(3), 140-144

10. Süß W, Möller H, Trojan A, Fehr R (2004) Integrierte Basis-Berichterstattung für gesündere Städte und Kommunen. Quellen, Auswahlprozess und Profile für einen Indikatorensatz. Landesinstitut für den öffentlichen Gesundheitsdienst in NRW (lögd). Wissenschaftliche Reihe. Band 17. Bielefeld

11. Walter U, Schwartz FW (2003) Prävention. In: Schwartz FW et al. (Hrsg.) Das Public Health Buch. Gesundheit und Gesundheitswesen. Urban & Fischer, München, S 189 ff

12. Kohler S, Mossakowski K, Süß W, Nickel S, Trojan A (Hg) (2007) Beiträge zur Quartiersdiagnose. Kindergesundheit in der Lenzsiedlung. Hamburg, ISBN 978-3-00-023074-5.

9.2. Lebenswerte Lebenswelten für ältere Menschen

Modellprojekt im Auftrag des Fonds Gesundes Österreich, das vom Institut für Sozialmedizin und Epidemiologie der Medizinischen Universität Graz in den Jahren 2003-2006 durchgeführt wurde.

Wir danken Frau Mag. Karin Reis-Klingspiegl, Geschäftsführung, Styria vitalis, Marburger Kai 51, 8010 Graz für die zur Verfügungsstellung der Projektunterlagen und Durchsicht dieses Artikels. Weitere Informationen erhalten Sie unter:
E-mail: karin.reis-klingspiegl@styriavitalis.at
Website: www.sytriavitalis.at

a) Ziele des Modellprojekts

Die demografische Alterung ist eine der großen gesellschaftspolitischen Herausforderungen der nächsten Jahrzehnte, die in Verbindung mit dem absehbaren Rückgang der Bevölkerungszahlen den Alterungsprozess in den Industriegesellschaften weiter verstärkt. In Österreich waren im Jahre 2001 21,7 % der Bevölkerung 60 Jahre und älter. Für das Jahr 2010 werden es 23 % sein und für die Jahre 2030 bzw. 2050 wird prognostiziert, dass 30,6 bzw. 33,7 % der österreichischen Bevölkerung älter als 60 Jahre sein werden. Außerdem verschiebt sich das Verhältnis zwischen den jungen Alten (60-74) und den Alten (75plus) von 2 zu 1 auf 1 zu 2.

Unter aktivem Altern versteht man den Prozess der Optimierung der Möglichkeiten der Menschen im zunehmenden Alter ihre Gesundheit zu wahren, am gesellschaftlichen Leben weiter teilzunehmen und ihre persönliche Sicherheit zu gewährleisten, was nur durch die Erhaltung bzw. Verbesserung ihrer Lebenswelten und Lebensqualitäten zu erreichen ist. Das Modellprojekt „Lebenswerte Lebenswelten für ältere Menschen" versucht in 13 konkreten steirischen Gemeinden in den Bezirken Graz-Umgebung und Voitsberg zu einem solchen aktiven Altern beizutragen.

Wenn die Gesundheitsförderung mit ihrem Selbstverständnis als soziale Intervention darauf abzielt, die Determinanten der Gesundheit zu verändern, dann stellt sich die Frage, wie soziale Kompetenzen und soziales Kapital in den Lebenswelten der älteren Menschen definiert und aufgebaut werden können. Im Rahmen des Modellprojektes erfolgte die Operationalisierung des Konzepts „Sozialkapital" einerseits über das kulturelle Kapital der Lebenswelt Gemeinde, dass die sozialen Werte, Normen und Einstellungen der Menschen vor allem in bezug auf das Altern umfasst und andererseits über das Beziehungskapital im Sinne des sozialen Zusammenhalts, der sozialen Unterstützung und des Vorhandenseins formeller und informeller sozialer Netze. Für den Aufbau solcher Kapazitäten bzw. Einflussbereiche für das Empowerment von Individuen, Gruppen und Gemeinschaften wurden entsprechende Maßnahmen entwickelt und Zielbereiche bzw. Kriterien für deren Evaluierung formuliert.

Zentrale Handlungsfelder waren die Ausdifferenzierung von Macht und Einfluss auf die Lebensweltgestaltung und Lebensqualität der älteren Menschen zur Sicherung ihrer nachhaltigen Entwicklung. Die Erhöhung der Lebensqualität geschah über den Aufbau des Sozialkapitals für eine nachhaltige Integration von Gesundheit in die Entscheidungsprozesse der Lebenswelten bzw. des Lebensalltags der älteren Menschen, die von einem professionellen Projektmanagement entsprechend unterstützt wurde.

Um eine höhere Lebensqualität der Menschen durch einen komplexen Gemeindeentwicklungsprozess mit dem Fokus Altern zu erreichen, wurden folgende strategischen Ansätze genutzt: die soziale Aktivierung und Mobilisierung von Ressourcen, die Vermittlung von Informationen, Wissen und Kompetenzen, die Schaffung bedarfsgerechter Angebote, die strukturelle Verankerung der als positiv bewerteten Veränderungen sowie die Förderung der Entwicklung einer neuen „Kultur des Alterns". Diese Strategien korrespondieren auf der Maßnahmenseite z. B. mit dem Initiieren von Plattformen und Netzen für die SeniorInnen, der Einrichtung eines überregionalen Projektfonds und der Durchführung einer Kohortenstudie. Einige dieser Maßnahmen werden im folgenden Abschnitt kurz beschrieben.

b) Förderung der Empowermentprozesse durch Bunte Abende, Projektgipfel, Projektfonds, SeniorInnennetze und Patenschaften

(1) Bunte Abende

Um in steirischen Gemeinden Aktivitäten für ältere Menschen zu entwickeln, hatte die Obfrau des Seniorenbundes einer Gemeinde die Idee, einen Bunten Abend zu veranstalten: Auf Einladung der Gemeinde, die Aufstrichbrote und ein Getränk pro TeilnehmerIn sponserte, trat auch eine heimische Volksmusikgruppe auf. Eine Seniorentanzleiterin aus der Nachbargemeinde sorgte für Bewegung im Sitzen und Stehen, die Prozessbegleiterin stellte das Projekt vor und moderierte eine in Kleingruppen und plenar durchgeführte Bedarfserhebung für Aktivitäten, an denen die anwesenden Älteren teilnehmen und teilhaben wollten, um ihre sozialen Netze zu stärken und Fähigkeiten und Fertigkeiten zu entwickeln. Neben zahlreichen Themen wie z. B. einem Computerkurs für AnfängerInnen, einem Sesselgymnastikkurs und einem zu internationalen Volkstänzen, 14-tägige Wanderungen, einem monatlichen Gesundheitscafe zur Vorstellung neuer Themen, einer BürgerInnenversammlung zur besseren Transparenz der örtlichen politischen Verantwortlichkeiten, einem Workshop zu Unterstützungsangeboten für pflegenden Angehörige und einem Männerkochkurs gelang auch die Klärung der Ressourcen in der Gemeinde. Zehn ReferentInnen zu den erarbeiteten Themen, kommunale Vereine, welche die Trägerschaft für die Aktivitäten übernehmen wollten und eine Vereinbarung zu den finanziellen Beiträgen der Älteren zu den Aktivitäten waren weitere Ergebnisse des Bunten Abends.

(2) Projektgipfel

In den drei Projektjahren sollten die ProjektmacherInnen aus den 13 teilnehmenden Gemeinden auch Gelegenheit zum Austausch erhalten, ihre Projekte und Aktivitäten darstellen, für einen Transfer zur Verfügung stellen und Wertschätzung für ihre Arbeit erhalten.

Um diese Ziele zu erreichen, entwickelten die drei Prozessbegleiterinnen einen halbtägigen Projektgipfel: Rund 70 aktive Ältere aus den Gemeinden präsentierten in Kleingruppen mit Unterstützung durch die Prozessbegleiterinnen ihre Aktivitäten. Im Interview beschrieben sie Einzelveranstaltungen, Kurse, Workshops, Initiativen, Projekte und Sitzungen sowie die Erfolgsfaktoren und mögliche Stolpersteine für deren Gelingen aus ihrer Sicht. Jede erfolgreiche Aktivität hängten die inzwischen zu MultiplikatorInnen avancierten Älteren als „Frucht" auf einen Baum, der vom Projektteam auf einen Podestgipfel gepflanzt worden war. Den Rahmen bildeten Praxisbeispiele zum Mitmachen und ein gesundes Buffet.

(3) Projektfonds

Um Projektideen der Menschen vor Ort in den Projektgemeinden und deren rasche Umsetzung zu unterstützen, implementierte das Projektteam einen vom Auftraggeber und den Gemeinden (30 Cent pro EinwohnerIn) gespeisten Projektfonds, der nach dem Motto Cash und Coaching funktionierte. Regionale ProjektmacherInnen mussten in einem einfachen Formular Titel, Ziele, Maßnahmen und Ressourcen ihrer Projektidee ausfüllen, wobei sie von den Prozessbegleiterinnen gecoacht wurden. Diese Anträge wurden einer Jury aus gewählten GemeindevertreterInnen, dem Auftraggeber und zwei Expertinnen vorgelegt, die über eine Teilförderung entschieden. Vorerst zurück gestellte Anträge konnten nach Einarbeitung von Empfehlungen neuerlich eingereicht werden. Der Umsetzungsprozess wurde wiederum von den Prozessbegleiterinnen gecoacht. Ziel war die Mobilisierung und Qualifizierung kommunaler ProjektmacherInnen im Hinblick auf die Nachhaltigkeit der Interventionen über die Projektdauer hinaus.

(4) SeniorInnennetz

In jeder Projektgemeinde sollten Personen, die bereits für oder mit älteren Menschen arbeiteten, sowie Personen aus der Zielgruppe zu einer das Projekt planenden, umsetzenden, bewertenden und steuernden Struktur entwickelt werden. Dabei ging es bei den Personen aus der Zielgruppe einerseits um die Formulierung der Anliegen der Älteren, andererseits um die aktive Beteiligung an der Umsetzung von adäquaten Aktivitäten. Die Identifikation von potenziellen TeilnehmerInnen gelang über Schlüsselpersonengespräche und die konkrete Ansprache von MultiplikatorInnen.

(5) Patenschaften

Den in jeder teilnehmenden Gemeinde zahlreichen Vereinen und Strukturen wurden Patenschaften für das Projekt angeboten, die darin bestanden, das eigene Programm in Richtung älterer Menschen zu überprüfen und weiter zu entwickeln. Jeder Verein, der sich zur Übernahme einer Patenschaft entschloss, kommunizierte das Gesamtprogramm des Projektes an seine MitgliederInnen und wurde im Gegenzug auch von allen anderen kommuniziert. Beispiele für eine solche Patenschaft waren eine Parallelveranstaltung von der „Katholischen Frauenbewegung" und dem „Kameradschaftsbund". Unter dem Motto „Fraueng´schichten & Männersachen" gab es zeitgleich einen Workshop zum Thema Inkontinenz und Beckenbodenturnen sowie einen weiteren Workshop zu Fragen rund um die Prostatavorsorge und Prostataerkrankungen unter den Männern.

c) Zusammengefasste generelle Ergebnisse des Modellprojekts

Das Modellprojekt „Lebenswerte Lebenswelten“ hat in der Zielbevölkerung der älteren Menschen rund 30 % erreicht, die an Aktivitäten teilgenommen oder diese mitgestaltet haben. Nimmt man als Basis jenen Anteil der Zielbevölkerung, dem das Projekt bekannt war, dann erhöht sich dieser Anteil auf 40 %.

Aus dem Gemeindeentwicklungsprozess, der auf der Beteiligung, Selbstverantwortung und schließlich der Autonomie der Bevölkerung aufbaut, sind eine große Anzahl sehr differenzierter und erfolgreicher Bewegungsangebote hervorgegangen. Diese Ergebnisse der Evaluation bergen mittel- bis langfristig das Potenzial in sich, die Beschwerden im Herz-Kreislauf- und Muskel-Skelettbereich sowie die daraus resultierenden körperlichen Einschränkungen vor allem in der Altersgruppe der 60- bis 70-Jährigen zu verringern. Darauf weisen die festgestellten tendenziellen Veränderungen in der Kohorte jedenfalls hin.

Als Motivation für die Gemeindeverantwortlichen in solch einen gesundheitsbezogenen Gemeindeentwicklungsprozess einzusteigen, dienen sicher die Daten zum Imagegewinn der Gemeinden in bezug auf ihr Sozialkapital. Die Bürgerinnen und Bürger fühlten sich besser wahrgenommen und vertreten und gaben an, dass sie mehr Möglichkeiten bekommen hätten, sich einzubringen und die Entwicklung ihrer Gemeinde mitzugestalten.

Im Hinblick auf die Interventionsergebnisse und ihre Nachhaltigkeit erscheint eine langfristige Begleitung der Gemeinde sinnvoll. Während eine relativ hohe Intensität der Prozessbegleitung im ersten Projektjahr den Gemeindeentwicklungsprozess überhaupt erst in Schwung brachte, konnte deren Intensität abgesehen von Krisenfällen in den folgenden Jahren zwar zurückgefahren werden, braucht aber für die Beibehaltung dieses Schwungs weiterhin eine gewisse Energie durch die Prozessbegleitung von außen. Dabei geht es um Zielarbeit, Rückmeldungen, Austausch und Wertschätzung der Freiwilligenarbeit sowie um die Option einer unterstützenden Beratung. Ohne diese externe Energie bleibt die Nachhaltigkeit ein Wunsch der Auftraggeber oder ein Versprechen willfähriger ProjektmacherInnen.

Der Aufbau von Sozialkapital durch Prozesse der Kommunikation und Netzwerkbildung innerhalb der Gemeinden scheint mit der Unterstützung durch eine externe Prozessbegleitung möglich, wenngleich zu bemerken ist, dass die Handlungsprinzipien der Partizipation und des Empowerments kulturfremd sind. Umringt von einer sozialen und gesundheitlichen Versorgungskultur und den von ihr generierten Erwartungen ist eine gemeinde- bzw. settingsorientierte Gesundheitsförderung eine potenziell wirksame aber zugleich „hochschwellige“ Intervention, die nicht verordnet werden kann. Sie braucht als grundlegende Voraussetzung nicht nur die Bereitschaft und Kompetenzen der Bürgerinnen und Bürger in den jeweiligen Gemeinden bzw. Settings, sondern zugleich auch die Zusammenarbeit mit den vielfältigen Vereinen, Organisationen und Einrichtungen dieser Gemeinden und deren Sozialstrukturen.

9.3 Gestaltung eines Jugendtreffpunktes in St. Stefan ob Stainz, begleitet im Netzwerk Gesunde Gemeinde von Styria vitalis

Wir danken Frau Mag. Karin Reis-Klingspiegl, Geschäftsführung, Styria vitalis, Marburger Kai 51, 8010 Graz, Österreich, für die Bereitstellung dieses und des unter 9.4 folgenden Projektbeispiels. Weitere Informationen hierzu erhalten Sie unter:
E-mail: karin.reis-klingspiegl@styriavitalis.at
Website: www.sytriavitalis.at

Jugendliche einer kleinen weststeirischen Gemeinde wünschten sich einen eigenen Treffpunkt, an dem sie ungestört sein wollten und auch beim Musikhören oder Feiern niemanden stören würden. Diesen Wunsch trugen sie an die Gemeinde heran, wo er zwiespältige Gefühle auslöste: Viele Erfahrungen anderer Gemeinden hatten immer wieder gezeigt, dass hohen Investitionen bald vernachlässigte Räume, Beschwerden der Nachbarn und letztendlich ausbleibende Jugendliche gegenüber stünden. Trotzdem entschied die Gemeinde, den Jugendlichen eine Chance zu geben, wenn sie selbst Verantwortung übernehmen würden, indem sie sich an einem Planungsprozess beteiligen und ein Betreiberkonzept liefern würden.

Mit diesen Vorgaben wandte sich eine Gruppe Jugendlicher an die Prozessbegleiterin der Gesunden Gemeinde, mit der sie zuerst ihre Wünsche und die Sorgen der Erwachsenen sammelten. Aus dieser Analyse entwickelten sie gemeinsam Maßnahmen von einer Abschätzung des Raumbedarfs bis hin zu einer Kosteneinschätzung und der Erstellung eines Arbeitsplanes durch die Jugendlichen, die bereit waren, bei der Umsetzung der Maßnahmen aktiv mitzuhelfen und zum Beispiel alte Möbel, Spielmaterialien und anderes Inventar sammelten. Weitere Schritte waren die gemeinsame Erstellung einer Hausordnung, deren Einhaltung alle Jugendlichen unterzeichneten, die Gestaltung eines Assessments für die Auswahl einer Jugendarbeiterin, welche die Gemeinde bereit war, in Teilzeit zu finanzieren. Außerdem suchten die Jugendlichen erwachsene Kontaktpersonen in der Gemeinde, denen sie vertrauten und die gleichzeitig die Akzeptanz der Gemeinde hatten und im Bedarfsfall als Vermittler zwischen beiden Gruppen fungieren wollten.

Zwei Jahre nach der Fertigstellung lässt sich sagen, dass das Betreiberkonzept erfolgreich ist und schon die zweite Generation Jugendlicher ihr Zentrum mit eigenen Spielregeln und eigenem Engagement betreibt. Gemeinsam ist den Jugendlichen die Lernerfahrung, dass sich Investition und Kooperation lohnen, wenn sie wirklich etwas erreichen wollen.

9.4 Anders essen in steirischen Lehrlingshäusern (Österreich)

Am Anfang stand die Vision des Geschäftsführers der Betriebsgesellschaft der Lehrlingshäuser, den 15-18-Jährigen Jugendlichen in dualer Ausbildung in den 16 steirischen Lehrlingshäusern ein ernährungsphysiologisch gesünderes Essen bieten zu können. Dieser Vision wollte er mit Kochkursen für die Köche näher kommen. Nach dem ersten

Widerstand aus den Küchenteams ersuchte der Geschäftsführer um eine professionelle Prozessbegleitung bei Styria vitalis. Ergebnis dieser Anfrage war ein eineinhalbjähriger Projektzyklus, der vier Küchenteams in einer Analyse des Status quo, bei der Zielfindung und der Zielüberprüfung für ihr Haus begleitete. Neben einer Erweiterung der ernährungsphysiologischen Zielsetzung um die ökologische und die soziale Dimension von Essen unterstützte das Projekt das Sichtbarmachen der Küchenteams und ihrer sonst häufig gering geschätzten Arbeit, den Gewinn von Selbstwert und Selbstvertrauen der Teammitglieder bezüglich der Wertigkeit und Möglichkeiten der eigenen Arbeit und die Qualität und Inanspruchnahme des Essens bei gleichbleibenden Kosten. Nach diesem ersten Erfolg schlossen sich die zwölf anderen Lehrlingshäuser in drei weiteren Projektzyklen anders essen an und überlegen heute nach Abschluss des Projektes seine nachhaltige Verankerung. Erster Schritt in diese Richtung sind drei Schulungsköche aus den Küchenteams, die nun regelmäßig für Kochworkshops eingesetzt werden. Weitere Schritte sind das Bemühen um ein Labeling von gesundem Essen und die Integration der Küchenchefs in Steuergruppen der Lehrlingshäuser.

9.5 Das Präventionsprogramm ELTERN-AG®

MAPP-Empowerment GmbH (gemeinnützige GmbH), Programm ELTERN-AG
Klausenerstraße 15, 39112 Magdeburg
E-Mail: info@eltern-ag.de www.eltern-ag.de

Ausgangslage

PISA- und IGLU-Studie zeigen auf, wie erheblich der Einfluss der sozialen Herkunft der Kinder auf ihren späteren Schul- und Ausbildungserfolg ist. Überdurchschnittlich viele Kinder aus sozial benachteiligten Familien verlassen die Schule ohne qualifiziertes Zeugnis. Eine ebenfalls erhebliche Anzahl scheitert anschließend in der beruflichen Ausbildung. Die negative Karriere beginnt bereits in den Kinderschuhen und bestimmt maßgeblich den weiteren Lebenslauf. Die Mehrzahl neuer Forschungsarbeiten belegt, dass der Lebensphase der frühen Kindheit und des Vorschulalters die größte Bedeutung für Prävention und Intervention von Störungen zukommt. Die meisten sozialen und psychischen Probleme des Jugend- und Erwachsenenalters haben ihren Ursprung in Störungen der Kindheit, ausgelöst durch unbeabsichtigte Erziehungsfehler, elterliche Fehlhaltungen und eine nicht gelingende Eltern-Kind-Interaktion.

Das Leid der Kinder durch diese Fehlentwicklungen ist vermeidbar. Weil eine effektive Prophylaxe fehlt, müssen i. d. R. die öffentliche Hand und die Krankenkassen für die immensen, oft lebenslangen Folgekosten aufkommen. Ein Präventionsprogramm, besonders für sozial benachteiligte Eltern mit jungen Kindern, liegt im öffentlichen Interesse und ist neben ethischen Gründen auch volkswirtschaftlich angezeigt.

Konzept

Das praxisorientierte Präventionsprogramm ELTERN-AG[3] ist eine völlig neuartige Mischung aus Elternschule und Selbsthilfe. Es richtet sich an Paare in der Familienplanungsphase und Eltern von Kindern im Vorschulalter (d. h. von der Schwangerschaft bis zur Einschulung), um schon in dieser frühen Phase der Entwicklung langfristig Benachteiligungen vorzubeugen. Das Angebot eignet sich durch seine Betonung des prozessorientierten Lernens, durch seine lange zeitliche Erstreckung sowie seinen Selbsthilfecharakter ganz besonders für bildungsferne Eltern, Migranten und Menschen in besonderen Lebenslagen, die den konventionellen Angeboten eher ablehnend gegenüberstehen.

Ein Ziel der Elternschule ist es, eine Verselbständigung der Elterntreffen durch eine Überführung in Selbsthilfegruppen zu erreichen, weshalb diese, neben der Betreuung durch die hauptamtlichen Mentoren[4], zusätzlich durch ELTERN-AG-Paten begleitet werden. Durch die Dauer der Elternschule über mindestens 20 Wochen, durch nachfolgende Auffrischungskurse und die von Paten begleiteten Selbsthilfegruppen sind die Steigerung der Erziehungskompetenz, Ressourcenaktivierung, Nachhaltigkeit und Netzwerkbildung des Programms gesichert. Die ELTERN-AG-Gruppen sind durch Wohnortnähe und die angebotene Kinderbetreuung während der Sitzungen besonders klientenorientiert.

Ablauf und Erfolge

Das ELTERN-AG-Programm umfasst 20 Treffen à 2 Stunden. Für die Durchführung der Elternschulen werden Sozialarbeiter/-pädagogen, Erzieher und Erzieherinnen sowie Personen, die anderweitig entsprechende Qualifikationen nachweisen können, von der MAPP-Akademie in einer berufsbegleitenden neun- bis zwölfmonatigen Zusatzqualifikation zu ELTERN-AG-Mentoren („Mentor für Empowerment in der frühen Bildung und Erziehung") ausgebildet. Die Ausbildung soll ab 2009 auch im Rahmen eines Zertifikatsstudienganges der Hochschule Magdeburg-Stendal (FH) angeboten werden.

Das Programm beginnt mit einer sechs- bis zehnwöchigen Vorlaufphase zur Eltern- und Multiplikatorenwerbung. In den folgenden zehn Wochen der ELTERN-AG (Initialphase) werden die Eltern durch die Mentoren in das Programm eingeführt und mit dem Konzept vertraut gemacht. In weiteren zehn Treffen, der sog. Konsolidierungsphase, werden die konzeptionellen Abläufe der ELTERN-AG und die bisher vermittelten Inhalte gefestigt. Im Anschluss an den 20-wöchigen Kurs treffen sich die Eltern weiterhin in Selbsthilfegruppen und werden bei der Organisation von Paten unterstützt.

Das präventive Empowermentprogramm ELTERN-AG wurde durch die Ernennung zum Modellprojekt von „McKinsey bildet" und zum Good-Practice-Modell der Bundeszentrale für gesundheitliche Aufklärung gewürdigt und hat auch bundesweit durch die Nominierung

---

3 ELTERN-AG® ist eine registrierte Marke und rechtlich geschützt.

4 Im Sinne einer besseren Lesbarkeit werden in unseren Konzeptionen vorrangig die männlichen (Berufs)Bezeichnungen verwendet. Gemeint sind selbstverständlich stets beide Geschlechter.

zum Deutschen Präventionspreis 2006 sowie durch die Aufnahme in das Ashoka-Netzwerk viel Aufmerksamkeit gewonnen. Ebenso haben namhafte „Global Player" der freien Wirtschaft das gesellschaftliche Potenzial des ELTERN-AG-Ansatzes erkannt und unterstützen selbige deshalb im Rahmen ihrer Pro-bono-Aktivitäten. Bis Mai 2009 wurden mit dem Programm 80 Mentoren ausgebildet, die mit ihrer Arbeit mindestens 630 Eltern mit ca. 1.300 Kindern erreicht haben. Durch die genaue Auswahl (Kriterienkatalog) und besonders innovative und zugehende Konzepte der Elternwerbung setzen sich die ELTERN-AG-Gruppen zu 100 % aus der anvisierten Klientel zusammen. Die ELTERN-AG ist durch einen Stab zertifizierter und kontinuierlich fortgebildeter Mentoren sowie die selbst organisierten Elterngruppen in der Lage, sich regional und überregional auszubreiten.

Ziele

- Verbesserung der elterlichen Erziehungskompetenzen
- Stärkung der kindlichen Resilienz
- Förderung der familiären Problembewältigungsfähigkeiten
- Stärkung sozialer Netze und Schutzfaktoren
- Verbesserung des aufsuchenden Verhaltens der Eltern bezüglich aller relevanten Institutionen und Kooperationspartner (Beratungsstellen, Ämter, Gesundheits- und Sozialdienste)

Eckpunkte der Erziehungsphilosophie

ELTERN-AG vertritt die Auffassung, dass wenige und einfache Erziehungsgrundsätze/-regeln ausreichend sind. Voraussetzung ist, dass Eltern lernen, diese angemessen und konsequent umzusetzen:

- Liebe und Respekt vor dem Kind
- Förderung und Ansprechbarkeit
- Konsequenz und Grenzen-Setzen
- Verstärkung des erwünschten Verhaltens, ignorieren des unerwünschten Verhaltens
- konstruktives Austragen von Konflikten
- Gewaltfreiheit

Kernpostulate

- Erziehungsfähigkeiten sind bei allen Eltern vorhanden. Sie lassen sich gemeinsam entwickeln und stärken: „Eltern als Experten ihrer Kinder"

- Verstärken Eltern ihre Basisfertigkeiten in der Erziehung, entwickeln die Kinder selbstregulierende und stabilisierende Verhaltensweisen: „Angeleitete Kinder als kreative Gestalter ihrer Entwicklung"

- Empowerment und Selbsthilfeorientierung: „Gemeinsames Lernen auf gleicher Augenhöhe"

Wissenschaftliche Orientierung

ELTERN-AG ist trotz einfach formulierter Postulate explizit wissenschaftlich ausgerichtet. Der Ansatz integriert im Besonderen die aktuellen Erkenntnisse der Neurowissenschaften, der Entwicklungspsychologie und der Pädagogik über die Bedeutung der frühen Kindheit. Die wissenschaftlichen Prinzipien sind geleitet durch Entwicklungsorientierung, Ressourcen- und Empowerment-Ansatz, kontinuierliche Evaluation und Überprüfung der Angemessenheit anhand evidenz-basierter Kriterien.

Einsatzmöglichkeiten

Die ELTERN-AG-Gruppen werden von zertifizierten Mentoren durchgeführt. Der Auftraggeber einer ELTERN-AG (z. B. Jugendamt, Freier Träger, Stiftung), welcher die Maßnahme finanziert, wählt die Kommune, die Stadt oder den Stadtteil, in dem die Eltern für die Gruppe geworben werden und die Sitzungen stattfinden sollen. ELTERN-AG ist besonders für die Arbeit in sozialen Brennpunkten und mit Familien mit mehreren Risikofaktoren geeignet. Eine Vermittlung der Eltern in die Elterngruppen ist bei Wahrung bestimmter datenschutzrechtlicher Bestimmungen ebenfalls möglich.

Durch die Merkmale „Einfachheit", „niedrige Zugangsschwelle" und „überprüfbare Effektivität" findet das Projekt bei den Adressaten der Zielgruppe eine hohe Akzeptanz – auch bei solchen, die sich durch konventionelle Beratungsangebote nicht angesprochen fühlen. Die Teilnahme an der ELTERN-AG beruht immer auf Freiwilligkeit. Die „Auftraggeber" erhalten einen anonymisierten und qualifizierten Abschlussbericht über die Anzahl der Teilnehmer, den Verlauf und die auftragsrelevanten Erfolgsdaten des Elterntrainings.

Zur Ausbildung zum „Mentor für Empowerment in der frühen Bildung und Erziehung

Interessierte und motivierte Personen mit pädagogischem Hintergrund bewerben sich bei der ELTERN-AG für die Mitarbeit im ELTERN-AG-Netzwerk. Die Ausbildungskandidaten erhalten nach einer profunden und praxisorientierten berufsbegleitenden Ausbildung die Möglichkeit, als ELTERN-AG-Mentoren Elternkurse in ihrer Region anzubieten und durchzuführen. Sie setzen das bewährte und fortlaufend aktualisierte ELTERN-AG-Kurssystem um.

Die niedrigschwellige Arbeit mit unseren Zielgruppeneltern bietet engagierten Professionellen aus sozialen und pädagogischen Berufsfeldern sowie Menschen mit anderweitig erworbener Fachkompetenz und großer Motivation eine herausragende Chance, eine neue berufliche Tätigkeit mit der Erfahrung hoher persönlicher Befriedigung zu verbinden. Wir suchen Personen, die gerne mit Menschen in Problemlagen arbeiten und bereit sind, ihre Empowerment-Haltung zu professionalisieren. Des Weiteren würden wir uns wünschen, dass Sie sich aktiv an der Verbesserung und Erweiterung des Konzepts der ELTERN-AG beteiligen.

Kontakt: www.eltern-ag.de oder unter der E-mail: info@eltern-ag.de

9.6 Mehrgenerationenhaus München: Selbsthilfeeinrichtung, die von der aktiven und engagierten Mitarbeit der Menschen am Harthof lebt

Träger: Euro-Trainings-Centre e. V. Beginn: Mai 2003, Abschluss: kein Ende geplant.
Kontakt: Uschi Weber, Dientzenhoferstr. 66-68, 80937 München
E-Mail: u.weber@etcev.de Website: http://www.bewohnertreff-harthof.de

Kurzbeschreibung
Das interkulturell ausgerichtete Mehrgenerationenhaus (MGH) befindet sich in einer Wohnanlage der gemeinnützigen Wohnstätten- und Siedlungsgesellschaft mit ca. 2000 Wohneinheiten in Einfachausstattung. Die BewohnerInnen der Sozialwohnungen sind meist minderverdienende, junge und kinderreiche Familien, Alleinerziehende (22,8 %), Rentner mit geringer Rente, Arbeitslose und Empfänger von Transferleistungen.

Das MGH fördert Kontakte und ermöglicht den BesucherInnen ein soziales Netz aufzubauen. Vielfältige Begegnungsmöglichkeiten und die aktive Teilhabe an der Angebotsgestaltung wirken der Isolation in der Großstadt entgegen. Die dadurch erzielte Stärkung der psychosozialen Faktoren und die gesellschaftliche Einbindung wirken sich positiv auf das gesundheitliche Wohlbefinden aus, Probleme werden besser bewältigt. Das Projekt bietet und plant gesundheitsfördernde Angebote wie einen „gesunden" Mittagstisch, die regelmäßige Versorgung von Schülern mit gesundheitsbewusster Kost, Ernährungsvorträge und Kochkurse, Multiplikatorenschulungen im Rahmen der Sprach- und Sprecherziehung für Mitarbeiter der Einrichtung und Eltern, sozialpädagogische Beratung sowie die Unterstützung beim Aufsuchen von Ärzten.

Kooperationspartner ist das ETC (Euro-Trainings-Centre) und die AG Buhlstraße. Gefördert wird das Projekt von der Stadt München, vom Bundesministerium und Europäischen Sozialfonds.

9.7 MIGES - Migration und Gesundheit

Träger: Kreis-Gesundheitsamt Ludwigsburg. Beginn: 2001,Abschluss: kein Ende geplant.
Kontakt: Eva Belzner, Hindenburgstr. 20/1, 71638 Ludwigsburg (Baden-Württemberg)
E-Mail: eva.belzner@landkreis-ludwigsburg.de

Kurzbeschreibung
Im Projekt MIgrantinnenGESundheit (MIGES) arbeitet das Kreisgesundheitsamt Ludwigsburg mit dem Frauenseminar des Projekts Idel (Integration durch Elternbildung Ludwigsburg) und dem Internationalen Frauencafé (Integrationskurs) des Vereins Frauen für Frauen e.V. zusammen. Das Projekt ist im Ludwigsburger Stadtteil Eglosheim angesiedelt, einem Gebiet mit besonderem Entwicklungsbedarf, das am Programm „Soziale Stadt" teilnimmt. Die Bevölkerungsstruktur ist geprägt durch einen hohen Prozentsatz an Empfängern staatlicher Transferleistungen sowie einen überdurchschnittlichen Ausländeranteil.

Einschulungsuntersuchungen zeigen einen deutlich höheren Anteil übergewichtiger Kinder aus Migrantenfamilien. Zudem sind Impfstatus sowie die Inanspruchnahme von Vorsorgeuntersuchungen bei dieser Gruppe unterdurchschnittlich. Das Projekt wendet sich vor allem an türkische Frauen. Ziel ist es, ihnen Wissen und Kompetenzen zu vermitteln, um ihre gesundheitliche Situation und die ihrer Familie zu verbessern sowie ein eigenverantwortliches gesundheitsförderliches Verhalten zu entwickeln. Seit 2001 finden jährlich acht Workshops mit kreativ- und erlebnisorientiertem Ansatz statt. Neben Gesprächsrunden und Kurzvorträgen werden Rollenspiele und Spielstationen eingesetzt.

Durch die Aktivitäten von Idel gelingt es, Selbstvertrauen und Eigenverantwortung der Teilnehmerinnen zu stärken. Das neu erworbene Wissen wird von den Frauen weiterverbreitet. Sie berichten, dass sie sich bei manchen Themen wie Expertinnen vorkommen und ihren Freundinnen, Kindern und Männern Wissen weitergeben können, über das diese bisher nicht verfügten. Auch die Kommunikation mit Ärztinnen und Ärzten wird erleichtert, Hemmschwellen gegenüber Behörden wie dem Gesundheitsamt und deren Angeboten werden abgebaut. Darüber hinaus konnte bei den teilnehmenden Frauen eine Verbesserung des Impfstatus sowie eine dauerhafte Gewichtsreduzierung durch verbesserte Ernährungsgewohnheiten erreicht werden.

10. Evaluation der Empowermentansätze

GesundheitsförderInnen müssen darum bemüht sein, ihre Programme zur Verbesserung des Empowerments zu nutzen. Dies ist eng mit der Evaluation der Empowermentergebnisse verknüpft. Bevor wir auf die Evaluation des Empowerments von sozialen Gruppen und Gemeinschaften eingehen, möchten wir noch kurz die beiden folgenden Themen aufgreifen:

- die Literatur zur „Evaluation des Empowerments" sowie
- die verschiedenen Indikatoren zur Messung der Empowermentpraxis in der Gesundheitsförderung sowie einigen dabei involvierten ethischen und methodologischen Problemen der Evaluation.

„Evaluation des Empowerments"

Der wichtigste Fürsprecher für eine „Evaluation des Empowerments" war Professor David Fettermann. Er definierte die „Evaluation des Empowerments" als „die Nutzung der Konzepte, Methoden und Ergebnisse der Evaluation zur Förderung von Verbesserungen und mehr Selbstbestimmung" (Fettermann et al. 1996, S. 4). Der Zeck dieses Ansatzes ist es, „den Menschen zu helfen, damit sie durch Methoden der Selbstevaluation und Selbstreflexion in die Lage versetzt werden, ihre Programme zu verbessern" (Fettermann et al. 1996, S. 5). Zur Erreichung dieses Ziels gehört die Anwendung sowohl qualitativer als auch quantitativer Methoden als ständiger Prozess internalisierter und institutionalisierter Evaluierung der Gruppenaktivitäten.

Fettermann et al. (1996) betrachten das Empowerment sowohl als Prozess und Ergebnis und identifizieren für die kommunale Ebene folgende Indikatoren: Nachweis für eine pluralistische Evaluation, Vorhandensein von entsprechenden Organisationsstrukturen und Zugänglichkeit zu kommunalen Ressourcen. Die Betonung liegt dabei sehr stark auf der Selbstbestimmung benachteiligter Gruppen und Gemeinschaften in einer Welt, in der Macht nicht gegeben wird, sondern von den Menschen selbst geschaffen bzw. übernommen werden muss. Dabei sehen die Autoren durchaus die Spannungen zwischen dem „bottom-up" und „top-down" Ansatz als Dilemma für die vor Ort tätigen Gesundheitsförderer und Gesundheitsförderinnen.

Die Idee der „Evaluation des Empowerments" basiert auf den Arbeiten der Gemeindepsychologie und der partizipatorischen bzw. pluralistischen Evaluation in den Industrieländern durch solche Vorkämpfer wie Julian Rappaport, Marc Zimmermann und Barbara Israel. Fettermann et al. verweisen darauf, dass ihre eigenen Arbeiten mit der Schulreformbewegung und behinderten Menschen in den Ländern Amerikas die Idee der „Evaluation des Empowerments" maßgeblich beeinflusst haben. Sie formten die theoretischen Grundlagen für die Selbstbestimmung, die letztlich die Grundlage für die Idee der „Evaluation des Empowerments“ bildeten.

Fettermann et al. (1996) fassen die Stufen der Evaluierung des Empowerments so zusammen:

1. Bestandsaufnahme der Stärken und Schwächen der Programme.

2. Festlegung der Ziele für zukünftige Verbesserungen.

3. Entwicklung von Strategien zur Erreichung dieser Ziele.

4. Bestimmung der Arten der Evidenznachweise, um glaubhaft und zuverlässig Fortschritte bei der Zielerreichung dokumentieren zu können.

Nicht alle EvaluatorInnen stimmen mit Fettermann und seinen KollegInnen überein. Sie weisen daraufhin, dass es Machtkämpfe zwischen den unterschiedlichen Programmträgern (Geldgebern, Behörden, sozialen Gruppen und Gemeinschaften) geben kann, die einen solchen Ansatz verhindern können (Patton 1997) und dass die notwendige Sicherstellung eines solchen partizipatorischen Ansatzes der Evaluation nicht unbedingt immer die Antworten liefert, die die TeilnehmerInnen an Empowermentprgrammen hören wollen (Stufflebeam 1994).

Andere AutorInnen haben auch die Nutzung von im voraus festgelegten Indikatoren vorgeschlagen, die für eine externe Programmbewertung benutzt werden können (Labonte 1994, IRED 1997). Solche Ergebnisindikatoren umfassen eine Reihe von sozialen, politischen und ökonomischen Faktoren, die sich auf den Grad der Kontrolle bzw. die Macht beziehen, die soziale Gruppen oder Gemeinschaften zur Beeinflussung ihrer Lebensbedingungen haben. In ähnlicher Weise beschäftigen sich Friedmann (1992), Philipps und Verhasselt (1994) sowie Craig und Mayo (1995) mit den breiteren Fragen der Macht im Kontext von Empowermentergebnissen. Laverack und Wallerstein (2001) fassen die theoretischen und praktischen Kernprobleme bei der Erfassung und Messung des Empowerments von Gruppen und Gemeinschaften zusammen. Keiner dieser AutorInnen geht jedoch auf die Entwicklung einer Methode oder eines Instruments ein, wie man Empowerment praktisch erfassen und messen kann.

Die größte Beachtung dieses Problems findet sich im engeren Analysekontext des „psychologischen Empowerments“. Rissel et al. (1996 a und b) beschäftigen sich mit einer praktischen Methode zur Messung der psychologischen Aspekte des Empowerment und Zimmermann speziell mit der von den Gruppen und Gemeinschaften wahrgenommen Kontrolle über die Prozesse des Empowerment (Zimmermann u. Rappaport 1998). Hayes (1994) beschäftigt sich dagegen mit den Indikatoren für das Empowerment von Beschäftigen zur Bestimmung des Grades des Empowerments in Organisationen bzw. Settings.

Indikatoren für eine gesundheitsfördernde Empowermentpraxis

Es gibt drei unterschiedliche Arten von Indikatoren, die für die Evaluation gesundheitsfördernder Maßnahmen hilfreich und notwendig sein können:

- Indikatoren zur Messung der Gesundheit der Bevölkerung,
- Indikatoren zur Messung der Veränderungen durch das jeweilige Programm,
- Indikatoren zur Messung des Empowerments von Gruppen und Gemeinschaften.

Indikatoren zur Messung der Gesundheit der Bevölkerung

Indikatoren zur Messung der Gesundheit der Bevölkerung sind Indikatoren zur Erfassung wichtiger sozialer, ökonomischer und physischer Determinanten, die die Gesundheit einer Bevölkerung bestimmen und zur Erfassung des Gesundheitszustandes und des Gesundheitsverhaltens herangezogen werden können. Die meisten dieser Indikatoren werden routinemäßig durch die Träger des Gesundheitswesens oder durch regelmäßige Umfragen vielfältiger Gesundheits-, Sozial- und Wirtschaftseinrichtungen erfasst. Sie sind relativ leicht zugänglich und können zur wirksamen Überwachung der Gesundheit einer Bevölkerung genutzt werden. Sie bieten eine Ausgangsbasis für die Initiierung neuer Programme und Politikentwicklungen.

Die Feststellung von genauen Ursache-Wirkungszusammenhängen zur Bewertung der Ergebnisse von Gesundheitsförderungsprogrammen ist jedoch häufig sehr schwierig und dies aus mehreren Gründen:

- Es gibt zu viele andere mögliche Umweltfaktoren, die auf ein Gesundheitsförderungsprogramm einwirken können.
- Die Kontrollierung aller dieser Faktoren kann sehr schwierig sein.
- Die meisten Programme sind in ihrem Umfang zu bescheiden angelegt, um von ihnen einen messbaren Einfluss, auf solche Indikatoren wie Armut oder Umweltverschmutzung erwarten zu können.
- Das Fehlen erkennbarer positiver Veränderungen auf der breiteren kommunalen oder gar Länderebene, kann den Blick verstellen für sehr positive Veränderungen unter einer kleineren Gruppe von Menschen, die sich aktiv an dem Programm beteiligt haben und von diesem profitieren.

Trotz solcher Schwierigkeiten ist es wichtig, dass GesundheitsförderInnen Nachweise liefern, warum sie oder ihre Zielgruppen glauben, dass ihre Programme wirksam sind.

Indikatoren zur Messung der Veränderungen durch das jeweilige Programm

Programme der Gesundheitsförderung benötigen aufgrund ihrer enger fokussierten Ziele ihre eigenen Indikatoren. Sie unterscheiden sich insofern von den generellen Indikatoren für die Gesundheit der breiteren Bevölkerung, dass sie direkt auf die von ihrem Programm gewünschten Veränderungen gerichtet sind. Programme müssen ihre erzielten Veränderungen dokumentieren, insbesondere jene Veränderungen, die im direkten Zusammenhang mit ihren gesetzten Zielen stehen. Diese Veränderungen werden von den meisten Trägern, Gesundheitseinrichtungen und PraktikerInnen als Endergebnis definiert. Wir schlagen vor, dass sie auch als Mittel zur Erreichung des Endergebnisses betrachtet werden sollten. Das Empowerment der Gruppen und Gemeinschaften ist zwar das Endziel, aber daneben gibt es auch noch die für bestimmte Programme speziell definierten Ziele. Sie bestehen sozusagen als „Parallelspur" zu den generellen Programmzielen und erfordern ihre eigene Konzeptentwicklung und Erfassung bzw. Messung.

Evaluation als Instrument zum Empowerment

Bevor wir uns den Indikatoren für das Empowerment von Gruppen und Gemeinschaften zuwenden, möchten wir noch darauf eingehen, wie man Evaluationen durchführen kann, damit sie im Einklang stehen mit den Zielen des Empowerment bzw. für diese Ziele genutzt werden können. Die von Fettermann et al. (1996) vorgeschlagenen Stufen der Evaluierung des Empowerments stehen für einen idealen Ansatz der sicherstellten soll, dass die Evaluierung nicht den Zielen des Empowerment widerspricht. Die Mängel dieses Ansatzes (Wie können die Menschen „objektiv" sein bei der Bewertung der Veränderungen bzw. Verbesserungen, die durch ihre Programme erzielt wurden?) lassen sich durch das Konzept der „Mehrseitigkeit" überwinden. „Mehrseitigkeit" bezieht sich uf die Nutzung einer Reihe von quantitativen und qualitativen Methoden sowie den Einsatz von mehreren EvaluatorInnen mit entsprechend unterschiedlichen Sichtweisen zur Evaluierung der gleichen Veränderungen (Scriven 1997, Sechrest 1997, Labonte und Robertson 1996).

Alle an solchen Evaluationen beteiligten Personen müssen sich an bestimmte ethische Verpflichtungen halten, die von Labonte und Robertson (1996) sowie Wadsworth (1992) so zusammengefasst wurden:

- Anerkennung aller beteiligten Partner als gleichwertig, wenngleich sie unterschiedliche Wertvorstellungen, Anliegen und Meinungen haben mögen, die jedoch alle gleichermaßen von Bedeutung sind.

- Der Wille, die Vorstellungen aller beteiligten Partner herauszufinden.

- Die Schaffung einer Gelegenheit für alle, die Ergebnisse zu beurteilen und zu diskutieren, um einen Konsens für die beste Erklärung zu erreichen.

Zur Messung des Empowerments von Gruppen und Gemeinschaften

Die Kernpunkte für den Entwurf einer Methodik zur Erfassung und Messung des Empowerments von Gruppen und Gemeinschaften wurden in diesem Buch bereits diskutiert und lassen sich wie folgt zusammenfassen:

- Das Konzept der „Community" bzw. "Gemeinschaft" kann verstanden werden als ein Zusammenschluss von heterogenen Individuen und sozialen Gruppen, die gemeinsame Interessen und Bedürfnisse teilen und in der Lage sind sich zusammenzuschließen und zu organisieren, um die gewünschten sozialen und politischen Veränderungen zu erreichen.

- Das Verständnis von Empowerment als Prozess entlang eines Kontinuums liefert für den Zeitrahmen der meisten Programme Einsichten zur Messung der notwendigen Kompetenzen und Kapazitäten für soziale und politische Veränderungen.

- Die bereits dargestellten neun Einflussbereiche auf den Empowermentprozess zeigen den Weg auf, wie dieser Prozess definiert und gemessen werden kann.

- Die Evaluationsmethoden sollten partizipativ sein und für alle beteiligten Partner klare Rollen und Verantwortlichkeiten festlegen.

- Die Evaluation sollte als Instrument zum Empowerment eingesetzt werden und ein Mittel zur Übertragung der gewonnenen Informationen in die strategische Planung sein.

(Laverack u. Wallerstein 2001)

Diese Grundsätze sind gut begründet, aber was bedeuten sie für die Praxis? Sicher gibt es viele potenzielle Wege wie man Empowerment und Veränderungen in den neun Einflussbereichen auf den Empowermentprozess evaluieren kann. Der von uns im folgenden beschriebene Ansatz ist nur einer dieser Wege, obgleich ein Weg, der bereits im Kontext vieler unterschiedlicher Programme angewandt wurde und weiterhin benutzt wird.

Methoden der Erfassung und Messung von Veränderungen

Die Methoden zur Erfassung und Messung von Veränderungen in den Bereichen des Empowermentprozesses sind vielfältig: Befragungen von Schlüsselpersonen, Fokusgruppen, Umfragen, Programmpläne oder andere Formen der Dokumentation (Aufzeichnungen der PraktikerInnen, Sitzungsprotokolle u.a.m.). Alternativen zur Sammlung von Informationen sind z. B. Soziogramme (eine Technik zur visuellen Darstellung von Beziehungsmustern, die häufig auch als ein Programmelement benutzt wird), um über einen bestimmten Zeitraum Veränderungen in den sozialen Unterstützungsstrukturen und Netzwerken erfassen und messen zu können.

Solche Techniken können sowohl Teil eines Programms sein, als auch eine Informationsquelle zur Evaluierung von Veränderungen (Haben sich die Soziogramme verändert? Haben die Vernetzungen und der Ressourcenfluss zugenommen?). Die Einbeziehung solcher Techniken in die Programmaktivitäten fügt sich gut in die Ethik des Empowerments von Gruppen und Gemeinschaften ein. Sie können dazu beitragen ein kritisches Bewusstsein zu erzeugen, passend zu den Bereichen der Problembeurteilung und der Frage nach dem Warum des Empowerments.

Ermittlung des Rankings

Die wichtigsten Modelle des Empowerments bzw. der Kapazitätenentwicklung, die sich um deren Messung bemühen, schlagen alle irgendeine Form des Rankings vor (Laverack 1999, Bopp et al. 1999, Hawe et al. 2000). Bopp und seine KollegInnen, die vor allem mit ländlichen Gemeinden und den „First Nations" (ErstbewohnerInnen) in Kanada arbeiten, formulierten vielfältige Fragen zur Ermittlung des Rankings für jeden Bereich des Empowerments. Penny Hawe und ihre KollegInnen (2000), deren Arbeit sich auf Gesundheitsbehörden und Gemeindegesundheitszentren in Australien stützen, liefern eine Reihe von Statements für ein unabhängiges Ranking, wenngleich die Elemente ihrer Empowermentbereiche und deren Punktebewertung noch getestet werden.

Eine Rangskala zur Bewertung des Empowerments wurde von Laverack (1999, 2003) in drei ländlichen Gemeinden auf den Fidschiinseln benutzt, um die TeilnehmerInnen auf die Probleme und Lösungen zu jedem der neun Einflussbereiche des Empowermentprozesses zu fokussieren. Jede Skala bestand aus fünf Items, die Empowermentsituationen von wenig bis höchst relevant umfassten. Jedes Item enthielt eine kurze Aussage, die aus Diskussionen in den Gemeinden und der Literatur stammten und das Ranking reichte von 1 (unannehmbar) bis 5 (höchst zufriedenstellend). Die TeilnehmerInnen wurden gebeten, die fünf Items zu jedem Empowermentbereich zu diskutieren und die Aussage auszuwählen, die am besten die Situation in ihrer Gemeinde beschreibt. Dazu gehörten z. B.:

1. Nicht alle Mitglieder und Gruppen der Gemeinde beteiligen sich an Aktivitäten der Gemeinde oder nehmen an Versammlungen teil.
2. Mitglieder der Gemeinde besuchen zwar die Versammlungen, aber beteiligen sich nicht an den Diskussionen oder bieten ihre Unterstützung an.
3. Mitglieder der Gemeinde beteiligen sich zwar an den Diskussionen, aber nicht an den Planungs- und Umsetzungsentscheidungen (z. B. kleinere Aktivitäten wie freiwillige Mitarbeit oder finanzielle Beiträge).
4. Mitglieder der Gemeinde sind an den Planungs- und Umsetzungsentscheidungen beteiligt; es existieren Mechanismen zum Informationsaustausch.
5. Die Beteiligung hat sich etabliert; Mitglieder der Gemeinde beteiligen sich auch an Aktivitäten außerhalb ihrer Gemeinde.

Dies ist sicherlich eine nützliche Verbesserung im Vergleich zur einem nur subjektiven Ranking, vor allem wenn man Veränderungen in den Empowermentbereichen über einen längeren Zeitraum beobachten und erfassen will. Dieses Verfahren hat jedoch auch seine Probleme. Während des Feldtestes hat sich gezeigt, dass die vorgelegten Aussagen mit ihren Skalierungen in nicht zu akzeptierender Weise die Verhaltensweisen der beteiligten Gemeindemitglieder beeinflussten. Sie erlaubten ihnen keine unabhängige Bewertung. Die Skalierungen wurden deshalb entfernt und den Gemeindemitgliedern die einzelnen Aussagen bzw. Items stattdessen jeweils getrennt auf einem einzelnen Blatt vorgelegt. In einem neuen Test wurden ihnen die separaten Aussagen in englisch mit einer Übersetzung in einheimischer Sprache vorgelegt. Jede Aussage stellte ein Item zur Rangordnung der am wenigsten bzw. am meisten „empowernden“ Situationen dar und dieses Muster von fünf Auswahlmöglichkeiten wurde für alle Einflussbereiche auf den Empowermentprozess wiederholt.

Die Gemeindemitglieder diskutierten jede Aussage der Reihe nach und wählten diejenige aus, die am besten die Situation in ihrer Gemeinde beschrieben. Dieses Verfahren führten sie für jeden Empowermentbereich durch mit besonderer Betonung auf den Austausch von Erfahrungen. Die Aussagen konnten geändert oder ergänzt werden, oder von ihnen neu formuliert werden zur Beschreibung der Situation in ihrer Gemeinde. Die Gemeindemitglieder konnten bestehende Aussagen verwerfen und neue Aussagen diskutieren, bis sie einen entsprechenden Konsens erreicht hatten. Sie hatten in der Regel keinerlei Probleme kurze Beschreibungen für jeden der Empowermentbereiche zu formulieren, die für das Programm von besonderer Bedeutung waren. Sie konnten Bereiche streichen, die für sie nicht relevant waren oder neue Bereiche hinzuzufügen (vorausgesetzt, dass sie dafür gute Gründe angeben konnten) sowie die Formulierungen als auch die Rangordnungen für die einzelnen von ihnen benutzten Empowermentbereiche ändern.

Zuordnung des Rankings

Die Praxiserfahrungen unterstreichen die Bedeutung eines „erleichternden Dialogs“ oder eines Workshops zur Erfassung und Bewertung des Empowerments. Einige EvaluatorInnen, die diese Rankingmethode benutzen, bestimmen die Rangordnung auf der Basis wiederholter Befragungen mit Schlüsselpersonen bzw. wichtigen Informanten aus den jeweiligen Zielgruppen (Bjaras et al. 1991, Eng u. Parker 1994). Andere sind der Überzeugung, dass es für die Erfassung und Bewertung des Empowerments besser ist, wenn die Rangzuordnungen durch die GesundheitsförderInnen und die Zielgruppen gemeinsam erfolgen. Zum Beispiel durch einen Workshop (Laverack 1999, Bopp et al. 1999) oder durch die Anwendung einer „Zweigleisigkeit“ durch E-mail und Internet wie in Kanada (Labonte, Chad, Bell-Woodward u. Laverack 2002). Es gibt allerdings keine einfachen Richtlinien im Hinblick darauf, welche Gemeindemitglieder in diesem frühen Stadium des Empowermentprozesses für die Zuordnung des Rankings eingeladen werden sollten bzw. wann ein entsprechender Workshop durchzuführen ist. Es ist jedoch von Vorteil, die gleichen Gemeindemitglieder zu unterschiedlichen Zeitpunkten an dem Ranking zu beteiligen.

Validierung des Rankings

Generell bedeutet „Validierung“, dass der zu messenden Indikator etwas praktisch Greifbares und Eindeutiges einfängt. In bezug auf das Empowerment erhöht sich die Validität des Rankings:

- wenn mehrere BewerterInnen daran beteiligt sind (z. B. GesundheitsförderInnen und Gemeindemitglieder),
- wenn sie gemeinsam auf einen Konsens für das Ranking hinarbeiten,
- wenn sie aufgefordert werden, ihr Ranking zu verteidigen bzw. zu begründen (z. B. wenn sie dem Empowermentbereich der „Beteiligung“ den Rang „3“ geben und entsprechende Beispiele nennen, warum sie dies so einschätzen bzw. bewerten).

Eine Erhöhung der Validität kann auch dadurch erreicht werden, indem man Mitglieder der Gemeinde, die zwar nicht am Programm beteiligt sind, aber es kennen und mit den Dynamiken sozialer Gemeinschaften vertraut sind, als „wichtige Informanten“ zur Bewertung der Relevanz der verschiedenen Einflussbereiche auf das Empowerment einbezieht. Dies liefert eine unabhängige Bewertung „Unbeteiligter“ als Gegencheck zu den Bewertungen der am Programm Beteiligten, die die Veränderungen in den einzelnen Empowermentbereichen möglicherweise positiver einschätzen, als es der Wirklichkeit entspricht.

Die Subjektivität der Erfassung und Messung des Empowerments spiegelt trotz ihrer genaueren Definierung durch die neun Einflussbereiche ein Dilemma wider, das für alle sozialen Indikatoren gleichermaßen zutrifft. Objektivere Indikatoren wie z. B. die für gesundheitliche Risikofaktoren, basieren auf Expertenmeinungen, die von den sozialen Zielgruppen und Gemeinschaften wahrscheinlich nicht geteilt werden. Subjektive Indikatoren bzw. die Einschätzungen der Menschen bezüglich solcher Risikofaktoren, reflektieren nicht selten die bekannte Tendenz, dass Menschen unter äußerst schlechten Bedingungen leben, diese aber gar nicht so schlecht einschätzen (Hancock, Labonte u. Edwards 1995). Die Einbeziehung objektiver und subjektiver Indikatoren in den Evaluierungsprozess ermöglicht engagierten Mitgliedern einer Gemeinde bzw. Gemeinschaft mögliche Diskrepanzen in ihren Bewertungen zu hinterfragen.

Es ist wichtig, dass die Teilnehmerinnen und Teilnehmer an dem Programm, die Gründe für die Bewertung jedes einzelnen Empowermentbereichs begründen und genau dokumentieren. Dies hilft anderen EvaluatorInnen bei ihrer Bewertung und liefert zugleich empirisch beobachtete Kriterien für die Auswahl der Aussagen und des Rankings. Damit überwindet man eine der Schwächen qualitativer Aussagen oder „Kurzdarstellungen“ hinsichtlich ihrer Reliabilität bzw. Verlässlichkeit über einen bestimmten Zeitraum und den unterschiedlichen Bewertungen unter den Teilnehmerinnen und Teilnehmern des Programms (Uphoff 1991).

Workshop zur Ermittlung des Rankingsystems

Die hier empfohlene Methode zur Evaluation der einzelnen Empowermentbereiche ist im wesentlichen die Durchführung eines Workshops, in dem GesundheitsförderInnen und wichtige Vertreter der sozialen Zielgruppen bzw. Gemeinschaften zusammentreffen, um sich über folgende Themen zu verständigen:

- Die einzelnen Einflussbereiche auf das Empowerment. Werden sie von den VertreterInnen der sozialen Gruppen und Gemeinschaften verstanden? Decken sie die Qualitäten dieses Gemeinwesens ab? Sind die Beschreibungen der einzelnen Empowermentbereiche für sie relevant? Sofern man in einem interkulturellen Kontext arbeitet, bedarf es vorab beträchtlicher Anstrengungen zur Berücksichtigung der kulturellen Unterschiede, um entsprechende Gleichwertigkeiten zu erreichen (Laverack 1999). Dies macht die einzelnen Bereiche des Empowerments als etwas, das sich bei jeder Gruppe oder Gemeinschaft anders darstellt, nicht hinfällig. Hinzufügungen, Weglassungen oder Ergänzungen müssen nur gut begründet sein.

- Die Zuordnung der Beschreibungen in ein Rankingsystem.

- Die Verständigung darüber, wie sich die Zielgruppe bzw. Gemeinschaft zum gegebenen Zeitpunkt in dieses Rankingsystem einfügt und dabei jede Rangzuordnung entsprechend begründet. Dabei können sich unterschiedliche Meinungen ergeben, welche die Erreichung eines Konsenses über das Rankingsystem erschweren. Subtile Machtbeziehungen unter den GruppenvertreterInnen können dazu führen, dass einzelne Personen zu Meinungen gezwungen werden, die sie eigentlich gar nicht vertreten. Dies ist Teil eines jeden Gruppenprozesses und kann nur durch eine gute Moderation bewältigt oder begrenzt werden.

- Diskussionen darüber, wo die jeweilige soziale Gruppe bzw. Gemeinschaft eigentlich stehen sollte sowie über einige generelle Maßnahmen, die sie in die gewünschte Richtung führen könnten.

- Die Suche nach den dafür notwendigen Ressourcen, einschließlich dem Gesundheitsförderungsprogramm als einer dieser Ressourcen.

Die sich aus diesem Workshop ergebenden Informationen können dann zur Planung des Gesundheitsförderungsprogramms genutzt werden zur Beantwortung der Frage: wie kann das Programm dazu beitragen, dass die von den Zielgruppen gewünschten Veränderungen in den einzelnen Empowermentbereichen erreicht werden? Die gleiche Workshopgruppe und andere außenstehende EvaluatorInnen können diese Bewertung im Verlaufe des Programms zur Überprüfung wiederholen. Dann lautet die Frage: wie hat das Programm die Kapazitäten in den Empowermentbereichen verbessert (und warum wissen wir das; auf welche anderen Ergebnisse und Nachweise können wir uns dabei berufen? Wie kann das Programm noch weiter verbessert werden?).

Grafische Darstellungen des Rankings

Das Rangsystem kann dazu benutzt werden zu evaluieren, inwieweit das Programm zu den gewünschten Veränderungen in den einzelnen Empowermentbereichen beigetragen hat. Mehrere AutorInnen haben zur visuellen Darstellung solcher Veränderungen grafische Darstellungen benutzt. Roughan (1986) entwickelte zu diesem Zweck die Form eines Rades und benutzte zur Messung der Dorfentwicklung auf den Solomon Inseln Rankingskalen zu folgenden drei Bereichen: individuelle, materielle und soziale Entwicklung. Die 10-Punktescalen für die drei Entwicklungsbereiche strahlten wie die Speichen eines Rades nach außen aus. Zur grafischen Darstellung der Empowermententwicklung wurde auf jeder Speiche der Skalenwert eingetragen, der sich aufgrund der Bewertungen durch die Gemeindemitglieder in den drei Entwicklungsbereichen ergab. Diese Methode war zur Förderung der weiteren Programmplanung jedoch wenig hilfreich, da sie 18 komplexe und eng miteinander verbundene Indikatoren der Gemeindeentwicklung benutzte wie z. B. Gerechtigkeit und Solidarität, die sehr abstrakt und deshalb nur schwer zu erfassen sind.

In ähnlicher Weise entwickelten Bjaras et al. (1991) zur grafischen Darstellung der Ergebnisse eines Programms zur Bürgerbeteiligung in Schweden die Form eines „Spinnennetzes". Diese Methode wurde auch in anderen Gesundheitsprogrammen zur Bürgerbeteiligung angewandt (Bopp et al. 1999, Hawe et al. 2000, Rifkin et al. 1988). Bjaras et al. benutzten diese Methode zur Beurteilung von fünf Bereichen der Bürgerbeteiligung: Führung, Bedarfsermittlung, Management, Organisation und Ressourcenmobilisierung. Zur Bewertung dieser Bereiche nutzen sie eine Skala von eingeschränkt, mittelmäßig und ausgedehnt. Diese Methode wurde jedoch nicht als Selbstbewertungsinstrument durch die Zielgruppen benutzt, sondern nur für einen externen Evaluator und förderte damit nicht die weitere strategische Planung oder Verbesserungen durch die Zielgruppen.

Die Spinnennetzform eignet sich besonders gut für die grafische Darstellung des im Kapitel 8 beschriebenen Ansatzes der „Einflussbereiche des Empowerments" (domains approach). Sie liefert einen „Schnappschuss" über die Stärken und Schwächen der einzelnen Einflussbereiche sowie über den Prozess des Empowerments in den sozialen Gruppen und Gemeinschaften als Ganzes. Sie kann auch zum Vergleich der Fortschritte eines Programms innerhalb und zwischen den Gemeinden herangezogen werden.

Die Abb. 10.1 zeigt die Ausgangswerte (base line) und die Zweitmessung der Empowermentbereiche in dem Tokbai-Talaa Dorf in Kirgistan (SLLPC 2004). Die beiden Messungen wurden in dem gleichen Dorf mit den gleichen Dorfmitgliedern in einem Zeitabstand von 12 Monaten durchgeführt. Nach der ersten Messung entwickelten die Dorfmitglieder einen Plan zur Verbesserung der einzelnen Empowermentbereiche. Bei der zweiten Messung zeigte sich, außer bei der „Ressourcenmobilisierung", eine Verbesserung in allen anderen Empowermentbereichen. Die VertreterInnen der Dorfmitglieder beschlossen daraufhin einen Plan zur Stärkung des Empowermentbereiches der Ressourcenmobilisierung innerhalb der nächsten sechs Monate. Dieser Plan wurde dann in die Ergebnisdokumentationen des Programms mit aufgenommen (Laverack 2007).

Abb. 10.1: Messergebnisse für das Tokbai-Talaa Dorf

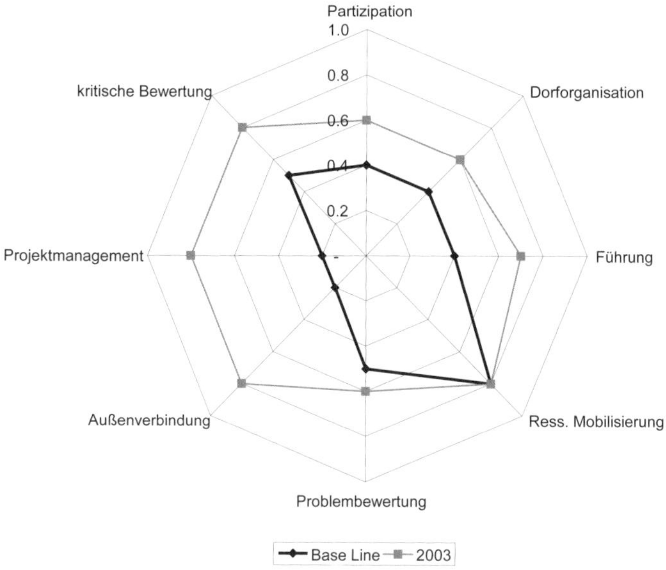

* Siehe hierzu auch den Beitrag im Kapitel 9 „Die Quartiersdiagnose: Daten und Ansätze für ein stadtteilorientiertes Präventionsprogramm des Öffentlichen Gesundheitsdienstes - ausgewählte Ergebnisse eines Forschungsprojektes" (S. 115) sowie die Spinnennetzdarstellung zu den Dimensionen der Kapazitätenentwicklung (S. 124).

In diesem Kapitel haben wir uns mit der Frage beschäftigt, wie ein Gesundheitsförderungsprogramm so geplant und evaluiert werden kann, dass es zur Förderung des Empowerments von sozialen Gruppen und Gemeinschaften beiträgt. Im letzten Kapitel werden wir noch mal die zentralen Themen dieses Buches aufgreifen und uns einigen sozialen und politischen Fragen zuwenden, die für die Weiterentwicklung der Empowermentpraxis in der Gesundheitsförderung von Bedeutung sind.

11. Konsequenzen für die Empowermentpraxis in der Gesundheitsförderung

Im letzten Kapitel greifen wir noch mal die beiden zentralen Konzepte des Buches auf, nämlich „Macht“ und „Empowerment“ und untersuchen die Konsequenzen deren Umsetzung für die Empowermentpraxis in der Gesundheitsförderung.

Einführung

Gesundheit ist das Ergebnis vieler unterschiedlicher aber eng miteinander verbundenen Bereiche wie z. B. der Wohnverhältnisse, der Beschäftigungslage, der kommunalen Gesundheitsdienste und der sozialen Unterstützung. Gesundheit ist auch das Ergebnis des globalen Marktes und Strategien der Gesundheitsförderung müssen deshalb immer mehr nationale und organisatorische Grenzen überschreiten. Dies bedeutet, dass GesundheitsförderInnen mit VertreterInnen vieler anderer Gesellschafts- und Politikbereiche zusammenarbeiten müssen, wenn sie Strategien zur Überwindung der Armut und gesundheitlichen Chancenungleichheit entwickeln wollen.

Man kann jedoch von den GesundheitsförderInnen nicht erwarten, dass sie in ihrer Alltagsarbeit alle diese Bereiche auf allen ihren Ebenen beeinflussen können. Es gibt jedoch zwei wichtige Bereiche, in denen sie einen Einfluss ausüben können:

- GesundheitsförderInnen sind involviert bei der Beeinflussung der Politiken und Praktiken welche die Gesundheit beeinflussen, von der nationalen bis hinunter zur kommunalen Ebene. Um diesen Einfluss ausüben zu können, brauchen sie jedoch ein genaues Verständnis über die Bedeutung von Macht und Einfluss und den Beziehungen zwischen den unterschiedlichen Interessenvertretern bzw. Trägern. Dies war Gegenstand des Kapitels 4 „Veränderung von Macht und Einfluss und die Praxis der Gesundheitsförderung“.

- GesundheitsförderInnen sind in ihrer Alltagsarbeit involviert in „bottom-up“- oder Gemeindeentwicklungsprogramme, die es Individuen und sozialen Gruppen ermöglichen größeren Einfluss auf Maßnahmen auszuüben, die soziale und politische Veränderungen herbeiführen können. Dies ist der Prozess des Empowerments sozialer Gruppen und Gemeinschaften, der durch kollektive Maßnahmen, Abstimmungen, Lobbying und Kampagnen politische und ökonomische Veränderungen herbeiführen kann. Um diesen Prozess wirksam beeinflussen zu können brauchen GesundheitsförderInnen ein genaues Verständnis über die Einflussbereiche auf den Empowermentprozess. Dies war Gegenstand des Kapitels 5 (Empowerment von Gruppen und Gemeinschaften und die Praxis der Gesundheitsförderung) und 8 (Die wichtigsten Einflussbereiche zum Empowerment von Individuen, Gruppen und Gemeinschaften).

Die Umorientierung der professionellen Praxis der Gesundheitsförderung zur Transferierung von Macht und Empowerment erfordert die Klärung, wie diese Konzepte in die praktische Arbeit der Gesundheitsförderung integriert werden können. Dies war Gegenstand des Kapitels 7 „Empowerment und die Planung von Programmen“ und im Kapitel 10 „Evaluation der Empowermentansätze“ wurden die Möglichkeiten der Evaluierung des Empowerments von sozialen Gruppen und Gemeinschaften dargestellt.

Gleichzeitig müssen Innovationen in der Praxis der Gesundheitsförderung begleitet werden durch die Beseitigung ihrer bürokratischen Zwänge sowie durch die problembeladenen Beziehungen zwischen dem Staat und einer Bürgergesellschaft (hier definiert als Menschen in ihrer Eigenschaft als BürgerInnen, die sich zusammen finden in sozialen Organisationen wie Clubs, Religionsgruppen, kommunalen Initiativen und Interessengruppen). Die Träger der Gesundheitsförderung, die diese finanzieren und umsetzen, müssen einen Teil ihrer „Macht über“ die Menschen in den „Top-down“-Programmen („Expertendominanz“ und Zugang zu Ressourcen) preisgeben, um die in diesem Buch dargestellte Empowermentpraxis in der Gesundheitsförderung zu ermöglichen. „Bottom-up“-Programme sind von einer entsprechenden Finanzierung abhängig und ihre dauerhafte Unterstützung ist sehr stark auf den politischen Willen zur ihrer Umsetzung angewiesen. Dies kann schwierig sein, wenn es das Ziel der am Empowermentprozess beteiligten Individuen und Gruppen (Bürgergesellschaft) ist, soziale oder politische Veränderungen herbeizuführen, die letztlich genau die Einrichtungen (den Staat) herausfordern, die das Geld für die Fortführung solcher Programme bereitstellen.

Im folgenden werden wir drei wichtige externe Einflüsse untersuchen, die diese Probleme der Empowermentpraxis in der Gesundheitsförderung zu erklären versuchen: den politischen, ökonomischen und soziokulturellen Einfluss. Danach werden wir die organisatorischen Rahmenbedingungen untersuchen, in denen die GesundheitsförderInnen arbeiten müssen und aufzeigen, wie diese mehr Spielraum und Möglichkeiten zur Förderung des Empowerments bieten können. Dabei werden wir auch auf einige Grenzen des Empowermentansatzes eingehen und die damit verbundenen Konsequenzen für die Empowermentpraxis in der Gesundheitsförderung aufzeigen.

Der Einfluss des politischen Umfeldes

In der einführenden Geschichte des Kapitels 2 vertrat Rudolf Virchow den Standpunkt, dass alle Krankheiten sowohl politische als auch pathologische Ursachen haben. Vor allem die auf Empowerment ausgerichtete Gesundheitsförderung ist eine politische Aktivität, da ihre Maßnahmen zum einen von der Politik abhängen und zum anderen diese verändern wollen. Die Politik bzw. PolitikerInnen (hier verstanden als jene Personen, die politische Entscheidungsgewalt und Kontrolle ausüben), können auf Empowermentprogramme zur Gesundheitsförderung unterstützend oder behindernd einwirken. In beiden Fällen können sie ein „Auslöser“ für Individuen und Gruppen sein, sich an Prozessen des Empowerments zu beteiligen.

Wenn sich lokale Gruppen oder Gemeinschaften an wirksamen „bottom-up"-Programmen beteiligen sollen, dann bedarf es in der Regel der politischen Unterstützung und Bereitstellung entsprechender Ressourcen. Besteht eine solche politische Unterstützung nicht, dann müssen die Gruppen oder Gemeinschaften durch kollektive Maßnahmen selbst Macht und Einfluss aufbauen, zunächst auf der lokalen Ebene und dann auf der breiteren sozialen und politischen Ebene.

Zum besseren Verständnis dieser Umstände unterscheiden wir im folgenden drei Szenarien des Empowerments von Gruppen und Gemeinschaften in verschiedenen politischen Konstellationen: Unterstützung durch die Politik, keine Kooperationsbereitschaft der Politik, politische Unterstützung wird verweigert (siehe Abb. 11.1).

Abb. 11.1: Einfluss der Politik auf das Empowerment von Gruppen und Gemeinschaften

Die Politik unterstützt die Empowermentansätze		Die Politik verweigert ihre Unterstützung der Empowermentansätze
Szenario 1	**Szenario 2**	**Szenario 3**
Bereich der in der Programmentwicklung benutzten Empowermentansätze	Bereich des zunehmenden Ringens um Empowermentansätze	Bereich des Ringens um Empowermentansätze unter Anwendung drastischerer bzw. radikalerer Maßnahmen/Aktionen

Kollektive Maßnahmen werden mit außenstehenden VertreterInnen verhandelt	Kollektive Maßnahmen werden nicht verhandelt	Proteste	Aufruhr	Revolten	Rebellion

Zunehmend unkooperatives politisches Umfeld und mangelnde Unterstützung der Empowermentansätze

Szenario 1: Die Politik unterstützt die Empowermentansätze

Ein unterstützendes politisches Umfeld ermöglicht die Entwicklung von Empowermentansätzen in Verhandlung mit Behörden, Verbänden und Vereinen. Die Empowermentzielgruppen werden durch die Transferierung von Macht, Ressourcen und Kapazitätenentwicklung unterstützt zur Gewinnung von mehr Macht und Einfluss. Dies ist das Szenario von Virchow bzw. seiner lebenslangen politischen Verpflichtungen gegenüber der Gesundheitsförderung, an der wir uns als GesundheitsförderInnen noch heute erfreuen.

Szenario 2: Keine Kooperationsbereitschaft durch die Politik

Dieses Szenario beschreibt den Fall, bei dem die Umsetzung von Empowermentansätzen zunehmend mit politischen Rahmenbedingungen zu kämpfen hat, die es kaum erlauben eine Unterstützung mit außenstehenden Einrichtungen zu verhandeln und deshalb zu solchen Strategien wie Protestaktionen und Lobbying führen können. Die ungünstigen politischen Bedingungen halten die Beteiligten nicht von der Umsetzung ihrer Empowermentziele ab. Dies ist Tag für Tag in vielen demokratischen Ländern oder solchen im ökonomischen Umbruch zu beobachten. Zum Beispiel die Reaktionen der BürgerInnnen auf Bedrohungen ihrer unmittelbaren Umwelt oder Demonstrationen der BürgerInnen gegen undemokratische oder korrupte politische Verhältnisse in ihrem Land. Die Szenarien 1 und 2 beschreiben die Bedingungen unter denen zur Zeit viele GesundheitsförderInnen im Zuge der Umsetzung ihrer Empowermentprogramme arbeiten müssen.

Szenario 3: Die Politik verweigert ihre Unterstützung der Empowermentansätze

Dieses Szenario beschreibt den Fall, bei dem das politische Umfeld die Empowermentansätze nicht unterstützt oder sich diesen sogar entgegenstellt. Dies ist häufig in Phasen der politischen Instabilität oder der Unterdrückung der Entwicklung einer „Bürgergesellschaft“ der Fall. Soziale Gerechtigkeit und Chancengleichheit verlieren an Wert und dies kann dazu führen, dass die Menschen ihre grundlegenden Rechte der Wahl- oder Demonstrationsfreiheit gegen die politischen Machthaber verlieren (s. Abb. 11.2).

Abb. 11.2: Grundrechte und politische Rahmenbedingungen

Politische Unterstützung	**Keine politische Unterstützung**
Ein Rechtssystem, das gerecht ist und den Armen Rechtsbeistand gewährt.	Das Rechtssystem ist befangen zugunsten der Reichen und der bereits an der Macht beteiligten Gruppen.
Ein freies und faires Wahlsystem.	Wahlen sind manipuliert, Randgruppen sind nicht wahlberechtigt und es herrscht ein Ein-Parteiensystem.
Meinungsfreiheit.	Es gibt keine Recht auf Klage, Protest, Veröffentlichung oder der öffentlichen Aussprache von Meinungen gegen das herrschende politische System.
Ein unbestechliches und faires Rechts- und Verwaltungssystem.	Armut und das Fehlen von Rechtsbehelfen führen zur Korruption in der Gesellschaft sowie auf allen Ebenen der Regierung und Verwaltung.
Gleicher bzw. bedarfsgerechter Zugang zu den Dienstleistungen, einschließlich denen zur Bildung, Wohlfahrt und Gesundheitsversorgung.	Menschen werden nicht gleich behandelt, sondern aufgrund ihrer Stellung, Gruppen- oder Geschlechtszugehörigkeit systematisch benachteiligt.

(Laverack 1999)

Piven und Cloward (1977), zwei der ersten AutorInnen zur Gemeinwesenentwicklung, schlagen im Falle von extremer Chancenungleichheit und Armut vor, dass die Menschen dann auf die ihnen noch verbleibende Ressource zurückgreifen müssen, nämlich Unruhe zu stiften. Die damit verbundenen Strategien sind Proteste, Streiks, Aufruhr oder offene Rebellion. Dieser Bruch, ggf. in Verbindung mit der Unterstützung durch die Öffentlichkeit und den Oppositionsparteien, wird zur neuen Basis des politischen Einflusses. Dies ist zwar eine begrenzte Alternative und nur möglich unter extremen Bedingungen der Armut und politischen Instabilität oder spezifischen Perioden des sozialen Konflikts. Es gibt viele Beispiele wo diese Alternative kollektiver Aktionen zu einschneidenden sozialen und politischen Veränderungen führte. Eines davon war der Aufruhr und die Revolte der ArbeiterInnen gegen Mieterhöhungen in den USA Mitte des 20. Jahrhunderts. Unter diesen Bedingungen fundamentaler Bürgerproteste müssen die Organisatoren, sozialen Gruppen und Gemeinschaften alle ihre Kräfte und Ressourcen maximieren und auf Zugeständnisse zur Beendigung des zivilen Ungehorsams drängen. Dies kann eine kostspielige und riskante Strategie sein, aber sie ist zugleich die wirksamste Methode, die den verarmten und benachteiligten Gruppen mit ihren begrenzten Ressourcen zu Verfügung steht.

Barbara Grey (1989), eine der einflussreichsten AutorInnen zur partnerschaftlichen Zusammenarbeit, bemerkt dazu, dass „schwächere PartnerInnen häufig erst ihr Ansehen und ihre Kapazität als Interessenvertreter entwickeln müssen, bevor die Voraussetzungen für eine Partnerschaft zwischen dem Staat und der „Bürgergesellschaft“ gegeben sind. Die meisten sozialen Bewegungen beginnen mit der direkten Konfrontation der Gesellschaftssysteme und ihren Machthabern. Die Bürgerrechtsbewegung in den USA nutzte z. B. „Sit-ins“ und andere Formen gewaltfreien Widerstands, um die Ausgliederung der Afro-Amerikaner aus den Stadtvierteln der Weißen zu verhindern. Zur Erreichung eines Sitzes im nationalen Umweltgremium, in dem die Umweltpolitik entscheidend gestaltet wurde, führte die Umweltbewegung entsprechende Kampagnen durch und blockierte verunreinigte Abwasserleitungen und andere Umweltverschmutzungen oder verhinderte den Walfang, das Abholzen der Wälder oder anderer Formen der Umweltausbeutung. Dies war das Szenario in dem sich Virchow befand, nachdem er feststellen musste, dass seine „Pathologie“ des Kapitalismus im frühen 19 Jh. für die damaligen Machthaber eine zu große Herausforderung war und ihn zur Teilnahme an Straßendemonstrationen bewog.

Die nordirische Gemeinwesenarbeiterin Ruth Sunderland (2002) formulierte die Herausforderungen mit denen GesundheitsförderInnen in einem Land ohne Frieden und politischer Stabilität konfrontiert sind, nämlich der Demokratisierung und Dezentralisierung. Das heißt ein stabiles politisches Umfeld, dass sich durch das Empowerment sozialer Gruppen und Gemeinschaften nicht bedroht fühlt und Gemeinwesen, die das Selbstvertrauen und die visionäre Kraft haben, Menschen zu kollektiven Handlungen zu bewegen. Sie formulierte auch das politische Tagesgeschäft, nämlich die Sorge um soziale Gerechtigkeit und die Fähigkeit und Motivation öffentlicher Einrichtungen „bottom-up“-Ansätze zu unterstützen, als eine wichtige politische Aufgabe zur Entwicklung einer Empowermentpraxis in der Gesundheitsförderung.

Der Einfluss des wirtschaftlichen Umfeldes

Politik und Wirtschaft sind eng miteinander verflochten. Die Politik bestimmt wer die Macht besitzt und die Wirtschaft entscheidet darüber wer die Ressourcen hat. In ihrer Fallstudie zur sexuellen Gesundheit in Afrika kommt Gill Gordon (1995) zu dem Schluss, dass Empowermentprogramme nicht erfolgreich sein können, solange sie nicht von einem wirtschaftlichen Umfeld unterstützt werden, das für die grundlegenden Ressourcen wie Einkommen, Lebensmittel und Unterkunft sorgt und damit Wahlmöglichkeiten schafft, die zur Hoffnung Anlass geben. Arbeitslosigkeit kann zum Beispiel zu Konflikten, Gewalt und Kriminalität führen, um sich ein Einkommen für sich und die Familie zu verschaffen. Dies kann zu Gefühlen der Verwundbarkeit und Machtlosigkeit unter den Individuen, Gruppen und Gemeinschaften führen und kann zu einem „Auslöser" für den Empowermentprozess werden.

Maruja Barrig (1990) liefert ein Beispiel wie das wirtschaftliche Umfeld günstige Voraussetzungen für kollektive Aktionen schafft. Peruanische Frauen, bei denen eine Wirtschaftkrise zu Einkommensverlusten und Arbeitslosigkeit führte, entschieden sich die Dinge selbst in die Hand zu nehmen. Einzelne Frauen, die in Gemeindeprojekten arbeiteten, erhielten anfangs Lebensmittelhilfen von der Regierung. Sehr schnell entwickelten sich daraus von den Frauen errichtete Gemeindeorganisationen zur Durchführung von Gemeinschaftsküchen zur wirksameren Versorgung der Menschen in den städtischen Slums. Bemerkenswert war dabei vor allem der Umfang und die Dauerhaftigkeit dieser Gemeindeorganisationen sowie die damit verbundenen Impulse, welche die Frauen zu weiteren Maßnahmen veranlassten. Dass heißt, die katastrophale wirtschaftliche Lage war für die einzelnen Frauen der „Auslöser" in den Prozess des Empowerments einzusteigen.

Zum Anpacken gesundheitlicher Chancenungleichheiten und der Verringerung der Kluft zwischen den Reichen und Armen gehört die Umwandlung ungleicher Machtverhältnisse durch langfristige und praxisrelevante Strategien zur Veränderung des wirtschaftlichen Umfeldes. Zum Beispiel die Reduzierung der Arbeitslosigkeit und die Sorge für einen fairen Lohn sowie die Ausstattung der Individuen mit Fähigkeiten, die ihnen den vollen Einsatz ihrer Arbeitskraft ermöglichen. GesundheitsförderInnen können durch entsprechende Politikveränderungen darauf Einfluss nehmen und vielleicht noch mehr dadurch, indem sie anderen und insbesondere den sozial Benachteiligten dabei helfen, mehr Einfluss auf die politischen und wirtschaftlichen Prozesse zu gewinnen.

Das Empowerment von Individuen, Gruppen oder Gemeinschaften, das in der Regel auf der lokalen Ebene beginnt und sich dann sukzessive auf breitere Bereiche ausdehnt, kann jedoch auch zu einer Selbstbeschränkung führen. Die daran Beteiligten können von dem „größeren Kontext", in dem ihre kleineren lokalen Anliegen eingebettet sind, so erdrückt werden, dass sie an dem wirtschaftlichen Kontext auf nationaler und internationaler Ebene das Interesse verlieren. Um dem entgegenzuwirken, haben sich in Kanada zwei Strategien als relativ erfolgreich erwiesen:

- Sicherstellung der Beteiligung und Repräsentation lokaler Gruppen an den verschiedenen Beratungsgremien und Komitees der Gesundheitsbehörden, um dafür zu sorgen, dass die tieferliegenden Gesundheitsdeterminanten weiterhin auf der gesundheitspolitischen Tagesordnung bleiben.

- Aufbau einer breiteren Grundlage für die Unterstützung lokaler Gruppen zu weiteren Initiativen der Interessenvertretung, z. B. ihre Einbeziehung in die Entscheidungsprozesse zur Entwicklung einer Kampagne, die auf die Politiker und Entscheidungsträger auf nationaler Ebene gerichtet ist (Labonte 1998).

Es gibt in der Tat das Risiko, dass Empowermentansätze zur Integration der sozial Benachteiligten in den allgemeinen Wirtschaftsverlauf, diesen nicht zugleich auch herausfordern, da er von Natur aus ein sozial ausgrenzender Prozess ist. Friedmann (1992) kommt in seinem Beitrag des Empowerments für eine alternative Entwicklung in den ärmeren Ländern zu dem Schluss, dass es „nicht ausreicht klein und lokal zu sein ...politisches und wirtschaftliches Empowerment der sozial Benachteiligten ist im Allgemeinen nicht Bestandteil des partizipativen Entwicklungsansatzes (S. 158)".

Dies ist Teil der gegenwärtigen Auseinandersetzung mit dem „Neoliberalismus" und seiner Betonung des wirtschaftlichen Wachstums durch freie Märkte, der minimalen staatlichen Regulierung, der Privatisierung staatlicher Unternehmen und der Reduzierung staatlicher Sozialleistungen. Dies wirft die Frage auf wie Empowerment in einem wirtschaftlichen Umfeld möglich ist, das auf Status und Hierarchie aufbaut. Wie können in der Gesundheitsförderung die Grundsätze des Empowerments in einem Sozial- und Gesundheitssystem zum Tragen kommen, das die Rauchgewohnheiten der Beschäftigten als wichtiger ansieht, als Mindestlöhne oder Arbeitslosigkeit? (Carey 2000). Die Auseinandersetzung mit dem „Neoliberalismus" hat Druck auf die Regierungen ausgeübt die Steuern zu senken und die Arbeitsbestimmungen und Sozialausgaben zu reduzieren und verhindert damit Investitionen in Bereiche wie dem des Empowerments von benachteiligten Gruppen und Gemeinschaften auf lokaler Ebene zur Förderung deren Selbstbestimmung. „Community empowerment" muss deshalb mehr tun als nur die Integration der sozial Benachteiligten, indem es sicherstellt, dass es klare Systeme und Instrumente für die soziale und politische Analyse der Machtverhältnisse gibt, wie wir sie in diesem Buch beschrieben haben.

Der Einfluss des soziokulturellen Umfeldes

Das soziokulturelle Umfeld, hier verstanden als gesellschaftliche und kulturelle Einstellungen, Überzeugungen, Werte und Gewohnheiten, kann das Empowerment von Gruppen und Gemeinschaften unterstützen. Zum Beispiel durch die Schaffung eines Klimas, in dem sich zwischenmenschlich Beziehungen, soziale Unterstützung und Netzwerke entwickeln können. Soziales Kapital, als Formen der sozialen Organisation, der Vernetzung, des Vertrauens und der Zusammenarbeit, ist ein wichtiges Element des soziokulturellen Umfelds.

Das soziokulturelle Umfeld kann dem Empowerment aber auch hinderlich sein. In vielen ländlichen Gebieten Asiens werden die Gemeinden weiterhin von den traditionellen Autoritäten dominiert (Asthana 1994). Die Tendenz ist, dass die Gemeindemitglieder mehr den starken Führungspersonen folgen als irgendwelchen kollektiven Entscheidungen. Eine solche konzentrierte Führung bietet wenig Raum für die Beteiligung an Entscheidungen und das Empowerment. Lokale Führungspersonen haben zwar die Macht zur Mobilisierung der Gemeindemitglieder für neue Entwicklungen, aber entscheiden sich häufig dagegen, um ihre Machtstellung in der Gemeinde nicht zu gefährden.

Die Gemeindeentwicklungsforscherin und Aktivistin Marilyn Taylor (1995) beschreibt die soziokulturellen Veränderungen in Südafrika während der Zeit der Apartheidpolitik bzw. Rassentrennung, die zu einem Anstieg der Jugendkriminalität, Gewalt und sozialen Konflikte führte. Die ständige Furcht vor Gewalt traumatisierten die Menschen, Familien und Gemeinden (Taylor 1995). Die Desintegration des Sozialgefüges durch die Gewalttätigkeiten während der Apartheidpolitik hatte verheerende Auswirkungen auf die Gemeinden und schaffte ein Klima, das dem Empowerment wenig förderlich war.

Furcht und Gefühle der Machtlosigkeit können in einer Gesellschaft zur Gleichgültigkeit gegenüber sozialer Gerechtigkeit führen. Aus pragmatischer Sicht betrachten wir soziale Gerechtigkeit als den gleichen Zugang zu Ressourcen und Dienstleistungen, der es Menschen ermöglicht ihre alltäglichen Bedürfnisse zu befriedigen, ohne dabei zu verhindern, dass auch die anderen einen ähnlichen Standard der Bedürfnisbefriedigung erreichen können.

Marilyn Taylor (1995) benutze den Begriff der Gewalt nicht nur für die Aggressionen unter den Menschen, sondern auch für die staatlichen Formen der Unterdrückung durch das Apartheidsystem. Diese soziokulturellen Veränderungen führten zu Spannungen zwischen der Jugend, den Familien und der Gesellschaft, die durch den Zusammenbruch des Erziehungs- und Sozialsystems noch verschlimmert wurden. Nachfolgende Projekte mit dem Schwerpunkt auf eng gefasste Maßnahmen des wirtschaftlichen Wachstums, reduzierten die Unterstützung für viele andere Menschen und damit auch die Potenziale für deren Empowerment.

Der Empowermentansatz in der Gesundheitsförderung erfordert deshalb zumindest:

- ein gemäßigtes demokratisches und politisches Umfeld,
- gewisse wirtschaftliche Ressourcen
- und ein soziokulturelles Umfeld, das sich in Richtung zwangfreier und nicht patriachalischer Formen der Führung und Organisation bewegt.

Ebenso erforderlich ist aber auch eine organisatorische Basis und eine professionelle Orientierung, die das Konzept des Empowerments versteht und eine gewisse Verpflichtung sieht, es praktisch umzusetzen.

Der Einfluss des organisatorischen Umfeldes

Wir haben in diesem Buch den Standpunkt vertreten, dass die Gesundheitsförderung eine Aktivität ist, die vor allem von öffentlichen Einrichtungen oder staatlich unterstützen Organisationen durchgeführt wird. Verschiedene von diesen Einrichtungen durchgeführte Untersuchungen zum Empowerment zeigten, dass dieses Konzept in der Praxis sehr unterschiedlich verstanden und angewandt wird. Trotz dem erklärten Ziel soziale Gruppen und Gemeinschaften zu „empowern", neigen die Organisationen und deren MitarbeiterInnen dazu die Kontrolle über ihre Programme zu behalten (Grace 1991, Turbyne 1996). Organisationen bleiben gefangen in ihren traditionellen und bürokratischen Denk- und Verhaltensweisen, die einer wirksamen Integration der Empowermentansätze hinderlich sind.

Zumindest in demokratischen Ländern haben öffentliche Einrichtungen und Organisationen keine einheitlichen und unveränderbaren Strukturen. Es gibt häufig nicht nur widersprüchliche Politiken und Maßnahmen unter diesen Organisationen, sondern auch innerhalb dieser Organisationen existieren Mitarbeiter und Mitarbeiterinnen mit unterschiedlichen Ideen und Vorstellungen. Das heißt, dass es selbst in den größten und striktesten Bürokratien immer noch Potenziale zur Umsetzung einer Empowermentpraxis gibt. Um diese Potenziale nutzen zu können, müssen die GesundheitsförderInnen sich mit den grundlegenden Zielen und Ideologien dieser Einrichtungen sowie deren Organisationsstrukturen auf allen Ebenen beschäftigen (Machtverhältnisse, Routinen und praktische Vorgehensweisen).

Zur Herbeiführung eines Wandels könnten die GesundheitsförderInnen mit einer „Renaissance der Empowermentkultur" beginnen. Diese setzt auf Beteiligung und gesundheitliche Chancengleichheit, wie sie in den 80er-Jahren durch die Ottawa-Charta als „neue Bewegung der Gesundheitsförderung" propagiert wurde. Deren Grundsätze sind auch heute noch zentraler Bestandteil der Gesundheitsförderung und sollten wegen der schwierigen Umsetzung des Empowermentkonzeptes nicht in Vergessenheit geraten. GesundheitsförderInnen sollten ermutigt werden im Kontext des individuellen und kollektiven Empowerments über die Gesundheit und deren Determinanten nachzudenken, zu sprechen und zu schreiben. Dabei müssen sie die Sprache, Rhetorik, Werte und Ideen des Empowerments nutzen, die sich der Machtverhältnisse und Prozesse zwischen den Individuen, Gruppen und Gemeinschaften und der Politik bzw. den öffentlichen Einrichtungen bewusst sind.

Empowerment muss aber auch innerhalb der Berufe des Gesundheitswesens und den Organisationen stattfinden, die sie von der höchsten politischen Ebene bis hinunter zu den Menschen vor Ort planen und umsetzen. Dies ist genau die grundlegende Frage, der sich die GesundheitsförderInnen stellen müssen, wenn sie den Empowermentansatz praktisch umsetzen wollen. Gesundheitsfördernde Einrichtungen müssen ihre Kapazitäten und Managementpraktiken sowie ihr Engagement zur Umsetzung von Empowermentansätzen auf allen Ebenen ihrer Organisation stärken. Um dies zu erreichen benötigen sie ein besseres Verständnis über die Bedeutung der Macht im Kontext des Empowerments sowie die notwendigen Methoden zur Umsetzung der erfassten Bedürfnisse der Gruppen und

Gemeinschaften in die Praxis vor Ort. „Community empowerment" als zentrales Thema der Gesundheitsförderung existiert seit fast zwei Jahrzehnten, aber ihre praktische Umsetzung lässt immer noch zu wünschen übrig. Ohne die notwendigen Umsetzungsmethoden läuft die Gesundheitsförderung jedoch Gefahr, dass sie die Konzepte des Empowerments und der Bürgerbeteiligung nur dazu benutzt, um zu zeigen, dass sie ihre Zielgruppen an ihren Programmen beteiligen, aber sie nicht wirklich dabei unterstützen einen Zugewinn an Macht für soziale und politische Veränderungen zu erreichen. Die im Kapitel 8 vorgestellten Einflussbereiche auf das Empowerment gelten für viele anderen Gesellschaftsbereiche, wie dem der Erziehung und primären Gesundheitsversorgung oder der Erhaltung eines dauerhaften Lebensunterhaltes, wenn soziale Gruppen und Gemeinschaften sich zur Erreichung sozialer und politischer Veränderungen zusammentun und organisieren. Die Einbeziehung der Empowermentziele als „parallele Programmspur" zu den „top-down" Programmplanungen, wie wir es im Kapitel 7 beschreiben haben, bietet große Möglichkeiten für viele Programmen der Gesundheitsförderung.

Leider werden gesundheitsfördernde Einrichtungen aufgrund nationaler Politiken zusehends auf wirtschaftsrelevante und quantifizierbare Gesundheitsziele verpflichtet. Dies fördert weder die Innovation noch die Wirksamkeit von Programmen und schränkt die Palette gesundheitsfördernder Aktivitäten ein und nicht zuletzt die „bottom-up" und Empowermentansätze. Von Gesundheitsförderungsprogrammen wird zunehmend erwartet, dass sie ihre Kosten-Nutzen-Wirksamkeit nachweisen und dies erfordert einen höheren Grad an Fähigkeiten und Erfahrungen der Programmmanager. Anspruchsvollere Methoden der Evaluation können dazu führen, dass die Gesundheitsbehörden weniger bereit sind Verantwortung auf die weniger erfahrenen Mitglieder der sozialen Gruppen und Gemeinschaften für entsprechende „bottom-up" Programme zu übertragen. Das Interesse vieler Geldgeber ihren Einfluss auf das Programm zu erhalten, wird heute zum Teil dadurch mitgeprägt, ihre eigene finanzielle und politische Rechenschaftspflichtigkeit abzusichern. Unter diesen Bedingungen wird die Umsetzung und Messung eines so schwierigen Konzepts wie dem des Empowerments leicht zu einem unattraktiven Ansatz. Damit stellt sich die Frage, wie „dis-empowered" GesundheitsförderInnen durch den Mangel an finanziellen Ressourcen, Verständnis und praktischen Umsetzungsmethoden dennoch zur Förderung des Empowerments von Gruppen und Gemeinschaften beitragen können.

Macht und Einfluss durch Gesundheitsförderung

Kann Macht und Einfluss für die sozialen Gruppen und Gemeinschaften vor Ort durch die Praxis der Gesundheitsförderung erreicht werden? In ihrer gegenwärtigen Form, die bestimmt wird von „top-down"-Programmen, bürokratischen Systemen und ihren unterschwelligen autoritären Machtverhältnissen und nicht zuletzt durch Haushaltsbeschränkungen, erscheint dies unwahrscheinlich. In diesem Buch, das im Zuge des Optimismus geschrieben wurde, der in vielen Praktiken der Gesundheitsförderung zu finden ist, haben wir jedoch mehrere Wege aufgezeigt, die uns dem Ziel des Empowerments von sozialen Gruppen und Gemeinschaften näher bringen können.

Als GesundheitsförderInnen müssen wir erkennen, dass unsere Arbeit auf den Wegen des Empowerments sehr viel mit einer politischen Aktivität zu tun hat. Eine Aktivität, die uns nicht selten zu Methoden und Techniken der Konfrontation zwingt, um die Mächtigeren zu Verhandlungen mit den weniger Mächtigen oder Machtlosen zu bewegen. Selbst im Zuge eines Programms können Empowermentansätze Perioden der Konfrontation mit der Politik erfordern, bevor die Bedingungen für Verhandlungen gegeben sind. Die Strukturen der „Macht über Personen", der Bürokratie und Autorität bestimmen weiterhin die professionelle Praxis und es ist deshalb Teil der Aufgabe der Gesundheitsförderung diese Strukturen herauszufordern.

Die Ottawa-Charta zur Gesundheitsförderung aus dem Jahre 1986 wurde im Zuge der sozialen Bewegungen der 60er und 70er-Jahre geschrieben sowie in Anlehnung an das Gedankengut solcher Aktivisten der Gemeinwesenentwicklung wie Saul Alinsky und Paulo Freire. Die meisten GesundheitsförderInnen würden zwar zustimmen, dass die Grundanliegen der Ottawa-Charta auch heute noch ihre Gültigkeit haben, dann allerdings müssen sie auch eingestehen, dass sie ein systematisches Empowerment der Individuen, Gruppen und Gemeinschaften noch nicht erreicht haben.

Dieses Buch wurde in der Überzeugung geschrieben, dass die Grundsätze des Empowerments den Kern der Gesundheitsförderungspraxis ausmachen. Es wirft einen neuen Blick auf die Frage, ob wir als PraktikerInnen nicht kritischer sein sollten, wie wir unsere Arbeit mit dem Empowermentansatz verbessern könnten.

Es gibt jedoch zwei wichtige Punkte, die unserer Ansicht nach von den GesundheitsförderInnen beachtet werden sollten, bevor sie sich verstärkt auf eine Empowermentpraxis einlassen:

1. Es gibt eine andere Sichtweise des Empowerments von Gruppen und Gemeinschaften, die Empowerment als etwas Negatives sieht und mit Methoden der Einschüchterung, Angst und Gewalt verbindet zur Erreichung sozialer und politischer Veränderungen. Sie spiegelt die Ansicht derjenigen Personen wider die glauben, dass es besser sei „empowert" als im Recht zu sein.

   Die Interpretation des Empowerments als einen Prozess entlang eines Kontinuums enthält die gleichen Elemente wie die von Personen, die in Aktivitäten wie den Terrorismus involviert sind. Zum Beispiel, wenn AnwohnerInnen sich gegen eine Müllkippe oder Hundekot in ihrer Gemeinde wehren. Die Mitglieder anti-sozialer Gruppen mögen idealistische Vorstellungen teilen, aber sie können auch hoch motiviert sein und gemeinsame Überzeugungen und Anliegen haben. Wenn sie Gruppen und Netzwerke bilden, dann werden sie zu einer „Community" bzw. Gemeinschaft, die aus ihrer Sicht soziale und politische Veränderungen zu ihren Gunsten erreichen soll. Wie soll die Gesellschaft mit solchen Gemeinschaften umgehen, wenn sie einmal „empowert" wurden?

2. Gegenwärtig gibt es eine Diskrepanz zwischen Anspruch und Wirklichkeit der Empowermentpraxis in der Gesundheitsförderung. Viele GesundheitsförderInnen üben durch ihre „top-down"-Programme weiterhin „Macht über" ihre Zielgruppen aus und berufen sich gleichzeitig auf die Grundsätze und emanzipatorische Ethik der Ottawa-Charta. In diesem Buch haben wir die Meinung vertreten, dass dieser Widerspruch darauf zurückzuführen ist, dass GesundheitsförderInnen häufig nur ein oberflächliches Verständnis über die Bedeutung von Macht haben und wie die Machtverhältnisse zwischen den unterschiedlichen Trägern und Interessengruppen zu verstehen sind und angemessen mit diesen umgegangen werden kann. Das heißt, vielen GesundheitsförderInnen fehlt es an Klarheit, über die Einflüsse auf das Empowerment von sozialen Gruppen und Gemeinschaften.

   Die Gefahr dabei ist, dass dies eine Illusion der Auswahl darstellt und die üblichen „top-down"-Ansätze nur verdeckt, die die Menschen manipulieren das zu tun, was wir von ihnen möchten, notfalls sogar gegen ihren Willen („Macht-über"). Gesundheitsförderung wird damit zu einem Instrument der sozialen und ökonomischen Kontrolle, d. h. zum genauen Gegenteil der in der Ottawa-Charta formulierten Grundsätze. Möchten die GesundheitsförderInnen den Menschen helfen oder sie verändern?

Die Welt hat sich seit der Veröffentlichung der Ottawa-Charta verändert. Wenn die Gesundheitsförderung und die in ihr Tätigen zum Empowerment von mehr Menschen in unserer Gesellschaft beitragen wollen, insbesondere den sozial Benachteiligten, dann müssen sie jetzt auch zur Bildung breit angelegter Koalitionen beitragen, die sich mit Fragen wie der Globalisierung, der Fragmentierung der Gesellschaft und den revolutionären Entwicklungen im Bereich der Information und Kommunikation befassen (Tudor-Smith u. Farley 1997). Solche Koalitionen sind entscheidend zur Schaffung einer gesundheitsfördernden Gesamtpolitik zur Minimierung der „disempowernden" Auswirkungen der zunehmenden Globalisierung im politischen und ökonomischen Bereich. Gesundheitsförderung ist zu einem globalen Thema geworden und die Zusammenarbeit zur Verbesserung der Gesundheit erfordert länderübergreifende Strategien, internationale Organisationen und multi-nationale Kooperationen.

Soziale Gruppen und Gemeinschaften sollten zur Artikulierung ihrer globalen Anliegen „empowert" werden, indem man ihnen ihre Mitverantwortung bewusst macht und ihnen hilft, die notwendigen Aktionen zur Beeinflussung der internationalen Politik zu ergreifen. Es ist wichtig, die in diesem Buch aufgezeigten Wege zum Empowerment in unserer alltäglichen Arbeit als GesundheitsförderInnen weiter zu verfolgen. Die meisten globalen Praktiken, die die gesundheitliche Chancengleichheit negativ beeinflussen sind das Ergebnis nationaler Entscheidungen. Deshalb müssen GesundheitsförderInnen durch eine aktivere Rolle in ihren Berufsverbänden oder anderen Organisationen und Verbänden Druck auf ihre nationalen Regierungen ausüben, damit diese Positionen einnehmen, die zu mehr gesundheitlicher Chancengleichheit führen (Labonte u. Laverack 2008).

Bibliographie

Abbott, J. (1995) "Community participation and its relationship to Community Development." Community Development Journal 30(2): 158-168.

Adams, R. N. (1977) "Power in human societies: a synthesis" in Fogelson, R. D. and Adams, R. N. (eds.) (1977) The anthropology of power: ethnographic studies from Asia, Oceania, and the New World. New York: Academic Press. 387-410.

Adams, L. Amos, M. and Munro, J. (Eds) (2002) Promoting health. Politics and practice. London. SAGE publications Ltd.

Aggleton, P. (1991) Health. London: Routledge.

Airhihenbuwa, C. O. (1994) "Health Promotion and the Discourse on Culture: Implications for Empowerment." Health Education Quarterly 21(3): 345-353.

Albert, J. (1992) "If we don't do it, it won't get done: a case study from Nicaragua." International Social Work 35(2): 229-241.

Alinsky, S. D. (1972) Rules For Radicals. A practical primer for realistic radicals. New York: Vintage Books.

Arnstein, S. R. (1969) "A Ladder of Citizen Participation." Journal of the American Institute of Planners (July): 216-223.

Asthana, S. (1994) "Community participation in health and development" in Phillips, D. and Verhasselt, Y. (eds.) Health and Development. London: Routledge. 182-196.

Baistow, K. (1995) "Liberation and regulation? Some paradoxes of empowerment." Critical Social Policy (42): 34-46.

Barrig, M. (1990) "Women and Development in Peru: Old Models, New Actors." Community Development Journal 25(4): 377-385.

Baum, F. (1990) "The new public health: force for change or reaction?" Health Promotion International 5(2): 145-150.

Baum, F. (1995) "Researching Public Health: Behind the Qualitative-Quantitative Methodological Debate." Social Science Medicine 40(4): 459-468.

Bell, C. and Newby, H. (1978) Community Studies. London: George Allen & Unwin.

Bell-Woodard, G. (2002) 'The development of a community active living initiative: Saskatoon in motion'. Community Alliances for Health Research (CAHR) in motion. University of Saskatoon, Saskatoon, Canada.

Berger, P. and Neuhaus, R. (1977) To empower people. The role of mediating structures in public policy. Studies in political and social processes. Washington: American Enterprise Institute for Public Policy Research.

Berkeley, N. Goodall, G. Noon, D. and Collis, C. (1995) "Involving the community in plan preparation." Community Development Journal 30(2): 189-199.

Bernstein, E. Wallerstein, N. Braithwaite, R. Gutierrez, L. Labonte, R. and Zimmerman, M. (1994) "Empowerment forum: a dialogue between guest editorial board members." Health Education Quarterly 21(3): 281-294.

Bjaras, G. Haglund, B. J. A. and Rifkin, S. B. (1991) "A new approach to community participation assessment." Health Promotion International 6(3): 199-206.

Blaxter, M. (1990) Health and Lifestyles, New York: Routledge.

Bloor, M. and McIntosh, J. (1990) Surveillance and concealment, in Cunningham-Burley, S. and McKeganey, N. P. (eds) Readings in Medical Sociology. New York. Tavistock/Routledge.

Boutilier, M. (1993) The Effectiveness of Community Action in Health Promotion: A Research Perspective. Toronto. University of Toronto. ParticiACTION. 3.
Bopp, M, Germann, K, Bopp, J, Littlejohns, L B & Smith, N (1999) Assessing Community Capacity for Change. Calgary, Four Worlds Development.

Bracht, N. and Tsouros, A. (1990) "Principles and strategies of effective community participation." Health Promotion International 5(3): 199-208.

Braddy, B. A. Orenstein, D. Brownstein, J. N. and Cook, T. J. (1992) "PATCH: An Example of Community Empowerment for Health." Journal of Health Education 23(3): 179-182.

Braithwaite, R. L. Bianchi, C. and Taylor, S. E. (1994) "Ethnographic Approach to Community Organisation and Health Empowerment." Health Empowerment 21(3): 407-416.

Britten, N. (1995) "Qualitative interviews in medical research." British Medical Journal 311: 251-253.

Brown, D. (1991) "Methodological considerations in the evaluation of social development programmes-an alternative approach." Community Development Journal 26(4): 259-265.

Bryman, A. (1992) Quantity and quality in social research. London: Routledge.

Burgess, R. G. (1982) Field research: A source book and field manual. London: Allen & Unwin.

Burgess, R. G. (1984) In the field. An introduction to field research. London: George Allen and Unwin.

Butterfoss, F. D. Goodman, R. M. and Wandersman, A. (1996) "Community Coalitions for Prevention and Health Promotion: Factors Predicting Satisfaction, Participation and Planning." Health Education Quarterly 23(1): 65-79.

Canadian Public Health Association (1996) "Action Statement for Health Promotion in Canada" available at http://www.cpha.ca. 29.05.98.

Carey, P. (2000) Community health and empowerment, in Kerr, J. (ed) (2000) Community health promotion. Challenges for practice. London. Bailliere Tindall.

Christian, J. (1993) "Community: An Indian perspective." Together (July-September): 6-7.

CIDA (1996) A Project Level Handbook. The why and how of Gender Sensitive Indicators. Hull, Quebec: CIDA.

Clark, J. (1991) Democratizing Development. The role of voluntary organizations. West Hartford: Kumarian Press.

Clark, N. M. Baker, E. A. Chawla, A. and Maru, M. (1993) "Sustaining collaborative problem solving: strategies from a study in six Asian countries." Health Education Research. Theory & Practice 8(3): 385-402.

Cohen, J. (1985) "Strategy or identity: new theoretical paradigms and contemporary social movements." Social research 52(4): 663-716.

Cohen, S. and Syme, L. (eds.) (1985) Social Support and Health, Toronto: Academic Press.

Cohen, D.R. and Henderson, J. B. (1991) Health, Prevention and Economics. Oxford. Oxford University Press.

Conger, J. and Kanungo, R. (1988) "The Empowerment Process: Integrating Theory and Practice." Academy of Management Review 13(3): 471-482.

Constantino-David, K. (1995) "Community Organising in the Philippines: The Experience of Development NGOs" in Craig, G. and Mayo, M. (eds.) (1995) A reader in participation and development. London: Zed books. 154-167.

Cracknell, B. E. (1996) "Evaluating Development Aid." Evaluation 2(1): 23-33.

Craig, G. and Mayo, M. (eds.) (1995) Community Empowerment. A Reader in Participation and Development. London: Zed Books.

Duignan, P. Casswell, S. Chapman, P. Barnes, H. Allan, B. and Conway, K. (2001) Background report on the draft project indicators framework. Public Health Policy Group. Wellington. New Zealand.

Durning, A. B. (1989) Action at the grassroots: Fighting poverty and environmental decline. Worldwatch. 88.

Ehrenreich, J. (ed.) (1978) The Cultural Crisis of Modern Medicine. New York: Monthly Review press.

Eisen, A. (1994) "Survey of Neighbourhood-Based, Comprehensive Community Empowerment Initiatives." Health Education Quarterly 21(2): 235-252.

Eng, E. and Parker, E. (1994) "Measuring Community Competence in the Mississippi Delta: The Interface between Programme Evaluation and Empowerment." Health Education Quarterly 21(2): 199-220.

Eng, E. Salmon, M. E. and Mullan, F. (1992) "Community empowerment: The critical base for primary health care." Family Community Health 15(1): 1-12.

Erzinger, S. (1994) "Empowerment in Spanish: Words Can Get in the Way." Health Education Quarterly 21(3): 417-419.

Evans, R., Barer, M. and Marmor, T. (eds.) (1994) Why Are Some People Healthy and Others Not? The Determinants of the Health of Populations, New York: Aldine de Gruyter.

Everson, S. A. Lynch, J. W. Chesney, M. A. Kaplan, G. A. Goldberg, D. E. Shade, S. B. Cohen, R. D. Salonen, R. and Salonen, J. T. (1997) "Interaction of workplace demands and cardiovascular reactivity in progression of carotid atherosclerosis: population based study." British Medical Journal 314: 553-558.

Ewles, L. and Simnett, I. (1999) Promoting health. A practical guide. London. Bailliere Tindall (4th Edition).

Eyerman, R. and Jamison, A. (1991) Social movements. A cognitive approach. Cambridge: Polity Press.

Fahlberg, L. L. Poulin, A. L. Girdano, D. A. and Dusek, D. E. (1991) "Empowerment as an Emerging Approach in Health Education." Journal of Health Education 22(3): 185-193.

Farrant, W. (1991) "Addressing the Contradictions. Health Promotion and Community Health in Action in the UK." International Journal of Health Services 21(3): 423-439.

Fawcett, S. B. Paine-Andrews et al. (1995) "Using Empowerment Theory in Collaborative Partnerships for Community Health and Development." American Journal of Community Psychology 23(5): 677-697.

Feather, J. and Labonte, R. (1995) Sharing knowledge from Health Promotion practice. Saskatoon. University of Saskatchewan, Praire Region Health Promotion Research Centre.

Fetterman, D. M. Kaftarian, S. J. and Wandersman, A. (eds.) (1996) Empowerment Evaluation. Knowledge and Tools for Self-Assessment & Accountability. California: SAGE publications.

Finsterbusch, K. Ingersoll, J. and Llewellyn, L. (1990) Methods for social analysis in developing countries. Social impact assessment series No. 17. Boulder, Colorado: Westview Press.

Fisher, S. L. (ed.) (1993) Fighting back in Appalachia. Traditions of resistance and change. Philadelphia: Temple University Press.

Flynn, B. C. Ray, D. W. and Rider, M. S. (1994) "Empowering Communities: Action Research through Healthy Cities." Health Education Quarterly 21(3): 395-405.

Foucault, M. (1979) Discipline and punishment: The birth of the prison. Peregrine books. Middlesex.

Francisco, V. T. Paine, A. L. and Fawcett, S. B. (1993) "A methodology for monitoring and evaluating community health coalitions." Health Education Research. Theory & Practice 8(3): 403-416.

Freire, P. (1973) Education for critical consciousness. New York: Seabury Press.

Freudenburg, N. (1997) Health Promotion in the city. Atlanta. Centres for Disease Control and Prevention.

Friedmann, J. (1992) Empowerment: the politics of alternative development. Oxford: Blackwell Publishers.

Gajanayake, S. and Gajanayake, J. (1993) Community empowerment. A participatory training manual on community project development. NY: PACT publications.

Geyer, S. (1997) "Some conceptual considerations on the sense of coherence." Social Science Medicine 44(12): 1771-1779.
Gibbon, M (1999) Meetings with meaning: health dynamics in rural Nepal, unpublished PhD thesis, South Bank University, London.

Gibbon, M. Labonte, R. Laverack, G. (2002) "Evaluating Community Capacity". Health and Social Care in the Community.10 (6) 485-491.

Giddens, A. (1984) The Constitution of Society, Berkeley: University of California Press.

Githumbi, S. (1993) "Community: An African perspective." Together (July-September): 6-7.

Glanz, K. Marcus-Lewis, F. and Rimer, B. (1990) Health behaviour and health education. Theory, research and practice. Oxford: Jossey-Bass Publishers.

Goodman, R. M. Speers, M. A. et al. (1998) "Identifying and Defining the Dimensions of Community Capacity to Provide a Basis for Measurement." Health Education & Behavior 25(3): 258-278.

Gordon, G. (1995) "Participation, Empowerment and Sexual Health in Africa" in Craig, G. & Mayo, M. (eds.) Community Empowerment. Reader in Participation and Development. London: Zed Books. 181-193.

Grace, V. M. (1991) "The Marketing of Empowerment and the Construction of the Health Consumer: A Critique of Health Promotion." International Journal of Health Services 21(2): 329-343.

Gray, B. (1989) Collaborating: Finding common ground for multiparty problems. San Francisco, Jossey-Bass.

Green, A. and Matthias, A. (1996) "How should governments view nongovernmental organizations?" World Health Forum 17: 42-45.

Green, L. and Kreuter, M. (1991) Health Promotion planning. An educational and environmental approach. Toronto: Mayfield Publishing Company.

Green, L. W. George, M. A. Daniel, M. Frankish, C. J. Herbert, C. J. Bowie, W. R. and O'Neill, M. (1995) Study of participatory research in Health Promotion. Vancouver. Royal Society of Canada.

Gruber, J. and Trickett, E. J. (1987) "Can We Empower Others? The Paradox of Empowerment in the Governing of an Alternative Public School." American Journal of Community Psychology 15(3): 353-372.

Guzzo, R. A. Yost, P. R. Campbell, R. J. and Shea, G. P. (1993) "Potency in groups: Articulating a construct." British Journal of Social Psychology 32: 87-106.

Hancock, T. Labonte, R. Edwards, R. (1999) "Indicators that count: Measuring population health at the community level". Canadian Journal of Public Health. S22-S26.

Hatfield, A. (1998) Working together to reduce suicide in the farming community in North Yorkshire. In Scriven, A. (ed) Alliances in health promotion. Theory and practice. London. MacMillan Press Ltd. 132-142.

Hawe, P. (1994) "Capturing the meaning of "community" in community intervention evaluation. Some contributions from community psychology." Health Promotion International 9(3): 199-210.

Hawe, P, King, L, Noort, M, Jordens, C & Lloyd, B (2000) Indicators to help with capacity building in health promotion (Sydney, Australian Centre for Health Promotion/NSW Health).

Hayes, B. E. (1994) "How to Measure Empowerment." Quality Progress February: 41-46.

Haynes, A. W. and Singh, R. N. (1993) "Helping Families in Developing Countries: A Model Based on Family Empowerment and Social Justice." Social Development Issues 15(1): 27-37.

Hindess, B. (1996) Discourses of power: From Hobbes to Foucault. UK: Blackwell Publishers.

Huberman, A. M. and Miles, M. B. (1994) "Data Management and Analysis Methods" in Denzin, N. K. and Lincoln, Y. S. (eds.) Handbook of qualitative research. California: Sage Publications. 428-444.

Hyndman, B. (1998) Health Promotion Action: What works? What needs to be changed?, Toronto: Centre for Health Promotion.

Israel, B. A. (1985) "Social Networks and Social Support: Implications for Natural Helper and Community Level Interventions." Health Education Quarterly 12(1): 65-80.
Israel, B. A. Checkoway, B. Schultz, A. and Zimmerman, M. (1994) "Health Education and Community Empowerment: Conceptualizing and Measuring Perceptions of Individual, Organisational and Community Control." Health Education Quarterly 21(2): 149-170.

Israel, B. A. Cummings, K. M. Dignan, M. B. Heaney, C. A. Perales, D. P. Simons-Morton, B. G. and Zimmerman, M. A. (1995) "Evaluation of Health Education Programs: Current Assessment and Future Directions." Health Education Quarterly 22(3): 364-389.

Jackson, T. Mitchell, S. and Wright, M. (1989) "The Community Development Continuum." Community Health Studies 8(1): 66-73.

Jayaweera, S. (1997) "Women, Education and Empowerment in Asia." Gender and Education 9(4): 411-423.

Jones, A. (2002) "Sustainable Livelihoods for Livestock Producing Communities in the Kyrgyz Republic". Progress report. SLLPC. Bishkek. Kyrgyz.

Jones, L., Sidell, M. (1997) The challenge of promoting health. Exploration and action. London. MacMillan.

Jorgensen, D. L. (1989) Participant observation. A methodology for human studies. London:Sage Publication

Kalyalya, D. (ed.) (1988) Aid and Development in Southern Africa. New Jersey: Africa World Press.

Kawachi, I., Kennedy, B. P., Lochner, K. and Prothrow-Stith, D. (1997) Social capital, income equality and mortality. American Journal of Public Health. 87: 1491-8.

Katz, R. (1984) "Empowerment and Synergy: Expanding the Community's Healing Resources" in Rappaport, J. (eds.) Studies in empowerment: steps toward understanding and action. NY: Haworth Press. 201-226.

Kegler, M. C. Steckler, A. Herndon Malek, S. et al. (1998) "A multiple case study of implementation in 10 local project ASSIST coalitions in North Carolina." Health Education Research. 13(2): 225-238.

Kieffer, C. H. (1984) Citizen Empowerment: A Development Perspective. Prev. in Human Services 3: 9-36.

Kilian, A. (1988) "Conscientisation: An Empowering, Nonformal Education Approach for Community Health Workers." Community Health Journal 23(2): 117-123.

Kitzinger, J. (1995) "Introducing focus groups." British Medical Journal 311: 299-302.

Knox, C. and Hughes, J. (1994) "Policy Evaluation in Community Development: Some Methodological Considerations." Community Development Journal 29(3): 239-250.

Korsching, P. F. and Borich, T. O. (1997) "Facilitating Cluster Communities: Lessons From the Iowa Experience." Community Development Journal 32(4): 342-353.

Kretzmann, J., McKnight, J. (1993) "Building communities from the inside out". Evanston: Northwestern University Press.

Kroutil, L. A. and Eng, E. (1989) "Conceptualising and assessing potential for community participation: a planning method." Health Education Research. Theory and Practice 4(3): 305-319.

Kumpfer, K. Turner, C. Hopkins, R. and Librett, J. (1993) "Leadership and team effectiveness in community coalitions for the prevention of alcohol and other drug abuse." Health Education Research. 8(3): 359-374.

Labonte, R. (1989) "Healthy public policy: a survey of Ontario health professionals," International Quarterly of Community Health Education, 9(4):321-42.

Labonte, R. (1990) "Empowerment: Notes on Professional and Community Dimensions." Canadian Review of Social Policy (26): 64-75.

Labonte, R. (1992) "Heart health inequalities in Canada : Models, theory and planning." Health Promotion International 7(2): 119-128.

Labonte, R. (1993) Health Promotion and Empowerment: Practice Frameworks. Toronto. University of Toronto. ParticipACTION. 3.

Labonte, R. (1994) "Health Promotion and Empowerment: Reflections on Professional Practice." Health Education Quarterly 21(2): 253-268.
Labonte, R. (1996) Community Development in the Public Health Sector: The Possibilities of an Empowering Relationship Between the State and Civil Society. Toronto: York University. PhD.

Labonte, R. (1998) A Community Development Approach to Health Promotion: A Background Paper on Practice Tensions, Strategic Models and Accountability Requirements for Health Authority Work on the Broad Determinants of Health. Edinburgh. Health Education Board for Scotland.

Labonte, R. and Edwards, R. (1995) Equity in Action: Supporting the Public in Public Policy, Centre for Health Promotion/Participaction.

Labonte, R. and Robertson, A. (1996) "Delivering the Goods, Showing Our Stuff: The Case for a Constructivist Paradigm for Health Promotion and Research." Health Education Quarterly 23(4): 431-447.

Labonte, R. Bell-Woodard, G. Chad, K. and Laverack, G. (2002) "Community capacity building: From means to program end, to end from program means". Canadian Journal of Public Health. 93(3): 181-2.

Lalonde, M. (1974) A New Perspective on the Health of Canadians. Ottawa. Department of Health and Welfare Canada.

Laverack, G. (1998) "The concept of empowerment in a traditional Fijian context". Journal of Community Health and Clinical Medicine for the Pacific 5(1):26-29.

Laverack, G (1999) Addressing the contradiction between discourse and practice in health promotion, unpublished PhD thesis, Deakin University, Melbourne.

Laverack, G and Labonte, R (2000) A planning framework for the accommodation of community empowerment goals within health promotion programming, Health Policy and Planning. 15 (3): 255-262.

Laverack, G. (2001) 'An identification and interpretation of the organizational aspects of community empowerment'. Community Development Journal. 36 (2): 40-52.

Laverack, G. and Wallerstein, N. (2001) Measuring community empowerment: a fresh look at organizational domains. Health Promotional International. 16 (2): 179-185.

Laverack, G. (2003) "Building Capable Communities: Experiences in a rural Fijian context". Health Promotion International. 18(2). 99-106.

Leach, F. (1994) "Expatriates as Agents of Cross-Cultural Transmission." Compare 24(3): 217-231.

Leonard, B. and Leonard, S. (1991) DUVATA. Management and planning in Fiji. The Ministry of Fijian Affairs. Suva. Hanns Seidel Foundation.

Lerner, M. (1986) Surplus Powerlessness. Oakland: The Institute for Labour and Mental Health.

LeVeen, D. (1983) "Organisation or Disruption? Strategic options for marginal groups: The case of the Chicago Indian village" in Freeman, J. (eds.) Social movements of the sixties and seventies. New York: Longman. 211-234.

Lindbladh, E. and Hanson, B. S. (1993) "A critical analysis of different leadership approaches to community health work in Kirseberg, Sweden." Health Promotion International 8(4): 291-297.

Linden, K. (1994) "Health and Empowerment." The Journal of Applied Social Sciences 18(1): 33-40.

MaCallan, L. and Narayan, V. (1994) "Keeping the heart beat in Grampian-a case study in community participation and ownership." Health Promotion International 9(1): 13-19.

Macdonald, G. Veen, C. and Tones, K. (1996) "Evidence for success in health promotion: suggestions for improvement." Health Education Research. Theory & Practice 11(3): 367-376.

Macleod, M., Graham, G., Johnston,, M., Dibben, C. and Briscoe, S. (1999) A comparison a day keeps the doctor away…or does it? Health Variations, (5): 10-11.

Mailbach, E. and Murphy, D. A. (1995) "Self-efficacy in health promotion research and practice: conceptualization and measurement." Health Education Research. Theory and Practice 10(1): 37-50.

Marsden, D. Oakley, P. and Pratt, B. (1994) Measuring the process: Guidelines for evaluating social development. Oxford: INTRAC.
Martin, M. (1994) "Power and difference in participatory research: A reflection on process" in de Koorie, K. (eds.) (1994) The proceedings of an international symposium of participatory research in health promotion. Liverpool: Liverpool School of Tropical Medicine. 116-119.

Maton, K. and Salem, D. (1995) "Organizational Characteristics of Empowering Community Settings: A Multiple Case Study Approach." American Journal of Community Psychology 23(5): 631-656.

McCall, M. (1988) "The Implications of Eastern African Rural Social Structure for Local Level Development: The Case for Participatory Development Based on Indigenous Knowledge Systems." Regional Development Dialogue 9(2): 41-69.

McIntyre, S. (1986) "The patterning of health by social position in contemporary Britian: directions for sociological research". Social Science and Medicine. 23(4): 393-415.

McDonald, D. E. (1997) Developing guidelines to enhance the evaluation of Overseas Development Projects. Melbourne. Overseas Service Bureau.

McGraw, S. A., Stone, E. J., Osganian, S. K. et al. (1994) Design of Process Evaluation Within the Child and Adolescent Trial for Cardiovascular Health (CATCH). Health Education Quarterly Supplement 2(S5- S26).

McKnight, J. L. (1987) "Regenerating Community." Social Policy 17(3): 54-58.

McMillan, B. Florin, P. Stevenson, J. Kerman, B. and Mitchell, R. E. (1995) "Empowerment Praxis in Community Coalitions." American Journal of Community Psychology 23(5): 699-727.

Minkler, M. (1985) “Social support and the elderly,” in Cohen, S. and Syme, L. (eds.) Social Support and Health, Toronto: Academic Press.

Minkler, M. (1989) "Health Education, Health Promotion and the Open Society. An Historical Perspective." Health Education Quarterly 16: 17-30.

Minkler, M. (ed.) (1997) Community Organizing and Community Building for Health. New Brunswick: Rutgers University Press.

Morriss, P. (1987) Power. A philosophical analysis. NY: St. Martin's Press.

Murray, S. A. and Graham, L. J. C. (1995) "Practice based needs assessment: use of four methods in a small neighbourhood." British Medical Journal 310: 1443-1448.

Neighbors, H. Braithwaite, R.,Thompson, E. (1995) Health Promotion & African-Americans: From Personal Empowerment to Community Action. American Journal of Health Promotion March/April(4) 281-287.

Nutbeam, D. (1998) WHO Glossar Gesundheitsförderung, Verlag für Gesundheitsförderung, Gamburg

North York Community Health Promotion Research Unit (NYCHPRU)(1993), Community Health Responses to Health Inequalities, Toronto.

Offe, C. (1984) Contradictions of the Welfare State. Boston: MIT Press.

O'Connor, M. L. and Parker, E. (1995) Health Promotion. Principles and practice in the Australian context. Marrickville, NSW. Allen & Unwin Pty Ltd.

O'Gorman, F. (1995) "Brazilian Community Development: Changes and Challenges" in: Craig, G., Mayo, M. (eds.) Community Empowerment. A Reader in Participation and Development. London: Zed Books 206-217.

Olsen, M. E. and Marger, M. N. (eds.) (1993) Power in Modern Societies. San Francisco: Westview Press.

O'Neill, M. (1992) "Community Participation in Quebec's Health System. A Strategy to Curtail Community Empowerment." International Journal of Health Services 22: 287-301.

Ovrebo, B. Ryan, M. Jackson, K. and Hutchinson, K. (1994) "The Homeless Prenatal Program: A Model for Empowering Homeless Pregnant Women." Health Education Quarterly 21(2): 187-198.

Pakulski, J. (1991) Social Movements. The politics of moral protest. Sydney: Longman Cheshire.

Palmer, C. T. and Anderson, M. J. (1986) "Assessing the Development of Community Involvement." World Health Statistics Quarterly 39: 345-352.
Panet-Raymond, J. (1992) "Partnership: Myth or reality?" Community Development Journal 27: 156-165.

Parsons, T. (1960) Structure and process in modern societies. New York: Collier-MacMillan Limited.

Patton, M. Q. (1997) "Toward Distinguishing Empowerment Evaluation and Placing it in a Larger Context." Evaluation Practice 18(2): 147-163.

Pederson, A. O'Neill, M. and Rootman, I. (eds.) (1994) Health Promotion in Canada. Provincial, National & International Perspectives. Toronto: W.B. Saunders.

Pelletier, D. and Jonsson, V. (1994) "The use of information in the Iringa Nutrition Programme." Food Policy 19(3): 301-313.

Petersen, A. R. (1994) "Community development in Health Promotion: empowerment or regulation?" Australian Journal of Public Health 18(2): 213-217.

Piven, F. F. and Cloward, R. (1977) Poor peoples' movements. Why they succeed, how they fail. NY: Pantheon Books.

Poland, B. Green, L. and Rootman, I. (eds.) (2000) Settings for health promotion: linking theory and practice. Newbury Park, CA: SAGE Publications.

Purdey, A. F. Adhikari, G. B. Robinson, S. A. and Cox, P. W. (1994) "Participatory Health Development in Rural Nepal: Clarifying the Process of Community Empowerment." Health Education Quarterly 21(3): 329-343.

Puska, P. Tuomilehto, J. Nissinen, A. and Vartiainen, E. (eds.) (1995) The North Karelia Project. 20 year results and experiences. Helsinki: The National Public Health Institute.

Putnam, R.D., Leonardi, R. and Nanetti, R.Y. (1993) Making democracy work: Civic traditions in Modern Italy, Princeton. NJ: Princeton University Press.

Raeburn, J. (1993) How Effective is Strengthening Community Action as a Strategy for Health Promotion? Toronto. University of Toronto. ParticiACTION. 3.

Raeburn, J. and Rootman, I. (1998) People-Centred Health Promotion. Chichester: John Wiley & Sons.

Rappaport, J. (1984) Studies in empowerment: steps toward understanding and action. NY: Haworth Press.

Rappaport, J. (1985) "The Power of Empowerment Language." Social Policy Fall: 15-21.

Rappaport, J. (1987) "Terms of Empowerment/Exemplars of Prevention. Toward a Theory of Community Psychology." American Journal of Community Psychology 15: 121-147.

Raymond, J. S. and Patrick, W. (1988) "Empowerment for Primary Health Care and Child Survival. Escalating Community Participation, Community Competence and Self Reliance in the Pacific." Asian Pacific Journal of Public Health 2(2): 90-95.

Rebien, C. C. (1996) "Participatory Evaluation of Development Assistance. Dealing with Power and Facilitative Learning." Evaluation 2(2): 151-171.

Reinelt, C. (1994) "Fostering Empowerment, Building Community: The Challenge for State Funded Feminist Organisations." Human Relations 47(6): 685-704.

Rifkin, S. (1995) "Paradigms Lost: Toward a new understanding of community participation in health programmes." Acta Tropica 61(72-92).

Rifkin, S. B. (1990) Community participation in maternal and child health. Geneva. WHO

Rifkin, S. B. Muller, F. and Bichmann, W. (1988) "Primary Health Care: on measuring participation." Social Science Medicine 9: 931-940.

Riger, S. (1984) "Vehicles for Empowerment: The case of Feminist Movement Organisations" in Rappaport, J. (eds.) Studies in empowerment: steps toward understanding and action. : Haworth Press Inc. 99-117.

Rissel, C. (1994) "Empowerment: the holy grail of Health Promotion?" Health Promotion International 9(1): 39-47.

Ristock, J. L. and Pennell, J. (1996) Community Research as Empowerment. Feminist links, Postmodern Interruptions. NY: Oxford University Press.

Robertson, A. and Minkler, M. (1994) "New Health Promotion Movement: A Critical Examination." Health Education Quarterly 21(3): 295-312.

Robson, C. (1993) Real World Research. Oxford: Blackwell publishers Ltd.

Roethlisberger, F. J. Dickson, W. J. and Wright, H. A. (1947) Management and the worker. Cambridge, M.A.: Harvard University Press.

Rootman, I. and Raeburn, J. (1994) "The concept of health" in Pederson, A. O'Neill, M. and Rootman, I. (eds.) (1994) Health Promotion in Canada. Provincial, National and International Perspectives. Toronto: W.B. Saunders.56-71.

Rose, S. (1986) "Community Organisation. A Survival Strategy for Community-Based, Empowerment-Orientated Programs." Journal of Sociology and Social Welfare 13(3): 491-506.

Roughan, J. J. (1986) Village Organization for Development. Department of Political Science. Honolulu: University of Hawaii. PhD.

Rudd, R. E. and Comings, J. P. (1994) "Learner Development Materials: An Empowerment Product." Health Education Quarterly 21(3): 313-327.

Rudner-Lugo, N. (1996) "Empowerment Education. A Case Study of the Resource Sisters/Companeras Program." Health Education Quarterly 23(3): 281-289.

Sadan, E. and Churchman, A. (1996) "Process-focused and product-focused community planning: Two variations of empowering professional practice." Community Development Journal 32(1): 3-16.

Salmen, L. F. (1994). The listening dimension of evaluation. Evaluation and Development. Proceedings of the 1994 World Bank conference, World Bank Operations Evaluation Department.

Schmitt, D. and Weaver, D. (1979) Leadership for community empowerment: a source book. Michigan, USA: Pendell Publishing Company.

Scrimgeour, D. (1997) Community control of aboriginal health services in the Northern Territory. Darwin. Menzies School of Health Research. 2/97.

Scriven, M. (1997) "Book review. Empowerment Evaluation: Knowledge and tools for self-assessment & accountability." Evaluation Practice 18(2): 165-175.

Seedhouse, D. (1997) Health Promotion: Philosophy, Prejudice and Practice. Chichester: John Wiley

Seidman, S. and Wagner, D. G. (eds.) (1992) Postmodernism and Social Theory. The debate over general theory. Oxford: Blackwell.

Seligman, M. and Maier, S.F., (1967) “Failure to escape traumatic shock,” Journal of Experimental Psychology, 74:1-9.

Seligman, M. (1990) Learned Optimism, Toronto: Pocket Books.

Serrano-Garcia, I. (1984) "The Illusion of Empowerment: Community Development Within a Colonial Context" in Rappaport, J. (eds.) (1984) Studies in empowerment: Steps toward understanding action. NY: Haworth Press. 173-200.

Shiva, V. (1991) Ecology and the politics of survival. Conflicts over natural resources in India. New Delhi: Sage Publications.

Shrimpton, R. (1995) "Community Participation in Food and Nutrition Programmes: An Analysis of Recent Governmental Experiences" in: Pinstrup-Andersen, P. Pellitier, D., Alderman, H. (eds.) (1995) Child growth and nutrition in developing countries: Priorities for action. USA: Cornell University Press. Ithaca. 243-261.

Simnett, I. (1995) Managing health promotion. Developing healthy organisations &communities. John Wiley

Simons-Morton, B. G. and Davis-Crump, A. (1996) "Empowerment: The Process and the Outcome." Health Education Quarterly 23(3): 290-292.
Singh, R. (1994) "Advocacy, Empowerment and International Collaboration. An Experiment for Rural Development in India." Indian Journal of Social Work 55(3): 327-335.

Skocpol, T. (1993) "The Potential Autonomy of the State" in Olsen, M. E. and Marger, M. N. (eds.) (1993) Power in Modern Societies. San Francisco: Westview Press. 306-313.

Slocum, R. Wichhart, L. Rocheleau, D. and Thomas-Slayter, B. (1995) Power, process and participation - tools for change. London: Intermediate Technology Publications.

Smith, G.D. Bartley, M. and Blane, D. (1990) "The Black report on socioeconomic inequalities in health 10 years on". British Medical Journal 301:373-77.

Smithies, J. and Webster, G. (1998) Community Involvement in Health. Aldershot, England. Ashgate Publishing Limited.

Snyder, M. M. and Doan, P. L. (1995) "Who participates in the evaluation of international development aid?" Evaluation Practice 16(2): 141-152.

Speer, P. and Hughley, J. (1995) "Community Organising. An Ecological Route to Empowerment and Power." American Journal of Community Psychology 23(5): 729-748.

Speller, V. Learmonth, A. and Harrison, D. (1997) "The search for evidence of effective health promotion." British Medical Journal 315: 361-363.

Starhawk (1990) Truth or Dare. Encounters with power, authority and mystery. New York: HarperCollins.

Starfield, B. (2001) "Improving Equity in Health: A Research Agenda" International Journal of Health Services 31(3):545-566.

Stevenson, H. M. and Burke, M. (1991) "Bureaucratic logic in new social movement clothing: the limits of health promotion research." Health Promotion International 6(4): 281-290.

Stevenson, J. F. Mitchell, R. E. and Florin, P. (1996) "Evaluation and self-direction in community-prevention coalitions" in: Fetterman, D. M. Kaftarian, S. J., Wandersman, A. (eds.) (1996) Empowerment Evaluation. Knowledge and tools of self-assessment and accountability. California: SAGE publications. 208-233.

Stewart, D. W., Shamdasani, P. N. (1990) Focus groups. Theory and practice. London: SAGE Publications.

Streefland, P. H. (1996) "Mutual Support Arrangements Among the Poor in South Asia." Community Development Journal 31(4): 302-328.

Strong, G. (1998) The gentle art of defeating a giant. The Age. Melbourne. 21/11/98: 10.

Stufflebeam, D. (1994) "Empowerment evaluation, objectivist evaluation and evaluation standards: where the future of evaluation should not go and where it needs to go." Evaluation Practice 15(3): 321-338.

Sutherland, R. (2002) Community development and health work in Northern Ireland: Context, history and development in Adams, L. Amos, M. and Munro, J. (Eds) (2002) Promoting health. Politics and practice. London. SAGE Ltd.

Syme, L. (1997) "Individual vs Community Interventions in Public Health Practice: Some Thoughts about a New Approach." Vichealth Letter July(2): 2-9.

Tannahill, A. (1985) "What is health promotion?" Health Education Journal 44(4): 167-168.

Taylor, R. and Rieger, A. (1985) "Medicine as a social science: Rudolf Virchow on the typhus epidemic in Upper Silesia." International Journal of Health Services 15: 547-559.

Taylor, V. (1995) "Social Reconstruction and Community Development in the Transition to Democracy in South Africa" in Craig, G. and Mayo, M. (eds.) (1995) Community empowerment: A reader in participation and development. London: Zed Books. 168-180.

Tones, K. Tilford, S. and Keeley Robinson, Y. (1990) Health Education. Effectiveness and Efficiency. London: Chapman & Hall.

Toronto Department of Public Health (1991a) Health Inequalities in the City of Toronto, Toronto: Department of Public Health.

Toronto Department of Public Health (1991b) Advocacy for Basic Health Prerequisites: Policy Report Toronto: Department of Public Health.

Townsend, P. (1986) "Why are the many poor?" International Journal of Health Services 16(1):1-32.

Trice Gray, S. (1998) Evaluation with Power. A new approach to organizational effectiveness, empowerment and excellence. San Francisco: Jossey-Bass Inc.

Tudor-Smith, C. and Farley, P. (1997) The future of health promotion in:Jones, L. and Sidell, M. (eds) The challenge of promoting health. Exploration and action. London. MacMillan Press Ltd. Pgs 278-280.

Turbyne, J. (1996) The Enigma of Empowerment: A Study of the Transformation of Concepts in Policy Making Processes. Bath: University of Bath. PhD.

Uphoff, N. (1990) "Paraprojects as New Modes of International Development Assistance." World Development 18(10): 1401-1411.

Uphoff, N. (1991) “A field methodology for participatory self-education.” Community Development Journal 26(4): 271-285.

Valadez, J. and Bamberger, M. (1994) Monitoring and evaluating social programs in developing countries. A handbook for policymakers, managers and researchers. Washington D.C.: World Bank Publications.

Vargas, L. V. (1991) "Reflections on methodology of evaluation." Community Development Journal 26(4): 266-270.

Vasoo, S. (1991) "Grass-root Mobilisation and Citizen Participation: Issues and Challenges." Community Development Journal 26(1): 1-7.

Wadsworth, Y. and McGuiness, M. (1992) Understanding Anytime: A consumer evaluation of acute psychiatric hospitals. VMIAC, Australia

Wallerstein, N. (1992) "Powerlessness, empowerment and health. Implications for health promotion programs." American Journal of Health Promotion 6(3): 197-205.

Wallerstein, N. and Bernstein, E. (1988) "Empowerment Education: Freire's Ideas Adapted to Health Education." Health Education Quarterly 15(4): 379-394.

Wallerstein, N. and Bernstein, E. (1994) "Introduction to Community Empowerment. Participatory Education and Health." Health Education Quarterly 21(2): 171-186.

Wang, C. and Burris, M. (1994) "Empowerment through Photo Novella. Portraits of Participants." Health Education Quarterly 21(2): 171-186.

Ward, J. (1987) "Community development with marginal people: the role of conflict," Community Development Journal 22(1):18-21.

Wartenberg, T. E. (1990) The forms of power. From domination to transformation. Philadelphia: Temple University Press.

Weber, M. (1947) The theory of social and economic organization. New York: The Free Press.

Wegelin-Schuringa, M. (1992) Participation approaches to urban water supply & sanitation. The Hague IRC.

Werner, D. (1988) "Empowerment and Health." Contact. Christian Medical Commission 102: 1-9.

Wheat, S. (1997) Banking on a better future. Guardian Weekly. Manchester. February 9th: 19.

Whitehead, M. (1991) "The concepts and principles of equity and health." Health Promotion International 6(3): 217-228.

Wilkinson, R. (1996) Unhealthy Societies: The Afflictions of Inequality, New York: Routledge.

World Health Organisation (1978) Declaration of Alma Ata. Geneva. WHO.

World Health Organisation (1986) Ottawa Charta zur Gesundheitsförderung. WHO-autorisierte Übersetzung, kartoniert. Verlag für Gesundheitsförderung, Gamburg
World Health Organisation (2002a) "Conference statement. The Adelaide Recommendations" available at www.who.int/hpr. (accessed 6 June 2002).

World Health Organisation (2002b) "Sundsvall Statement On Supportive Environments For Health". available at www.who.int/hpr. (accessed 6 June 2002).

World Health Organisation (1997) Jakarta Erklärung zur Gesundheitsförderung für das 21. Jh. Verlag für Gesundheitsförderung, Gamburg.

World Health Organisation (2002d) "Mexico Global Conference for Health Promotion". available at www.who.int/hpr. (accessed 6 June 2002).

Wrong, D. H. (1988) Power. Its forms, bases and uses. Chicago: The University of Chicago Press.

Yeo, M. (1993) "Toward an ethic of empowerment for health promotion." Health Promotion International 8(3): 225-235.

Youker, R. and Burnett, N. R. (1993) "The Project Cycle and the Project Appraisal Process" in ESCAP (eds.) (1993) Selected readings on project planning. New York: United Nations. 51-58.

Zakus, J. D. L. and Lysack, C. L. (1998) "Revisiting community participation." Health Policy and Planning 13(1): 1-12.

Zimmerman, M. A. and Rappaport, J. (1988) "Citizen Participation, Perceived Control and Psychological Empowerment." American Journal of Community Psychology 16(5): 725-743.